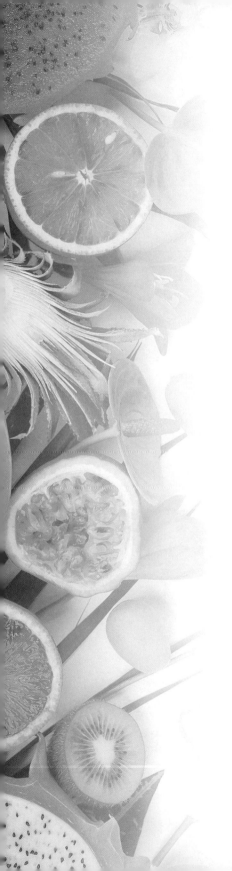

食癒

林孟雪、石志榮 著 ——

生活

推薦序

澳洲急診科醫師 Ian Muir 食癒推薦

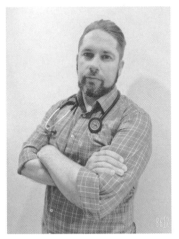

　　食癒生活一書，每看一頁都讓我驚艷，Amanda食癒博士把營養的知識及保健的方法說的這麼有趣及簡單。透過食癒生活，我也開始讓我在急診室的忙碌生活中，透過「吃」來讓身體自我修癒，提升免疫保護力。

台灣體育教師林瑞馳 活力推薦

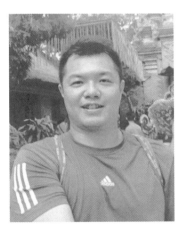

　　「You are what you eat」！原來我們每天吃的食物攸關我們的體態與身材。體適能「心肺適能、肌肉適能、柔軟度」能透過有計畫的運動處方持續進步，而「身體組成」目標之一：增肌減脂，除了有氧運動及阻力訓練項目外，更能透過「食癒生活」，讓我把「吃」與「健身」做的更徹底。食癒生活這本書，有豐富正確的科學知識當基礎，幫助我在飲食方面吃得更安心，更開心。

澳洲雪梨科技大學護理師
Jennifer Lin 保養推薦

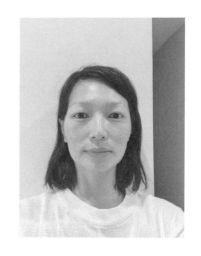

　　食癒生活讓我學會食癒美容的保養方法，如何補充膠原蛋白、需不需要吃綜合維生素的食癒觀念。同時我利用書中介紹的食癒面膜保養法，幫助我生產後，將蠟黃臉轉變健康亮白臉。原來許多保養品成分都是利用食物中的營養素做出保養功效成分的。食癒生活讓我用「吃」達到內在健康，同時也利用「食癒美顏」保養外在容顏。

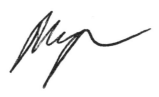

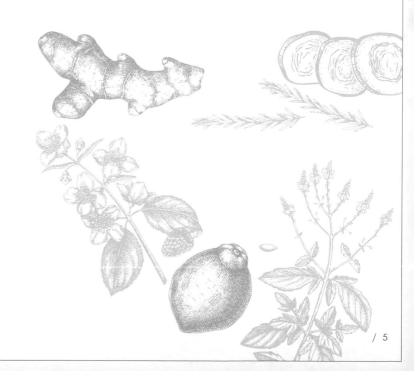

| 序章 |

食癒源起

食癒邂逅：市仔尾寮農莊

　　寧靜幽然的市仔尾寮，座落在高雄內門山區的小村莊中。在市仔尾寮裡，孩子的爸媽靠著涔涔汗水，栽種及販售荔枝與龍眼，扶養並栽培孩子長大，竭盡所能讓孩子出國唸書。市仔尾寮有著經大自然淬鍊及純淨土壤孕育的蔬果，遍布在市仔尾寮蔚藍天空下。因此，孩子們得以有食癒蔬果，養育他們的成長並成就健康的體魄。謹以此書，感謝市仔尾寮的泰爸、娥媽及花媽。食癒的邂逅，讓我們得以利用食物營養素成長與強健體魄。

食癒初戀：雪梨大學珍妮佛米勒教授的低 GI 殿堂

　　在雪梨大學就讀碩士班時，有幸能接受到雪梨大學教授珍妮米勒（Jennie Brand Miller）的指導，參與升糖指數（GI：Glycemic index）的研究，而開啟飲食調控血糖及低 GI 飲食的食癒知識殿堂。珍妮米勒教授是澳洲科學院院士並曾榮獲澳大利亞勳章（Order of Australia）。在她身上我學到了飲食對疾病調控的重要性。竟然，用「吃」也可以對抗疾病。食癒，就這樣怦然心動，戀愛了！

食癒聯姻：美國病理學博士老公+食品營養博士老婆

　　食癒博士太太生了小孩，上班工作加上帶小小人的生活，蠟燭兩頭燒，因而總是感到疲倦，出現掉髮，缺乏氣色，從白臉少婆變黃臉老婆。爲了讓生活正常運作，博士太太決定重拾對營養保健的骨子，食物原理的底子，再加上美國病理學博士老公的腦子，發展出結合健康飲食與快樂飲食的食癒生活。靠著食癒生活，短短三個月，重回青春與活力，人生重新接軌。

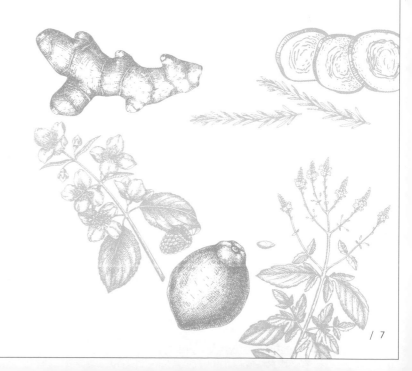

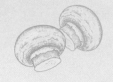
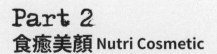

PART 3
食癒營養素 Food Cure Nutrients

PART 4
身體的防護系統 Our Defense System

Part 5
免疫力的食癒基礎建設
Fundamental Food Cure for Immune system

PART 6
食癒心靈 Foodcure for Inner Feeling

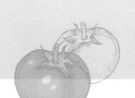

人如其食 You Are What You Eat

飲食影響體態，從幼兒就開始

　　常看到小學初入學的新生學童，一進入校園團體生活，最明顯的就是體型及體態上的不同，大致可以分成幾類。一類的小朋友是體態瘦瘦的，但肌肉結實；一類的小朋友看起來肉肉的，肌力不足的，不是很結實。更有一類的小朋友則是瘦長，沒有明顯肌肉。我們再仔細觀察這些小朋友的飲食習慣大不相同，有的年紀輕輕就開始喝含糖飲料，喜歡吃炸的食物，不喜歡吃菜。有的會在營養午餐時刻，自己主動夾蔬菜來吃，口渴也以白開水為主。有的是，不喜歡吃正餐，也不喜歡吃肉，每每正餐時間總是說吃不下，但面對零食點心時卻胃口大開。這些小朋友，因為飲食習慣的不同，而間接影響他們的學習及人生發展的路程。往往，有良好飲食習慣的，來自家中有良好的飲食習慣及飲食教育，對於自我約束及生活習慣養成，也比較有秩序及健康維持想法的傾向。一個人的飲食習慣造就個人的體態，此現象不只是在兒童身上看到，我們也常從成年人身上看到類似的經驗。例如身邊中總有朋友或同事一起吃飯用餐時，餐盤中少有蔬菜及水果，但卻是總有高油脂及高熱量的油炸食物，並且老是喜歡在餐點中加入好幾湯匙的辣椒醬或豆瓣醬。或是明明大多是家裡自己開伙，但每每烹調必是豪邁的加油及加鹽的重口味家庭料理。而當這些成年人步入中年時期，往往聽到他們抱怨有高血壓、高血糖或是高血脂要吃藥控制，或是老覺得身體容易感到疲憊、甚至常看到他們身上長了一顆顆的小疹

子及皮膚蠟黃，缺乏紅潤氣色的現象，即使年紀不高，卻略顯疲倦老態的樣貌。也因此，你每天所吃的食物及烹調方式（許多人誤以爲自己煮就是健康，卻忽略重油重鹹的飲食模式才是健康殺手）正一點一滴的影響你的長相與外觀，甚至影響你的人生。

中古十八世紀法國巴黎的薩瓦林（Jean Anthelme Brillat-Savarin），是位注重健康的美食家，他曾說：「you are what you eat」，而造就這句「人如其食」的經典諺語，意思是說：「你吃什麼，就會像什麼，**你的飲食造就你的外表與體態**」。人如其食，你的飲食型態及你每天吃的食物內容，正影響你的長相、智力、情緒乃至體內免疫戰鬥力。常常我們在電視上看到許多成功企業家都有自己的一套養身辦法，而這養身方法，不外乎就是運動及重視飲食。這些企業家把健康飲食視爲人生的一項重要課題。曾經在郭台銘先生的臉書看到他在他70歲生日時的感謝詞，他認爲，他70年來的人生，前半段是爲了錢工作，而70歲時，他要朝理想工作。他提到，這理想的工作包含對人生的期許，也就是除了工作以外，也要維持運動及重視飲食。半導體之父，張忠謀也曾經在演講中給予年輕人建議，他認爲要有成功的人生，一定要**養成一個終生的健康飲食習慣**。飲食是人們爲了生存與保有健康一個重要的媒介。唯有養成一個好的飲食習慣，吃對營養素，才可以讓身體有足夠的體力、腦力及光采煥發的外表來面對人生。在我們的食物中充斥著許多營養素，不僅僅關係著我們的健康，也影響我們的人生發展（腦力、智力、體力及美力發展）。人體內如果缺乏某些營養素，甚至會造成疾病，嚴重的話更會使人衰弱及死亡。

2千年前，食物卽是治病良藥

從自有人類開始，只要身體出現狀況或疾病時，人們便開始從食

物中找尋可以治療疾病的食物及營養素。在醫藥尚未發達的古埃及文明時期，就有利用蜂蜜作爲食療食材，以幫助傷口癒合及舒緩腸胃狀況的歷史紀錄。在以航海爲主要經濟活動，並開始拓展國土及發現新航線的十五世紀時，航海船員因長期生活於海上，因而出現牙齦腫脹及肌肉緊縮疼痛，並且皮膚出現紫斑及傷口難以癒合的現象。當時他們發現吃進柳橙或檸檬是可以治療這些疾病的食療方式。隨後，進而發現飲食中缺乏維生素C會造成傷口不易癒合、瘀青、牙齦腫脹及肌肉疼痛的「壞血病」來。也因而奠定維生素C是治療壞血症的食療營養素。不只如此，營養素如鐵，幫助改善貧血；維生素A不僅僅幫助夜間視力的維持，若兒童缺乏維生素A可能會導致眼睛視力不佳的問題。而孕婦若缺乏維生素A，還有可能導致孕婦死亡風險；另外，營養素如維生素B$_1$等，可以幫助你減少疲勞及避免短期記憶喪失。也因此，**在化學及製藥工程尚未發達的年代，許多食物及營養素本身就是具有食癒效果的最佳藥物（Food is medicine）**，並且也是人類一直以來所仰賴的自我療癒方式。所謂食癒（Food cure），不是透過食物及營養素來達到「治癒」疾病的方式，而是透過高度的食癒營養素來達到「自我恢復的能力」及「自我修癒的方式」。食**癒，即是讓身體藉由食物中的營養素來整建身體的自癒力**。也因此，食癒食物指的便是高營養密度的食物，例如富含抗氧化物、益生質（寡醣）、益生菌、維生素或礦物質、蔬果多酚等具有深層保養價值的食物。而「食癒生活」就是要讓每個人，從0歲到100歲，都具有透過食物/飲食營養來讓身體自我修癒的生活方式。食癒營養素，提供人類活著所需的養分與燃料，是保持生命的根基。食癒營養素，是寶寶自離開媽媽身體後，賴以爲生的能量來源；是提供兒童身體發展時期所需的材料；是成年人賴以有活力及動力的燃煤；是老年人，得以維持生命力，保持體力及生存的養分。找對食物，吃對營養素，就必需從「食癒生活」做起。

超前部署食癒自癒力

　　2020年的新型冠狀病毒（COVID-19）造成全球大流行。此時不斷有專家學者討論有關為何新冠狀病毒會造成某些人是重症，某些人卻沒有嚴重的健康危害的原因。追根究底，部分原因當然就是患者本身的免疫能力，也就是身體抗外敵（病毒、細菌或異物等）的能力。也因此，我們開始反省，我們何時有過好好照顧自己的身體，好好吃一頓充滿營養以滋養身體健康的一餐？何時我們曾放慢腳步審視我們的身、心、靈過？在2020年，全球幾乎封鎖的情況下，我們也該開始思索如何強健體魄，如何提升自我免疫防護能力。不管是透過生活習慣、食物還是運動，我們該讓我們的身體，能有自我修癒的能力。事實上，提升免疫力或強健體魄，不是需要時，去猛力的強補硬補保健品，而是平時就要兼顧飲食營養，充足睡眠，適當陽光照射及戶外運動來養出好的免疫力及足以對抗疾病的身體。由食物中營養帶給身體的自我修癒能力，便是超前部署的食癒自癒力。

適合現代人的「食癒生活」

　　礙於現代社會雙薪家庭化、生活步調快節奏化，大多數的家庭習慣外食。而外食所伴隨的高油脂、少蔬果及高鹽的飲食型態，實難讓身體培養出自癒能力。煮一頓健康的餐點，更是現代婦女及上班族媽媽的夢魘。我不知道其他媽媽是不是這樣，但對我這個雙薪家庭的媽媽角色，照顧好家人的飲食營養，確實需要「**一心三力**」。你會需要很大的**耐心**（邊煮邊照顧小孩作息）、**毅力**（周一持續到周五，天天搞定餐食，真的需要毅力）、**好腦力**（每天菜單到底要煮什麼，是個很傷腦細胞的事情）與**好體力**（食材採買與準備到下班後的煮婦角色轉換，當然需要體力的）。難道沒有更好的方式嗎？難道媽媽們都需要有這樣的超能力才能兼顧工作與家庭嗎？

為了重拾健康，讓工作與家庭並進且平衡的步調，我以營養保健的骨子，食物原理的底子，再加上美國病理學博士老公的腦子，發展出結合健康飲食與快樂飲食的「**食癒生活**」方式。食癒生活，讓我們保持在7分健康飲食加上3分快樂飲食的生活基礎上，是每個為生活及工作忙碌者所需要的輕鬆健康達成方式。食癒生活中所倡導的烹調方式，不但兼具營養，還可以讓工作家庭兩頭燒的媽媽們在30分鐘內，搞定大、小人（大人指的是老公及需要小媳婦尊敬的大人兒們；小人指的是需要疼愛的寶貝們）的飲食方式。食癒生活不但要吃的營養，也要利用高密度的營養素來強化身體功能，讓營養來平衡我們的免疫、體力及青春美力。

　　食癒生活的飲食中結合各式各樣的蔬果、豆科植物、天然穀物、適量的魚及乳製品，並以輕鬆及簡單的生活態度面對生活。食癒生活講究的不是滿桌煎、煮、炒、炸等經過複雜烹調手續的菜餚，取而代之的是有豐富營養，但卻只需簡單烹調的飲食模式。我個人倒是非常享受食癒生活所帶來的便利與輕鬆氛圍。這讓我想起在澳洲的留學生活裡，窮留學生沒什麼本錢天天到餐廳吃飯，而最省錢的方式，正好是從蔬果市場買來的新鮮蔬菜及水果。記得每周日打工完後，我總是會在位於雪梨市中心的Paddy's Market（稻田市場）買到便宜且新鮮的當季蔬菜水果與肉類。回到宿舍中只要清洗乾淨，自己適度烹調，沒有高溫炒炸，只有簡單的輕炒或是焙烤，加點鹽巴並淋上橄欖油，這便是留學生最簡便、最便宜，也最食癒的方式了。

讓食物成為你的良藥 Let Food Be Your Medicine

　　人要健康，除了生活習慣及環境因素外，飲食營養占了很重要的地位，要如何在生活食得營養、食的健康及食對食材，食癒生活是非常重要的立基。有了食癒生活的知識及觀念，才知道如何選擇健康食

材及選擇健康食物，也才得以應用。重視飲食健康，不是生病了才開始，而是從小就開始培養，養成一輩子良好的健康飲食習慣是成就任何大業之前的要件。食癒生活的置入及食癒飲食的觀念，其實要越早教育越好。從幼兒就開始培養食癒觀念及態度，才能讓我們的家人能盡早擁有食癒生活所帶來的健康人生。

　　不管是來自東方的「藥食同源」，還是西方的「讓食物成為你的良藥」（Let Food Be Your Medicine），中西古文明中都有著利用食物來修癒身體的記載與歷史經驗。至今，科學研究的進步，我們得以了解到，食物中的營養素不只可以預防疾病，更可以治療疾病，例如維生素C修癒「壞血症」及維生素A修癒「夜盲症」。食物中的營養素賦予身體自我修癒的能力。在這不斷有新病毒出現的新紀元，我們更應該強化自身的修癒能力，來達到健康防護的自我保護力。也因此，**「食癒生活」**是現代人所必備的健康且輕鬆的生活模式。讓我們藉由生活中的食物及飲食，賦予身體自我修癒能力。**所謂，當飲食不正確時，光靠藥物是沒有用的，當飲食正確時，藥物是不需要的**，因此我們需要主動採取食癒生活，而非被動接受藥物治療。

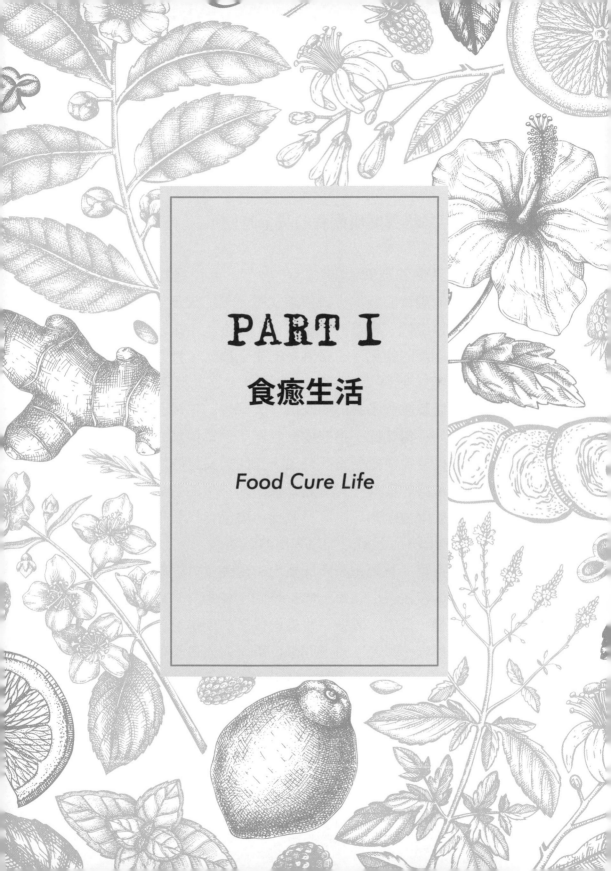

PART I

食癒生活

Food Cure Life

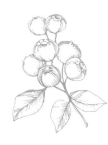

第一章

啟動食癒 Food Cure Activation

第一節　幼兒是培養健康飲食的黃金時期

　　在現代生活便利及緊湊的生活步調下，過往農村社會的日出而作，日落而息的規律節奏與步調日漸式微。少加工及少精緻的家庭式粗茶淡飯變成是現代人奢侈的願望。便利及進步帶來了快速的步調、快速的飲食及緊湊的作息。三餐外食的生活模式，幾乎已涵蓋現代多數的人口與家庭。記得大學時期，校園外總是充斥著許多排骨便當店、燒臘便當店及許許多多的小吃攤。大學生的午晚餐就是校門外又油又香的便當，不僅如此，這些便當店買了便當還加送手搖飲。對求學階段的學生而言，真是便宜、又油、又甜與又好吃。而這重口味及餐餐必配一杯飲料的習慣，竟然就這樣不知不覺的養成。直到出國留學後，自己開始學會煮飯，才驚覺發現，原來自己習慣的重口味，竟是要加這麼多鹽巴、油及糖才能拼湊出的口味。

　　不知曾幾何時，看到電視新聞播出一則美食外送的新聞。新聞中提到幾所高中學校校門口，每到中午時間，校園外充斥著外送平台的機車來外送食物。當中，外送平台外送最多的便是便當及飲料。這讓我回想到小時候念小學時，班上同學幾乎是人人每天帶自己家中煮的便當，用像現在台灣鐵路的不銹鋼便當盒，自己攜帶午餐到學校。每天一到學校，就是把便當帶到廚房蒸便當。不過，現在因為美食外送平台的加速興起，美食外送的驅使之下，讓外食變得更加無比便利。學生不再自行帶便當，甚至也可能不再參加學校營養午餐。便利的外

送平台驅使人人可以呼叫外送餐點、甜點及飲料。曾幾何時，我們的生活飲食因為科技便利而受到極大的改變與影響。套句外送平台的廣告台詞：「你不用外出，就可以在家、學校或辦公室享受美食。」便利化及現代化驅使之下，使得高油、高糖、高度加工烹調的國民美食或精緻可口餐點，就這樣成為日常飲食模式。也因此罹患肥胖、三高疾病（高血壓、高血糖及高血脂）、心血管疾病及脂肪肝的人，不但嚴重年輕化，罹患者也呈倍數成長，越來越多。加上，現今普遍雙薪家庭，拼生活、拼前途的情況下，老公及老婆下班後，到底誰還有體力及耐力去準備健康的一餐來滋養每天勞心及勞力的身體呢？在這種情況下，家中如有了小孩之後，如果同樣的外食模式，套用在幼兒及青少年的話，幼兒及青少年隨著父母早出晚歸（通常雙薪家庭中的幼兒，除非有阿公阿嬤幫忙照顧，否則出門到幼稚園、安親班或學校的時間，往往比父母早，更是朝七晚六一族）的生活型態，何來健康及規律的飲食營養呢？也因此，我們就這樣讓大部分正需完整營養以提供生理、心理，乃至腦部發展的孩童，成長時期的營養就靠外食飲食度過了。也因此從小培養起的「重口味」及「甜」才是美味的飲食習慣就這樣日積月累養成了。高油、高糖、高鹽及低纖的外食習慣，為將來成年後的慢性病埋下伏筆。而飲食習慣竟也可以代代相傳。

為達到家人營養健康，飲食內容及品質是影響健康的重要關鍵之一。不管是幼兒、青少年、成年時期及老年時期，為了養成良好飲食的習慣，培養正確的飲食及營養知識是關鍵的第一步。也因此日常生活中的「營養教育」及「飲食習慣」的養成成為極為重要的課題。培養幼兒的營養知識及飲食習慣是小孩在日後的成長歲月裡，能自行養成良好飲食生活習慣及累積良好營養狀況的關鍵第一步。別小看這些飲食習慣的培養，幼兒可以藉由學習健康食物及營養食癒成分的知識，烙印在意識中，並在日後的成長歷程裡，維持健康體重及健康成

長的習慣養成。小孩的飲食是否健康，是否有足夠及均衡的營養，會直接反映在他們的體重、身高、體型，乃至腦部及體能發展上。通常有健康飲食習慣及營養足夠的小孩體重發展適中、身形扎實且生理發展健全。相反的，飲食習慣較差及營養不均衡的小孩，呈現肌肉不足的瘦弱狀或體重過重，肉虛軟不結實的虛胖狀。也因此，**呼籲各位家長們幼兒是培養健康的飲食習慣及給予飲食教育的黃金時期，千萬別錯過了。**

第二節　養成一個終生、健康的飲食習慣

　　大家應該都聽過，許多台灣商界有名及成功的企業家，如郭台銘、張忠謀及王永慶都有一套健康的飲食及生活習慣，例如少油、低糖、少加工及高纖的健康飲食、可以幫助控制血壓的**得舒飲食**（DASH；Dietary Approaches to Stop Hypertension）、或是號稱助長壽的**地中海飲食**（Mediterranean diet）及健康的生活習慣（不抽菸、適度運動）等。這些企業家之所以遵從健康的飲食及生活習慣，原因在於「**健康是一切根基**」。健康的飲食習慣可以造就一輩子生理及心靈的健康。一個人的飲食健康與否，不只對健康造成影響，也對他的外表、行為、身體抵抗力、工作及成就都具有影響。若能在幼兒時期就給予正確的飲食方式加上給予適當的營養教育，將會影響一輩子的飲食模式。我們的孩子一出生就接受大人給予的食物維生，他們並不知道如何選擇健康的食物並且也沒有太多選擇權，往往大人給什麼，他們就吃什麼。孩子們多半吃大人提供給他們的食物，更不用說孩子們會理解不健康飲食所帶來的健康乃至成長、專注力、課業及人格發展的影響。也因此，提早接受如何選擇健康的食物的知識及如何

選擇健康的餐點並實際應用於生活上，才可以幫助養成一個良好的飲食習慣，成就一輩子的健康飲食及健康人生，這就是父母能獲得最大報酬率的投資。如果可以，希望每個父母都可以盡其所能，投資孩子們的健康飲食觀念。對於大人們，如果你已經養成一個良好的健康飲食習慣，那麼恭喜你，希望你能繼續維持並發揮影響力，影響周遭的親朋好友。對於沒能在年少時期就培養健康飲食習慣的人，現在立即調整也可以，只要你願意，你會發現，健康的飲食是身體自我修癒的原料與基石。請各位就從現在立即開始「**食癒生活**」，你會發現食癒所帶來的驚奇感受，你的身型、體力、外表及內在都會有一個意想不到的驚奇效果。

最後，在我們開始進入食癒生活之前，我想請讀者跟著我檢視一下你的飲食習慣。請各位先走到冰箱前並把冰箱打開來仔細看看你冰箱裡面放了什麼食物？記得，冷凍庫及冷藏庫都要仔細看一下。請問你冰箱中的蔬菜水果新鮮嗎？有昨天留下的隔夜剩菜剩飯嗎？冰箱裡是充滿著汽水、冷凍即時食品，還是新鮮蔬果呢？另外，也請各位讀者回想一下，你昨天三餐吃了些什麼食物呢？如果你有吃飯，是吃白米飯還是含有全穀類的飯呢？這一周又吃了些什麼？都是炸物嗎？還是有包含不同顏色的蔬菜水果？離你上一次自己烹調又是什麼時候呢？想好了之後，請各位走到鏡子前，看看自己的臉部氣色及體態？臉是蠟黃疲倦的嗎？還是緊實飽滿潤紅的呢？你的體態是扎實有肌肉，還是鬆垮的？同時也請你看看周遭家人或朋友的臉及體型。好了。這些都做好了之後，把你所觀察到的寫下來，就寫在書的空白處吧，然後問問自己，你的飲食裡面，哪裡你可以改變，可以做得更好一些。哪裡你可以跟家人、小孩或者是深愛的人一起改變或一起分享的。好的，想好，寫好之後，我們接下來，就要進入食癒生活的旅程，來看看，到底如何食癒生活？

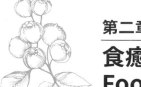

第二章
食癒生活與飲食
Food Cure Life and Diet

第一節　結合健康與快樂飲食的食癒飲食法

　　我自己也是一個雙薪家庭的媽媽。在未結婚之前的單身生涯裡，大多數的時間用在讀書及受教育上，除了留學期間的異鄉生活，自己學會煮些簡單的料理外，著實也沒有學過任何烹飪技巧，更不用說煮出一桌可以色香味俱全的料理了。僅有的烹飪技巧，是在結婚後，特別有小孩之後，為了家人健康，不得不攪拌出來的烹飪技術。說穿了，這技術是在經過不斷調整、改造與磨練之後，不得不成就的一項家庭作業。因為，身為人母、為人媳及為人婦，總是會有許多人期待你煮一餐給他們吃。也因為如此，我這個不算刻苦勤奮學習烹飪，喜歡忙裡偷閒，卻又妄想著完成許多任務的人妻、人媽及人媳的工作女不強人，只好發展出一套簡單快速的**食癒生活及食癒飲食了**。我認為，與其天天嚴守著嚴謹的營養守則，謹守營養師拿手的計算食物份量，看似完美，卻難以在這充滿美食誘惑，且民以食為天，以吃來稿賞自己的現代生活中遵守，不如以健康的生活飲食及態度為根基，但卻可以暇逸地且有效率地融入生活中，以適應現代人繁忙的生活節奏與步調。

　　食癒生活為利用食癒保健成分及食癒食材讓自己從中可以快速且簡便的獲取多元營養素的方式。我們需要營養的食物來滋養我們的身體及塑造我們的體態，但是，同樣的，我們也需要一些快樂的食物，

來取悅我們的大腦及嘴巴。所謂口腹之慾，不就是爲了取悅及滿足我們的大腦及嘴巴。所以，在日常的生活中，我們需要的飲食只有兩種，我稱之爲「食癒飲食法」，也就是「2H飲食法」。食癒飲食由兩個H組合而成，這兩個H分別是健康食物（<u>H</u>eathy food）及快樂食物（<u>H</u>appy food），分別代表著維持身體與心靈快樂的飲食方式。也因此，食癒飲食是一種可以保持身體及心理健康的飲食，但確符合現代人忙碌生活的飲食方式。不管是對於上班族的單身飲食男女或是雙薪忙不停地爸爸與媽媽們，食癒飲食是一個可以省時及快速，但又可以補充高密度營養的飲食方式。

　　如同剛所提到的，食癒飲食是由健康與快樂的食物所組成，也因此我們必需把它拆成兩組飲食模式來看，一組是食癒健康的食物，是由高食癒營養價值的食物所組成。另一組則是選擇用來滿足我們的口腹之慾或者讓我們吃了感到快樂的放縱食物。健康食物是由新鮮蔬果、肉蛋魚類、多穀物及高密度食癒營養素組成。別小看生活上的許多食物成分，它們可是經過國際上許多研究學者驗證過，這些成分竟然跟許多藥物一樣對人體某些功能具有相同療效。而這些食癒成分，包含有薑黃素（Curcuminoid）、藜麥、奇亞籽、葡萄聚醣等來自新鮮蔬果精粹、食癒保健萃取物、完全蛋白質及多穀物等，具有等同或高於藥物特定功能的療癒功效，可以幫助啟動身體的自我修癒能力。而快樂食物則是滿足口腹之慾、滿足心理的零食點心。我認爲，不管是大人或小孩，我們身處在環境誘惑多及交流頻繁的團體及社會中，商店及餐廳滿街都是，若要完全不外食或完全沒有點心及零食，百分之百並且嚴苛的遵從健康飲食、低脂、低糖及高纖的飲食方式，可能會讓生活變得無趣並且影響人與人之間的社交活動，長期下來生理及心靈也不健康，影響人際關係也不快樂。也因此，健康的生活及飲食是必需要包含適當的放縱及滿足生理的快樂食物。所以「食癒飲

食」是一種可以滋養身體及滿足心理的生活飲食方式，同時又可以幫助維持體態，心血管健康及預防代謝性疾病的發生，除此之外，生活中若能滿足口腹之慾，這慾望才不會越滾越大且較能自然地平衡生活與工作。所謂食癒飲食，是指70%的健康食物加上30%的快樂食物，也就是說在生活中保持有70%的食物是來自健康食物，而剩餘的30%則可來自允許自己稍加放縱的快樂食物。也或者你也可以嘗試嚴格一點保持80%飲食是取自食癒健康食物，加上20%快樂食物。爾而你也可以嘗試放縱隨興的50%的食癒健康食物加上50%的快樂食物。而這比例，可以是安排在一整天，也可以安排在一整周之間。舉例來說，我個人因為上班的關系，加上小孩已經就學。一日之計在於晨，為了讓家人能有健康的早餐及充沛的體力、腦力及精神面對一日的工作及課業，也因此，周一至週五的早餐必定是在家中準備及食用。通常，我們會透過健康及簡單的食材來製備平日的早餐，除早上時間較為不足之外，一早的飲食，著實不必大魚大肉，應以不會引起太高血糖波動（高血糖波動的食物容易造成早上疲倦與注意力不集中）及簡單製備為首要重點。午餐，我則是選用清爽及簡單的輕外食或者是自行帶便當的方式。下午則會吃點小零食或點心，例如餅乾、黑巧克力、堅果或低糖飲料。晚餐則是簡單的家庭料理。而這樣的方式約可以獲得70~80%食癒健康食物+20~30%的快樂食物。另外，我也並非天天自行準備早餐及晚餐。通常，我們的安排是周一至周五的工作日，家中自行準備健康的早餐及簡單的家庭晚餐。週六則開始放鬆步調，享受不用洗碗，不用隔天早起的周六夜晚。也因此周末通常會選擇外食，允許稍加放縱及隨興的吃。不過這放縱隨興的吃，絕對不是大吃大喝喔。食癒飲食的方式不鼓勵大吃大喝地吃到撐及吃到過飽的形式。因為，這樣的方式不但傷害腸胃，對身體也會造成負擔。所謂放縱及隨興的吃，是指選擇一項你喜愛的餐點或食物，來放縱並滿足你的口腹

之慾。我發現，越是克制不吃的東西，大腦或心理越得不到滿足，就會越想吃。但是，一但滿足了，反而更容易在平日的生活中遵從並選擇健康的飲食方式。所以，各位可以看到，一周7天之間，我選擇周一到周五健康的飲食，周末，則是隨性享用喜歡的食物。而一天之間，則是保持80%來自健康食物及20%來自放縱食物。這就是食癒生活的精神。我們茲將食癒飲食及食癒生活技巧分述如下。各位只要利用這些小技巧，可以很快就可見證到食癒飲食的驚奇效果喔。

　　最後我們要強調的是，食癒是一種透過食物來幫助生理機能自我修癒的過程及方式。而生活習慣、環境及飲食習慣都是影響疾病的重要因素。對於疾病的預防與治療並非只有被動地透過藥物來治療已發生的疾病，而應是透過正確的飲食與足夠的營養素，搭配健康的生活習慣來預防未發生的疾病，同時達到促進健康與長壽。也因此，**食癒生活的宗旨便是：透過充足的營養素來達到身體自我修癒並維持長壽的方式**

第二節　食癒飲食及生活13技巧

1. **7：3的健康與快樂食物分配**：食癒飲食是一種將每天的飲食內容劃分為70%來自健康食物，30%來自隨興的快樂飲食的方式。你也可以調整為75%或80%來自健康飲食，20-25%來自隨興或放縱的飲食方式。端看你的生活作息及想達到的健康狀態。

2. **5+2飲食**：食癒飲食可以在分配在一周間執行或者一天三餐當中的規劃。例如一周安排5天健康飲食+2天快樂飲食。亦或是一天當中3餐健康飲食（70%健康食物）加上點心零食（30%快樂食物）。

3. **強化食癒營養素**：食癒飲食的目的在於確保讓身體獲得深度的「食癒營養素」，以便讓身體能**自我**修癒，同時又可以以快樂食物滿足心理上對食物的慾望。

4. **好油好蔬果**：食癒飲食必須確保飲食中有70%的食物是來自新鮮蔬菜、水果、魚類、好油、全穀類及超級食物。多採用不同顏色的新鮮蔬果及有多元不飽和脂肪酸的魚類提高抗氧化及好油的攝取。食癒飲食會利用高度營養素成分來強化自癒力。

5. **食癒零食**：食癒飲食會在正餐與點心之間，選擇一些堅果或豆類來當零嘴，例如4-5顆堅果、果乾（枸杞、蔓越莓等）或是一杯低糖豆漿、無糖優酪乳或低糖優格，都是不錯的選擇。

6. **加厚營養**：食癒飲食會利用小技巧來提高營養素或是加「厚」你的營養素攝取。例如，夏天的早餐，往往一早起床食慾未開，就可利用打蔬果昔的方式，來增加營養素的吸收，同時簡化早餐的時間。通常，我的食癒早餐就是一杯簡單的莓果果昔，並且我會在我的果昔內加入多種莓果、小黃瓜、奇亞籽、無糖優酪乳及一小茶匙高濃度的薑黃素（不是薑黃粉喔）來加厚我的營養素攝取。有時氣色不佳，臉部不夠Q彈時，我也會利用膠原蛋白來加厚我的美顏食癒力，讓我一早起床，就有足夠抗氧化力、多酚及營養素，補足體力及維持好氣色，以面對一天中，職業婦女、人妻及人媽的工作。這樣一來，還可以省卻在大熱天或寒冬時，排隊等買早餐的窘境。

7. **健+美+樂加分**：食癒飲食法是一種健康加分、美麗加分及快樂加分的飲食。食癒飲食會盡量選用「高酚食物」來幫快樂及美麗加分。常見的高酚食物有水果類中的莓類（藍莓、草莓、覆盆子、黑醋栗等）、葡萄、蘋果及李子類；蔬菜則有十字花科蔬菜（高麗菜、花椰菜等）、茄類、青、黃、紅椒等；飲品類（植物來

源）的則包含茶葉泡出的茶、咖啡及紅酒等，其他如堅果類及黑巧克力都是屬於高酚食物。在食癒飲食法中，我們鼓勵多利用高酚食物來做零嘴及休閒食物，除了讓健康及美麗加分外，也讓心情Happy不憂鬱。

8. **食癒挑剔**：食癒生活是帶有點挑剔的生活型態的。太甜、太鹹而擋住食物原有的鮮美味道是一種太做作的行為。因此食癒生活講究盡量低糖、少鈉的，避免醃漬食物及高糖分的糕點。也就是說食癒生活嚮往「原汁原味」。

9. **快樂食物**：食癒飲食是可以有快樂食物，隨興吃的時候。但如果有超標的時候，記得利用隔天或接下來的幾天，平衡回來。例如，週日嗨到忘我，結果吃了一整天讓自己快樂但卻缺少營養的食物。沒關係，那麼周一記得盡量把健康食物提升到80-90%以上，把流失的補回來。

10. **周周有魚**：食癒飲食鼓勵多吃魚，至少一周要有一次魚類餐點，不管是用烤的或煎的都行。**魚類**中有良好及高量的蛋白質及不飽和脂肪酸，熱量及脂肪也比肉類低。

11. **多動**：食癒飲食會期望你能在生活中多點活動，例如每天或每周設下目標，一天要走多於5千步，或一周至少跑步2-3次，每次至少2公里。運動是一個很奇妙的藥方，不但可以提高新陳代謝率，強化血液循環，幫助流汗，排除體內廢物，還可以幫助雕塑體態、保持活力及讓你可以偶而放縱吃，不用擔心一不小心多吃，就發胖的問題。運動所培養出的肌肉，也是越老越需要的防老及長壽關鍵之一。運動，是一項需要時間去培養的興趣，一但培養持之以恆的運動習慣，它將帶給你無比的保健好處。說起來，我也是直到接近年過30好幾的歲數，才真正體會到運動帶給我的驚奇體驗。我會開始運動，實在是因為老公到了中年之

際，出現高血糖現象。爲了協助他培養運動以幫助血糖控制的習慣，我們開始習慣夜跑。每每我們總是在忙完一天的工作及家務事後，兩人輪流外出去跑步。一人在跑步時，另一人就在家顧小孩。從一開始，我只隨興的跑個1-2公里的人，就這樣堅持做到三個月後卻發現，竟然都運動了，那就繼續吧。就這樣，不知不覺的養成一周至少運動五天的習慣，至今也已經執行四、五年了。除了颱風天外，天天運動幾乎變成我們生活的一部分習慣了。不管是外出旅行，出差，或者是下雨天，我們都會利用不同型式的運動，例如戶外跑步、登山健行、室內瑜珈、室內跑步或利用啞鈴或小沙包（0.7~1公斤）的小小重訓方式，來雕塑邁入中年，漸漸鬆弛的體態。奇蹟，真的就這樣出現了，當運動養成習慣後，不去做運動，還真的會過意不去。而在這樣的過程中你會發現，運動讓你體態變緊實了、皮膚變好，人也年輕許多，體力更是比以往來的有活力及朝氣。而運動的當下也可以幫助你紓解壓力及轉換心情。也因此，我們鼓勵在食癒飲食計畫中的任何人，只要可以動及身體許可，就要盡量保持活動，不管是用走的、跳跳舞或是做做瑜珈及簡單的提腿拉筋，都是有幫助的。我們必需把運動當成生活的一部分，而在食癒生活中加上運動，你將會感受到全新的自己。

12. **皇帝早餐**：食癒飲食鼓勵在家吃早餐。俗話中，一日之計在於晨，早餐吃得好，腦袋**不會**老。是的，與其早餐在外面排隊買早餐，吃個又油又甜的高熱量早餐，不如早起個10分鐘，準備一道簡單營養早餐。早餐要豐盛，要吃飽，但不一定要複雜。在我們家中，早餐其實是最容易準備的一餐。舉例來說，橄欖油輕炒蛋（scramble egg）、一小碗加滿香蕉、藍莓、蘋果或任何水果的早餐麥片（裡面有牛奶或者是杏仁奶）即可擁有一份有食癒力又

營養的早餐。另外，像燕麥粥及陽光鬆餅（請參照食癒食譜），都是可以很快速就完成且營養充足的早餐。別小看早餐，它可是影響一天專注力及表現力最重要的一餐。建議家中有小孩的家庭，盡量在家中準備早餐，做好飲食教育及生活習慣的培養。

13. **簡簡單單**：食癒飲食的最後一點，但卻是非常重要的一項食癒觀念，那就是「晚餐不必太豐盛或是太複雜」。現代人的晚餐其實只要簡簡單單的二~三道菜就可以了。晚餐，不需要吃太多，有7分飽即可，除了有利消化，也不會造成身體代謝負擔。對於許多上班族而言，在平常的上班時間中最簡單的用餐方式的確是外食。對於外食族若可以找到一些健康多蔬食且輕烹調的餐廳或餐點，那也是不錯的選項。但對於有小孩的家庭，如果家長能夠在家中做些家庭料理，其實就是最好的飲食教育及生活習慣的培養了。在家中與家人共度晚餐並培養喜歡食物原味，少油炸及輕度調味的家庭式料理，讓小孩從小就培養出健康飲食並協助家人共同收拾餐桌的習慣，無形之中，這樣的飲食習慣及生活教養的養成，造就孩子及家人的健康與家庭團隊合作精神，一點一滴的形成健康的飲食與生活習慣教育。所以，我鼓勵大家，盡量養成在家自己煮的習慣。為簡化上班日的工作量，你可以在周末準備未來幾天家中所需的食材，就可以省去採買的時間。當烹調晚餐時，不必做太複雜的料理，也不必把自己下班後的體力，消耗待盡。食癒生活會希望你保留點體力作作睡前瑜珈或簡單運動，因此，只要掌握多顏色蔬果、多穀物、好油及好蛋白質的原則，餐點是越簡單越好，因為食癒生活旨在「加厚」你的營養，不在「加厚」你的生活負擔。在我們家中的晚餐，我常把握幾個小技巧來強化家人的健康，因為我知道，小孩在學校或是家人在工作場所所吃的團體膳食通常會以安全為第一原則，營養次之。也因

此，晚餐變成我強化家人營養的時刻。但為了不讓自己烹調得太累，我只烹調2-3道菜。其中一道菜一定必需是能提供良好蛋白質的魚肉類或是豆類。如果是魚，通常我會做道香檸烤魚（請參考食癒食譜），做好調味後，丟進烤箱烤一烤即可。接下來，你就可以好好烹調另一道菜。另一道菜通常含有豐富多元色彩及種類的蔬菜類。如果是烹調肉類，我通常會與多種蔬菜一起烹調，例如雞胸肉與紅椒、青椒及少量蘑菇作成醬燒雞肉或是簡單清炒高麗菜。如果當天工作太累的話，也可以來個**簡單一點**的營養超級菜，如川燙花椰菜並淋上高品質的橄欖油及撒上淡淡的玫瑰海鹽。另外，蔬菜除了盡量選擇多元不同顏色的蔬菜外，可在一周中準備2-3種的深綠色葉菜類來強化維生素的攝取。主食澱粉的來源更是簡單了，煮一小鍋飯或利用多元不同的根莖類食材，例如，如果是吃白米飯，我一定會加入藜麥或其他穀物來「加厚」營養，偶而以烤南瓜或是烤地瓜當成取代白米飯的主食。除了烹調2-3道菜外，你也可利用像義大利麵、焗烤、米粉、炒飯等這類的餐點，烹調一道餐點即可，端看你的喜好與狀態。重點是，把握這一道菜，給予多元及不同顏色的蔬菜，並加入提供蛋白質營養的豆、蛋、魚或肉類即可。這樣的晚餐，是不是簡單輕鬆多了呢！這就是食癒生活所倡導的精神，**簡單自在並健康的生活著**。而我自己最愛的食癒晚餐便是簡單的烤個魚（丟進烤箱）、準備個藜麥飯（交給電鍋）及炒一道至少有2種不同顏色的蔬菜或是深綠色葉菜即可。簡簡單單，輕輕鬆鬆就可以在30分鐘搞定。有時，我也會在烹調時，放上輕音樂並搭配一杯加了檸檬薄片的水，輕鬆優雅並開心的準備好家人的晚餐。這也是身為職業婦女的我的心聲：「簡單，才是可行」。

食癒飲食守則

70％健康食物

> 滿足身體健康、應付內外在壓力及成長所需的營養素

30％快樂食物

> 滿足口慾、社交的食物

第三節　超級食癒餐——十道食癒餐食譜

藉由前面幾個章節，我們已經了解到營養素及許多保健成分對人體的食癒保護及預防疾病的健康功效。為了幫助所有忙碌的、懶洋洋的、單身的，或者是像我這樣不想花太多時間在廚房烹調的上班族，但卻又想要讓自己或家人有充足及多元的營養的人妻與人母，食癒生活提供了一個快速但卻又可食癒健康的方式。本書特別收錄了幾個我常運用的食癒料理。透過書中的食癒食譜，就可以在超短的時間內做出美味且營養豐富的食癒生活餐。這一套簡單快速的食癒餐，只要熟悉如何運用後，大家也可以加入個人或家人所需的食癒食材或營養保健成分下去，來滿足不同營養及做更深層的保養需求。特別的是，食癒餐點不以大火快炒及多油炒炸的方式，而是利用好油的輕烹調方式，除可保留食物原有的營養素外，也減少廚房高油煙瀰漫及飯後洗滌的時間，一舉數得。在本書中所收錄的食癒飲食，是全家大小、老少皆宜及男女皆需的餐點。不過，對於嬰兒、兒童及銀髮族，有食物質地或營養上的特別需求時，大家都可以隨時做適當的調整。在每個食譜中，我們也會特別說明保健成分所提供的食癒效用。透過本書的食癒餐，將可以幫助你擁有健康人生，你會發現食癒餐幫助妳變清爽了，皮膚也變得緊實，更加有精神有活力了，連體態也得以維持了喔。

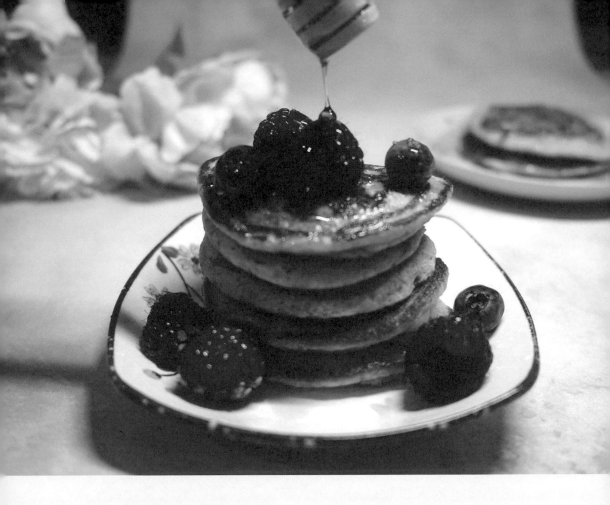

無麵粉的黃金鬆餅

　　黃金鬆餅是一道完全沒有添加任何麵粉或砂糖的健康食癒餐點，可以說是無麵粉及無糖的食癒餐。你也可以利用點變化添加自己或家人所需的營養成分進去，讓陽光鬆餅，成為一天中任何時間皆宜的餐點。

食癒材料

2~3人分

麥片　　　5湯匙

奇亞籽　　1/2湯匙

覆盆子　　數顆（可加/可不加）（或使用其他水果替代，如藍莓）

優酪乳　　3湯匙（視喜愛軟硬程度增加或減少）

保健成分：薑黃萃取物或其他萃取物

　　　　　（圖片範例為使用高濃度薑黃萃取物）

橄欖油　　1小匙

肉桂粉　　少許（視喜歡程度加量）

雞蛋　　　1顆（分離蛋黃及蛋白）

器具：

果汁機

快速攪拌機/攪拌機或打蛋器

步驟

1. 麥片、奇亞籽、無糖優酪乳、薑黃萃取物、橄欖油、肉桂粉、香草精及蛋黃（注意，只有蛋黃喔）加入果汁機中，攪拌粉碎均勻，備用。

2. 蛋白利用打蛋器或攪拌棒打發，打發至立起不倒下即可。將上述1與蛋白加在一起，輕輕攪拌兩者使之融合在一起成為鬆餅泥。

3. 不沾鍋中加入植物油，倒入鬆餅泥。可利用湯匙或小量杯倒入，使其成圓形狀，煎至金黃色即可。起鍋後，加入蜂蜜及覆盆子，或點綴您喜愛的水果即可享用。

備註

1. 步驟二中的蛋白打發後可以讓陽光鬆餅變得比較鬆軟，像極了蛋糕得口感。但若不打發，也是可以的，就直接加全蛋入步驟一中，並多添加點水或無糖優酪乳來使鬆餅體鬆軟些。

2. 橄欖油可依自己喜好酥脆程度添加。加入橄欖油的陽光鬆餅，口感會比不添加時更酥脆。

3. 生酮飲食者可以利用杏仁粉或鷹嘴豆粉取代麥片，不過要注意加入水分或提高無糖優酪乳的使用量，使整體鬆餅體有足夠水分，才會鬆軟。

食癒成分說明

1. 麥片：你可以自超級市場中買任何你喜愛的麥片，最好是粗麥片。若是要準備給嬰幼兒或咀嚼能力變差的老年人，你可以選擇有壓輾過的即食麥片。通常，我都是選擇簡單的粗麥片。

2. 奇亞籽：奇亞籽有豐富的歐米加-3不飽和脂肪酸，是成年人抗發炎及強化心血管健康的食癒食材。對嬰幼兒及兒童而言，歐米加-3不飽和脂肪酸是成長及智力發展所需。對於想要增加纖維攝取量，不喜歡吃菜的人而言，奇亞籽也含有豐富的纖維含量，也因此，奇亞籽可說是一個很適合全家的食癒食材。

3. 保健成分：通常我會在陽光鬆餅中加入一些保健成分，你也可以隨著自己的需求，選擇加入不同的保健成分。我最常運用的便是高濃度的薑黃萃取物或是接骨木莓萃取物了。我常利用這些食癒成分來強化家人身體抗發炎、抗氧化及對抗病毒的防護力。別小看這小小的保健成分，當每天處於各種生活壓力及面對各種環境侵略之下，身體必需要有足夠的營養素來強化身體自身的保護力及自癒力。透過食癒成分的深層補充及保養，長期下來便可以見證到身體強大的改變。

4. 覆盆子或藍莓：香蕉有豐富的鉀及提供快速能量的水果。藍莓則是含有花青素、多酚及抗氧化物，兩者皆是很適合嬰幼兒及老年人的食癒食材。

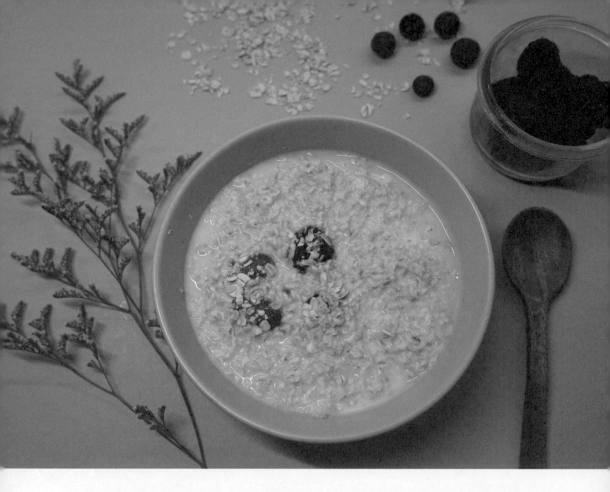

暖心燕麥粥

　　這是一道利用二種富含食癒營養素的穀物所做成的營養餐點，適合全家大小食用。暖心燕麥穀粥也是一道適合身體疲憊或生病胃口不佳者，可以快速補充營養及體力的餐點。

食癒材料

1人分

燕麥片	4湯匙
牛奶或植物奶	半杯（依濃淡喜好程度添加）
水	半杯
藜麥	1/3湯匙
蜂蜜	1湯匙
鹽	1小撮（可省略）
水果	適量（可依個人喜好選擇）

器具：小湯鍋（盡量選擇小湯鍋，鍋子太大會容易燒焦）

步驟

1. 把水、牛奶加入小湯鍋中，中火煮開

2. 加入藜麥及麥片，一邊攪拌一邊煮滾。煮滾後，轉成小火再繼續煮3~5分鐘。。此時可依個人濃稠度喜好程度再加入牛奶或水。

3. 淋上蜂蜜及水果

備註

1. 燕麥片及藜麥煮越久顆粒越小，越易阻嚼。喜歡有嚼勁者，可以縮短烹煮麥片的時間，而喜愛軟嫩易嚼者，則可以依狀況煮久一些。

2. 水果可依個人喜好及咀嚼性加入適當的水果，例如香蕉、無籽葡萄等，或利用酪梨來增加好油（單不飽和脂肪酸）的攝取。

食癒成分說明

1. 燕麥片可提供澱粉能量、纖維及少量的葡聚醣。世界衛生組織鼓勵全球健康飲食來維持健康，其中就包含鼓勵大家盡量以全穀物，例如燕麥來取代白米飯的攝取。燕麥中含有的水溶性纖維及葡聚醣被研究證實可以幫助降低膽固醇及提升免疫防護力。此道燕麥粥可以快速提供多種營養素，若喜歡有嚼勁的口感，可以保留燕麥片顆粒，不需要煮太久，也可以提高飽足感。但對於咀嚼能力較差的老年人及幼童，可以把燕麥稍微煮軟一些，有利消化及吸收。

2. 謂為超級食物的藜麥有豐富蛋白質、植物化合物及纖維，是個可以快速補充營養素的穀物。

3. 牛奶有豐富的蛋白質及鈣質。擔心脂肪攝取的，可以選用低脂牛奶或者植物奶，例如豆漿、杏仁奶也是不錯的變化方式喔。

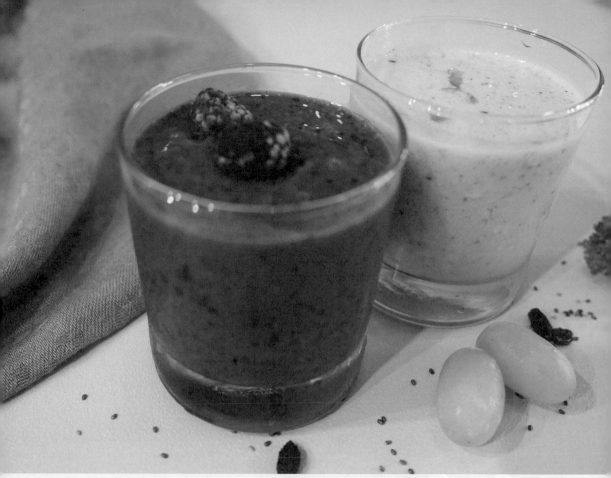

食癒莓果拿鐵

　　莓果拿鐵是一道適合上班族或久坐者，用來快速補充營養素來提升活力、養顏美容及幫助排便的一道餐點。有時，我把他當爲餐與餐之間的點心。偶而，遇到胃口不佳或是臉色不佳，想要快速補足氣色時，我把它當成用來快速恢復氣色的喝的保養品。各位讀者也可以利用自己身邊有的食材或保健成分來做變化。

很紅莓果拿鐵

食癒材料

冷凍莓果（急速冷凍藍莓、蔓越莓及黑醋栗的莓果）2~3湯匙

希臘優格或無糖優酪乳	3湯匙或一杯
亞麻籽	1/2湯匙（依個人喜好）
枸杞	1/2湯匙
膠原蛋白粉	適量（依個人喜好選用）
蜂蜜及水	適量（依個人喜好選用）

奇異順暢拿鐵

食癒材料

奇異果	1顆（去皮及切塊）
希臘優格或無糖優酪乳	2湯匙或一杯
奇亞籽	1~2湯匙（依個人喜好）
小黃瓜	1/2根
蜂蜜及水	適量（依個人喜好添加）

步驟

將所有材料及加入果汁機中，打至綿密細緻即可。可依個人喜好口感調整水量或以無糖優酪乳量來調整濃稠度。

備註

1. 若選用希臘優格，則口感偏酸及較濃稠，可依個人喜好加入水或優酪乳及蜂蜜以調整濃稠度及口味。

2. 不管是粉紅莓果拿鐵還是奇異順暢拿鐵，都可加入熟的黃香蕉增加綿密口感。

3. 可依個人喜好需求加入保健成分，如膠原蛋白、白藜蘆醇、深層海洋礦物萃取物等，快速提高身體美顏Q彈及抗氧化能力。

食癒成分說明

1. 藍莓、蔓越莓及黑醋栗有豐富的花青素、原花青素及多酚類。一日50mg的花青素有助於視力保健及預防近視。而蔓越莓中的原花青素則有助於預防泌尿道感染。不過，要達到啟動食癒功效，這些具有食癒成分的關鍵營養素必需要有足夠的攝取量才行。平日可多利用這些具有高抗氧化的莓果類食物來補充花青素及原花青素等營養素。另外，莓果中的多酚也具有養顏美容的效果，因此，這是一道非常適合女性用來快速補充的美顏食癒餐點。

2. 希臘優格或無糖優酪乳含有一些益生菌及蛋白質，是可以用來幫助腸道養好菌及補充蛋白質的食物。當要選擇優格或優酪乳時，選擇無糖、無香料及無增稠劑的希臘優格或無糖優酪乳會比較好些。不過要特別強調的是，市面上這些無糖酪乳，喝起來酸酸的沒有甜味，雖然標榜無額外加糖，但並非表示就是不含糖分的存在。就像許多號稱「不甜」的保健品，也並非真的就是「沒有任何糖分」。優酪乳因為是來自牛乳的發酵，因此還是有些乳糖的存在。

3. 亞麻籽是一個含有高密度營養的種子，尤其是次亞麻油酸（歐米加-3脂肪酸的一種）、木酚素、纖維、維生素及礦物質與蛋白質等營養素，都藏在這一粒粒小小一顆的亞麻籽中。亞麻籽對於心血管疾病及女性疾病具有保護效果，是一個麻雀雖小，五臟俱全的食癒食物。

4. 枸杞爲亞洲人藥食同源的食癒食材，亦是一種植物果實，華人多用於中藥藥材中。枸杞中富含枸杞多醣及少量玉米黃素，除了枸杞多醣對體內免疫防護具有保護作用，提高人體免疫能力外，枸杞中的玉米黃素，可以提供眼睛黃斑部的色素，保持視覺能力及預防眼睛乾澀。

5. 奇異果是一種富含纖維，同時也提供其他營養素如鉀、鈣、鐵、維生素C及維生素E的水果。奇異果常見的品種有二種，一種爲綠色奇異果，一種爲黃金圓頭奇異果。綠色的綠奇異果中有較高的奇異果酵素（Actinidin）及纖維可以幫助排便，因此對於常便祕的朋友們，可以選用綠奇異果來幫助排便，同時記得補充足夠水分及適當運動。而老年人、兒童及想要皮膚透亮的朋友，則可利用黃金圓頭奇異過來增加維生素C的攝取，同時也補充纖維及其他植物多酚，提升身體抗氧化能力及兼具美容食癒保養。

6. 膠原蛋白是人體重要的一個組織成分，也是支撐皮膚及關節重要的成分。膠原蛋白最常被比喻爲像身體的「鋼筋」，可以幫忙「支撐」起皮膚或關節，減少皮膚鬆弛及關節老化。可惜的是，人體的膠原蛋白會隨著年齡、環境（室內/室外）及壓力影響，以不同的速度一點一滴的流失。因此，適當的給予身體補充膠原蛋白，把隨著年齡及壓力等因素所流失的膠原蛋白，利用食癒保養概念補充回來。也因此，我常利用這些食癒食材與食癒成分的結合，來適時適量的給予身體食癒營養，讓我們的身體，能夠透過這些營養素來達到自我療養及修癒的效果。讓靑春與活力，保留住，讓歲月痕跡，不留下腳印。

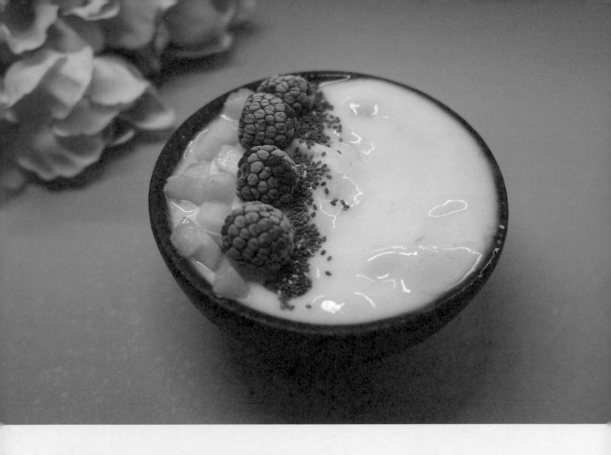

無添加、完美替身冰淇淋

　　在連坐著都滿身大汗的炎熱夏天，不管大人或是小孩，都會想要來支冰棒、冰淇淋或雪糕。但是這類的冰品不但高熱量，還充滿脂肪及糖。對於發育中的小孩及青少年，無非又是一個充斥著空熱量的夏日零食。對於成年人，更是充滿糖及飽和脂肪酸的促老食物。也因此，為了滿足夏日對冰品的口腹之慾，我常利用冰凍的莓果或水果來製作這一道充滿莓果多酚及高密度食癒營養的無添加手作冰淇淋。這是一道完全不添加色素、糖及奶油的天然手作冰淇淋的甜點。這一道無添加手作冰淇淋不但可以用來滿足小孩對冰淇淋的渴望與期待，還可以幫助孩童補充多元營養素，堪稱健康與美味兼具的100分健康零食。

紫繽紛冰淇淋

食癒材料

冷凍莓果（藍莓、覆盆子）	一杯
香蕉	1小塊
蜂蜜/寡醣	適量（依個人喜好添加）
益生菌	適量（依個人喜好添加）
無糖優酪乳	2-3湯匙
奇亞籽、水果或堅果	適量（依個人喜好添加）

黃奇蹟冰淇淋

1. 將上述冷凍莓果以芒果取代即可做出黃奇蹟果昔冰淇淋。
   器具：果汁機

步驟

1. 將紫繽紛或黃奇蹟中的冷凍水果放入果汁機中，加入寡醣或蜂蜜、無糖優酪乳，以果昔方式攪拌，或先按慢速再漸進到快速，打至霜狀即可，最後再加入益生菌快速攪拌幾秒即可。過程中若難以攪拌，可適量添加無糖優酪乳來調整，但切勿加太多液體，以免影響口感。

2. 你可自行創作，依個人喜好點綴奇亞籽或水果片等食癒食材，增加營養素攝取。

食癒成分說明

1. 這是一道我常用來取代外面高糖高熱量及滿滿脂肪冰淇淋的天然食癒甜點。當在炎炎夏日，小孩想吃冰淇淋時，我就會利用此道無添加任何色素、精緻糖、反式脂肪酸的天然莓果冰淇淋來滿足小孩想吃冰淇淋的慾望，同時又可以趁此機會補充莓果多酚及益生菌的食癒營養素。

2. 藍莓、覆盆子及芒果都是富含營養素及抗氧化物的水果。藍莓中的原花青素、多酚，覆盆子中的蝦紅素、葉黃素及芒果中的纖維、鉀及胡蘿蔔素對免疫防護及視力保健，都有很好的食癒幫助。對芒果過敏者，可把芒果換成其他水果。女性也可加入冷凍蔓越莓來幫助泌尿道系統的健康。

3. 食材中加入益生菌及寡醣（益生質）可以幫助腸道健康，改善腸道中的細菌生態，減少壞菌形成，並幫助增長好菌，提升免疫防護力。選擇可以互相加乘作用的益生菌（Probiotics）與益生質（Prebiotics），才可達到益菌生（Synbiotic）的食癒效果，有聯盟的益生菌才具長久保護力。（益生菌+益生質+益菌生=益生菌聯盟）

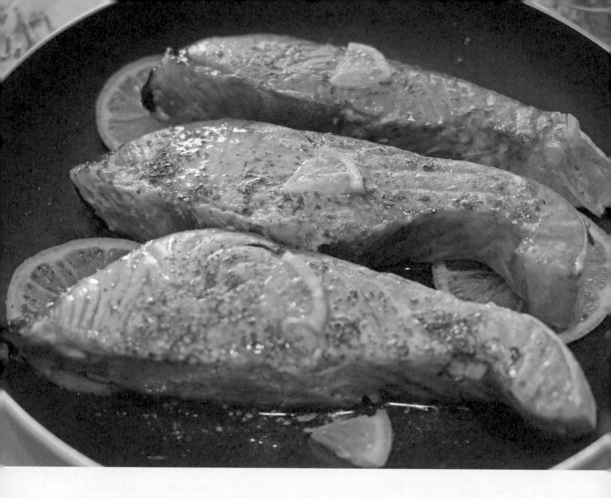

香檸烤魚

　　魚是食癒飲食中重要的一個營養來源。魚肉不但低脂肪，還富含好脂肪及蛋白質，是適合所有年齡的一個健康食癒食材。這道餐點是參考地中海飲食的模式，以輕食烹調的方式，不需要以高溫煎炸的烹調方式，就可以簡簡單單的獲得好油及蛋白質的營養素。要有健康清爽的身體，飲食中一定不可少掉好油。好油不但可以幫助減少體內慢性發炎的現象，還可以幫助心血管健康。一周當中，我們最好可以攝取到至少2次的魚類食物，尤其是深海魚類中富含的歐米加-3脂肪酸及歐米加-6脂肪酸喔。

材料

1. 鮭魚排　　　　　　　1片
2. 黃檸檬薄片　　　　　數片（依個人喜好選用）（也可使用檸檬
   或萊姆替代）
3. 鹽巴　　　　　　　　適量（依個人喜好調整）
4. 香料——乾燥羅勒　　適量（依個人喜好調整）（也可使用新鮮
   九層塔取代）

步驟

1. 烤箱先預熱100℃
2. 鮭魚排稍微沖洗一下，用餐紙巾輕拍魚排表面，除去水分。
3. 於鮭魚排表面撒上鹽巴及羅勒
4. 烤盤上鋪上錫箔紙並塗一層薄油，以防沾黏。
5. 鋪上幾片檸檬薄片，放上鮭魚排後，於鮭魚排上面也鋪幾片檸檬
   薄片。
6. 放入烤箱，調整溫度200℃，烤25分鐘。 溫度及時間依據魚排厚
   薄度調整。烹調魚類最重要的就是掌握完美熟度的魚肉，這樣才
   可以多汁又鮮美，不會因為過度烹調而導致太乾材的結果。
7. 食用前滴幾滴檸檬汁更顯原汁原味的鮮甜喔。
8. 有氣炸鍋的朋友，只要把魚片調味好，放入氣炸鍋設定175～
   190℃（依需求而定），兩面各氣炸約5~7分鐘即可喔。

食癒成分說明

1. 魚是一種可以用最簡單的烹調方式,但卻可以做出美味的食材。深海魚有豐富的不飽和脂肪酸、蛋白質及礦物質。然而,購買魚類須注意是否有重金屬污染,通常小型魚有較低的汞或重金屬風險,建議大家盡量變換不同魚類食用以降低重金屬的風險。

2. 魚類中含有不飽和脂肪酸,如歐米加-3脂肪酸(DHA、EPA)、歐米加-6脂肪酸及維生素D。對於提升心血管健康、腦部發展與抗憂鬱都有食癒上的輔助效果。有全世界最健康的飲食模式之稱的地中海飲食中,也鼓勵多食用魚來幫助心血管健康。

3. 對於想減重的朋友,魚類是一個良好的肉類選擇,除有良好蛋白質營養素外,還兼具低脂及富含好油的優點。

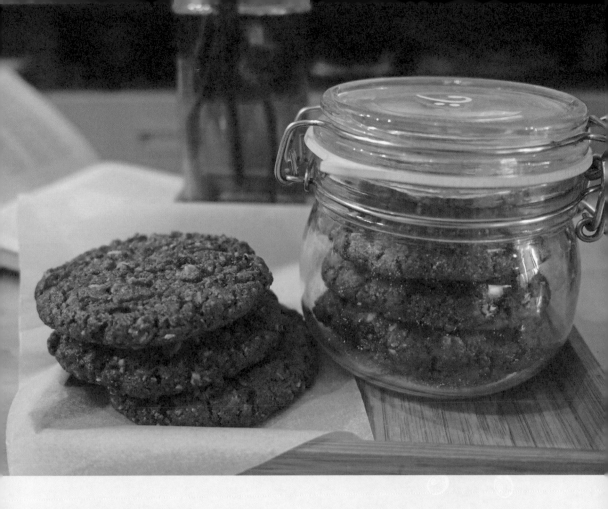

香蕉燕麥餅

　　相信很多人跟我一樣，喜歡在平日的生活中，不管是上班時的下午茶時間，或是假日家人共享電影的時間，總想要來點甜點或零食來滿足口腹之慾。在食癒飲食的模式中，我們鼓勵盡量健康的吃零食，也因此，這道香蕉燕麥餅就是為此而生。一般家中做餅乾，所需的材料不外乎加入奶油、麵粉及糖。而這道香蕉燕麥餅則不需要奶油、麵粉及糖，取而代之的是香蕉及燕麥片。不管是用來當早餐，或者是下午茶點心及零嘴，香蕉燕麥餅可說是非常健康的組合喔。

食癒材料

熟香蕉	1根
細燕麥片	1杯
無糖花生醬	1大匙
橄欖油	1匙
蜂蜜	1大匙
葡萄乾或巧克力	1/2大匙

步驟

1. 將香蕉泥用叉子壓成泥狀。
2. 將細燕麥片、花生醬、蜂蜜及葡萄乾加入香蕉泥中攪拌均勻呈柔軟團狀。若燕麥團太稀，可再加點細燕麥片進去調整泥團稠度。
3. 準備烤盤，鋪上烘焙紙或使用錫箔紙，並於錫箔紙上塗上一層薄薄的油來防止沾黏。將香蕉泥團用湯匙舀起倒入烤盤上，調整形狀呈圓形並輕輕按壓泥團。
4. 放入烤箱，上下火150°C，15分鐘。取出，待涼。
5. 沒吃完的要放入冰箱喔。

食癒成分說明

1. 香蕉富含鉀離子、纖維、維生素及酚類化合物等。越青的香蕉，它的GI值越低，表示吃後血糖緩慢上升，比較不容易引起高血糖反應。但隨著香蕉成熟度提高，GI值也會提高，所以說對於需要控制血糖者，中度熟度的香蕉會是一個不錯的水果選擇。在這道香蕉燕麥餅中，我們利用較熟的香蕉中的天然糖分及香味，來提升餅乾的甜感。

2. 材料中的葡萄乾除了幫助成品的甜感及口感之外，葡萄乾也有些微含量的鐵及鈣質。

3. 用燕麥片取代麵粉是食癒生活中所倡導的食癒模式。燕麥片有較麵粉高的纖維含量及Beta-葡聚醣營養素，同時較麵粉不易引起高的血糖反應。

4. 另外，也可使用杏仁粉或藜麥粉取代燕麥片喔。

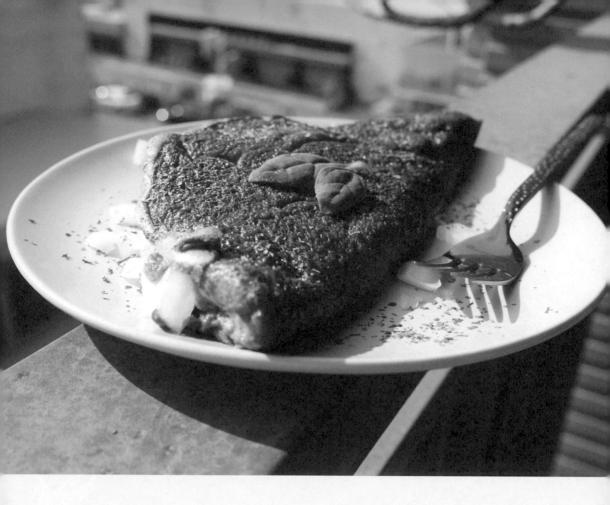

薑黃起司蛋

　　薑黃起司蛋是一道適合老年人、運動後或生酮飲食者的餐點。在這一道餐點中，你不但可以快速補充蛋白質及鈣質，同時，對於身體處於慢性發炎或運動後身體肌肉急需舒緩並減少身體急性發炎者，此道餐點中的薑黃素可以幫助減少發炎因子的形成，同時減緩疲勞，幫助恢復體力。另外，對於不想以澱粉當主食（生酮飲食）、想減重者或者是想要簡單輕食者來說，此道餐點不但容易烹調，並且很有富有蛋白質及飽足感，是輕食者不錯的食癒選擇。因此，薑黃起司蛋是一道非常適合運動者、減肥者及食慾不佳以及需補充營養者的餐點。

食療材料

雞蛋	2顆（依人數及雞蛋大小需求）
洋蔥	1/2顆（切丁）
番茄	1/2顆（切丁）
起司	1片
鹽巴、羅勒或胡椒粉	（依個人喜好添加）
薑黃萃取物	1/5茶匙

步驟

1. 洋蔥及番茄炒過後，調味備用。

2. 雞蛋打散打均勻後加入薑黃萃取物及鹽巴調味。若要有特別蓬鬆口感，可以先把蛋白打發後，加入打勻的蛋黃（薑黃萃取可先加入蛋黃中打均勻）。

3. 不沾鍋中淋上橄欖油，將上述2中的蛋液到入鍋中，小火煎至半熟並在煎蛋中央倒入1中炒熟的洋蔥及番茄並攏上起司片。從蛋片中央對折後，起鍋。

食癒成分說明

1. 薑黃起司蛋是一個非常適合用來當早餐或是輕食式晚餐的一道餐點。在這一道餐點中，我們利用了雞蛋中的蛋白質、起司中的鈣質及洋蔥與番茄中的植物纖維與植化素來強化食癒生活中的營養素攝取。

2. 洋蔥可以提供硫化物、槲皮素、類黃酮及多酚化合物，有助身體對抗病菌及抗發炎效果。我個人非常喜愛洋蔥，覺得洋蔥確實是個百搭的食材，不管是西式或是中式餐點都適合。另外，不同顏色的洋蔥，營養素略有不同，大家可以在不同菜色中盡量變換不同顏色的蔬菜，才可以獲得多元營養素。

3. 「番茄紅了，醫生臉就綠了」。番茄中的纖維、維生素及茄紅素可以提供多種食癒功能的營養素。茄紅素有助抗化、提升攝護腺健康及免疫防護力，是一個極具潛力的抗氧化營養素。

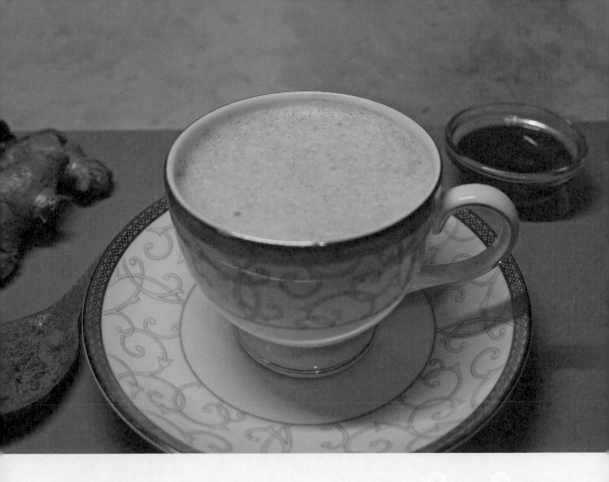

暖心黃金奶

　　我是一個非常會手腳冰冷且常常疲倦的人。所以在寒流發威的冬天時，我總是手腳像冰棒一樣冰，即使穿了厚外套厚襪子，也是溫暖在皮膚但骨子裡還是感覺冷。因此，每當我手腳冰冷或覺得疲憊時，我一定會來杯黃金奶。黃金奶材料非常簡單，只需高濃度薑黃萃取物及牛奶、杏仁奶或豆漿即可。你可選擇任何你喜愛的奶製品或者是沖泡奶粉也可以。作法只需將一杯牛奶溫熱後加入一小匙高濃度薑黃萃取物後攪拌即可喔，有時也可以加入微量的蜂蜜，增加口感。常喝這個黃金奶，不但可以幫助身體滅火（減少發炎機會），還可以讓蠟黃的疲倦臉變得容光煥發。

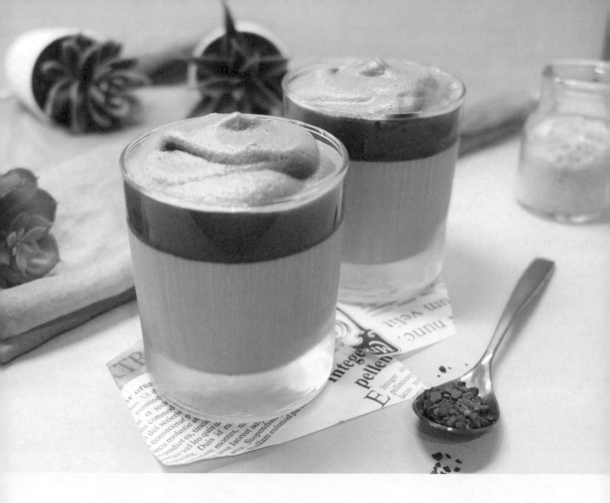

低卡無糖300次咖啡

　　300次咖啡是曾經在韓國流行一陣子，深受許多網路網紅及部落客喜愛。我自己也嘗試打過300次咖啡，還真的滿好喝的。喝咖啡儼然已成為現在許多人的生活常態。尤其上班族，早上一杯醒腦的咖啡，似乎也成為常態。我自己喝咖啡不是為品味咖啡而喝，而是為喝而喝。喝咖啡似乎已成為一個幫助我進入工作並專注於工作的一個程序。我喝的咖啡，往往是加了牛奶的拿鐵。有時也為了更好喝或想喝點甜的，不免的想要加糖。但是，想吃糖的心有時還是戰勝不了我愛健康飲食的靈魂，在這之中為了找到平衡的減糖方式，於是我利用一些比

糖還健康些，但卻不會造成身體太多「糖化」負擔的糖之替代品。我們知道，太多的糖不但造成血糖升高，影響專注力，也影響健康。過多的糖加速身體「糖化」，而「糖化」等於就是老化。試想，糖化就像是把水果片泡在糖漿中，水果因為高濃度的糖而變萎縮。而身體的糖化就好像把組織器官泡在糖漿中，被許多糖分子所浸潤，而漸漸萎縮，加速皺紋、皮膚、組織乃至器官的老化。因此，我常以接近天然的甜味成分來取代砂糖的使用。在日本已經有經過日本厚生省認可的零熱量取代砂糖的替代糖，我們稱之為赤藻糖醇。無糖版的300次咖啡，便是利用赤藻糖醇製作。

食癒材料（一人分）

咖啡粉	2茶匙（依自己喜好酌量）
赤藻糖醇	2 茶匙
熱水	2茶匙
牛奶/杏仁奶	半杯

步驟

1. 咖啡粉、赤藻糖醇及熱水以1：1：1方式加在一起。
2. 利用打蛋機打至呈咖啡奶泡狀。
3. 加入牛奶或植物奶一起食用。

備註

家中若有奶泡機，可以利用奶泡機作出相同層次的咖啡。方法也很簡單，只要在奶泡機中加入牛奶打呈奶泡狀，過程中小心加入咖啡粉及赤藻糖醇即可。

食癒成分說明

1. 許多人常問我使用代糖好不好？安不安全，因為代糖儼然已被許多媒體或炒作者所汙名化了。我認為，任何食物或食品，即使再健康，都得適量攝取。一般的代糖，因為是屬於糖醇，經人體攝取後，人體因為無法消化這些代糖而被運送到大腸。而大腸中的細菌會利用這些糖醇發酵而產生氣體。因此，如果大量使用代糖，可能會有脹氣或腸胃不適的狀況。而赤藻糖醇（Erythritol）雖屬糖醇的一種，但赤藻糖醇被人體攝取後，主要經由小腸快速吸收後，經血液運送到腎臟經尿液或糞便排出，不會在體內停留太久。

2. 赤藻糖醇本就是存在許多水果中的一種成分，例如葡萄、梨子及菇類中的甜味成分便是部分來自赤藻糖醇，同時赤藻糖醇也常見於許多發酵食品當中，像醬油及酒類當中也含有低濃度的赤藻糖醇。赤藻糖醇因為可以呈現甜味，它的甜度約為蔗糖甜度的60~80%，且熱量僅有0.2大卡/每公克，因此可以做為取代蔗糖的低卡甜味成分。在歐洲、美國、日本及台灣允許把赤藻糖醇標示為零熱量使用。赤藻糖醇還有一個功用，那就是它可以幫助抑制轉糖鏈球菌的生長。轉糖鏈球菌是一種容易引起蛀牙的菌，沾附於牙齒中容易引起蛀牙及牙菌斑。因此，綜觀上述，我覺得對於想用糖來增加飲品的口感或因為疾病而無法使用糖，但卻要增加食慾以補充熱量者，赤藻糖醇是一個相對安全的糖醇，可以用來取代蔗糖或砂糖的使用。因為赤藻糖醇被人體被吸收後並不會在體內蓄積，而是經由尿液快速排出體外。國外的研究指出，成人1天只要不超過50公克的赤藻糖醇，一般而言是安全可行的。

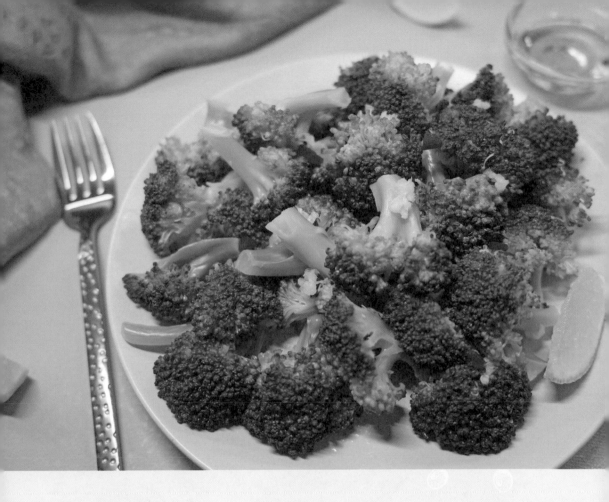

懶人超級菜

　　這道三分鐘超級餐是結合被營養專家票選為超級食物的橄欖油及花椰菜的一道懶人料理。是我下班疲倦或耍賴不想煮飯時的救星。此道菜，正如其名，只要三分鐘即可完成，簡直簡單到「這還要你來教我？」的地步。

材料

綠花椰菜	一朵（也可利用白、紫及綠花椰菜做成三色菜）
特級初榨橄欖油	1茶匙
海鹽	少許
白胡椒粉/蒜末	依需求添加

步驟

1. 花椰菜洗淨後放滾水中烹煮。水煮時間可依自己喜好增減，喜歡易嚼軟爛口感者，可稍微水煮久一點。否則建議水煮時間不要太長。

2. 起鍋，水瀝乾後，淋上橄欖油及調味料即可。

食癒成分說明

1. 花椰菜，十字花科中的高抗氧化的代表，有豐富的纖維、維生素K、葉酸及鎂等營養素，長年被歐美國家認定爲超級食物的食癒高手。花椰菜也是許多媽媽的救星，對付不愛吃菜的小朋友，煮個軟軟的花椰菜或是來個起司焗烤花椰菜，保證挑嘴小小人滿意。

2. 橄欖油是地中海飲食中重要的一環，也是地中海飲食精髓之一。橄欖油有豐富的單不飽和脂肪酸，尤其以油酸爲主，對心血管疾病及降低壞膽固醇，如低密度膽固醇（LDL-Cholesterol）具有很好的保護效應。

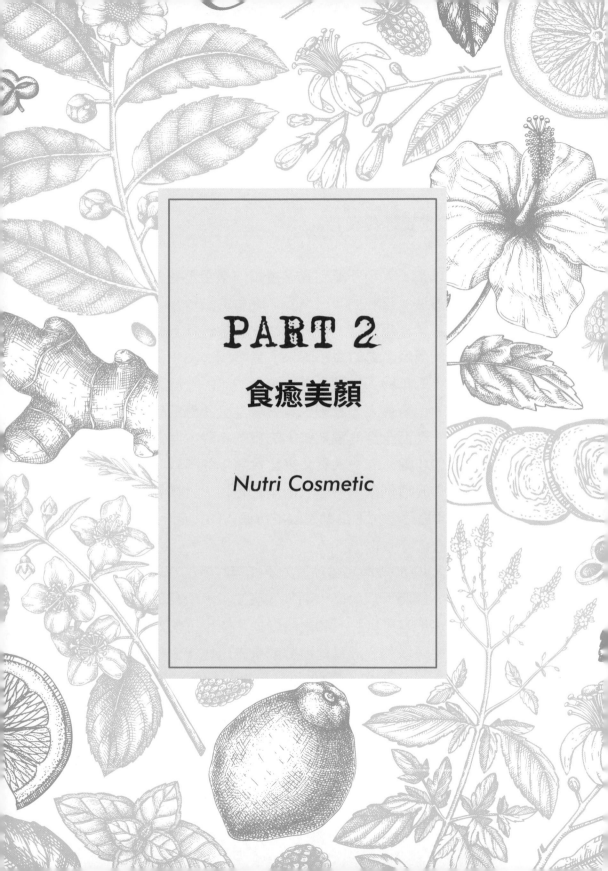

PART 2
食癒美顏

Nutri Cosmetic

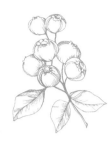

第一章
食癒外在美

第一節　飲食營養延緩衰老

　　自有歷史以來，人類不斷到處尋找如何常保青春的外表及活的更久、更長壽的方法。當我們年紀漸長，眼角的皺紋及法令紋越來越深的時候，我們不禁都想知道，要怎麼樣才能永保青春的容顏，要怎麼樣才能讓臉上的歲月痕跡給緩和下來。當我們一出生的時候，我們就開始有了歲數上的年齡，也就是身分證上的年齡，隨著我們出生年數一年一年增加。但事實上，我們也有實際身體狀態的年齡，我們的器官、我們關節，乃至全身器官系統上的實際年齡。除此之外，我們更有外表看起來的年齡。有些人看起來比實際年齡年輕，身體也比實際年齡健康，顯得靈活俐落，有些人則年紀輕輕，外表看起來卻老態龍鍾，肢體動作不靈活等，而這都是因爲每個人的「老化」（Aging）程度不同。

　　在我們邁入40-50歲時，雖然體力不如年輕時的有朝氣活力，胃口也不如20歲時，隨時可以大吃大喝，怎麼油，怎麼甜的食物，吃再多胃都撐得住，也不容易發胖。40歲時腦力可能也不如20歲時的活耀，更不用提每晚還可以熬夜通宵的追劇或是去追尋年少輕狂的衝動與浪漫時光。雖然如此，在40-50歲的壯年時期，我們依然可以吃、可以動，身體的肌肉依然健在。偶而的吃到飽，腸胃還是可以耐受的了，爬山、跑步、熬夜，依然還是可行的，只是少了20歲時快速的恢復力及耐受力。然而，你會發現，當身邊的爺爺或奶奶突然進入70-80歲之

後，爺爺奶奶肚子越變越大，但四肢卻越顯得消瘦，身上的皮膚明顯萎縮，肌肉變少了，味覺也改變了，對吃不再有莫大興趣，此時「退化」已然成爲身體的模式，而使得許多疾病纏身，例如高血壓、糖尿病、關節炎、行動遲緩或者是記憶力退化等。當人的身體開始老化時，身體的肌肉組織逐漸變少，器官功能開始衰退，頭髮髮量逐漸稀疏，皮膚水分也變少、失去彈性並逐漸萎縮，關節耐受降低，思考力及反應力也逐漸降低，唯有身上的脂肪組織卻隨著年紀逐漸增加。因爲老化，身體所有再生的功能變差、新陳代謝變差，甚至對食物消化吸收能力也變差。所有年輕時擁有的優勢都漸漸轉變成衰退，這時，我們不禁要回想，到底，我們在我們的20歲時的青春年華時，做了什麼事，才讓我們老年的身體起了如此快速且巨大的變化。我們不禁想問，到底，我們該做些什麼來減緩老化的速度與變化？

　　每個人老化的速度不同，影響老化的因素主要有個人的生活習慣、飲食營養、環境（包含基因）。一個人的生活習慣及飲食習慣會大大影響老化及衰退的速度，例如抽菸、活動狀況（長期不動或是習慣運動）、睡眠、飲食與營養，而這些因素又關係著身體疾病的發生，進而也影響老化的速度。早在1750年代，喬治切納（Geroge Cheyne）等醫師就曾經提出一個完整的「健康與長壽的理論」，而這論點與現代延緩老化的論點雷同，也就是：「**控制飲食、簡單多元的食物加上適度的運動，就是長壽的關鍵了**」。過去大家總是認爲，能不能長壽，跟本身基因及遺傳有關，也就是說只要有長壽的基因，不管移民到哪個國家依然都仍保有長壽的遺傳基因。但是，到底，這樣的論點是正確的嗎？目前全世界最長壽的國家依然是日本。日本人的平均年齡約爲84~87歲。但是，許多統計學上的研究發現，移民到夏威夷的日本人平均壽命都下降了。這顯示，移民到夏威夷的日本人體內基因沒變，不同的是環境及飲食上有了比較大的變化了。飲食對於壽

命長短一直是扮演著重要角色。數百年來,科學家不斷在找出幫助人類延長壽命及延緩衰老的飲食方式,而這答案竟然就是適度的節制飲食,也就是不攝取過多熱量是幫助人體達到長壽的關鍵之一。同時,隨著年齡增長,身體所需的營養素因為器官、消化及代謝能力漸漸變差的情況下,不減反增。也因此,當年齡越長時,飲食中的營養素密度其實是要越來越高才行。

第二節　體內早衰加速器——糖化終產物

　　人體因為飲食及環境中的危害分子,造成體內會製造許多誘發身體老化的加速器,最為大家所常見的體內老化加速器便是——「糖化終產物」(Advanced Glycation End Products;簡稱AGEs)。每個人體內都會製造AGEs糖化終產物。但是每個人因為飲食、壓力及生活習慣而影響製造「糖化終產物 AGEs」的速度不同,產量也不同。甚至身體能代謝及處理掉這些老化加速器的能力與速度也大不不同。如果產生過多「糖化終產物」,這些糖化終產物就會像裝滿水位的浴缸一樣,達到滿水位而溢出,並開始蔓延於整個浴室。當人體內的糖化終產物高於身體可以處理及負荷的量,便會使人提早衰老,也就是「早衰」的現象。舉例來說,體內生成過多的糖化終產物AGEs,會使得皮膚皺紋提早出現、關節退化並出現疼痛感,或是更嚴重的出現視力上的問題、血糖異常、記憶力變差、阿茲海默症、腎臟及心血管問題等。如果想要減少「糖化終產物AGEs」的產生,首先我們必需先了解,什麼是「糖化終產物」。人體中的糖化終產物主要是經由兩種途徑,分別是外來的與體內生成而來的。第一個途徑是外來的糖化終產物。外來來源的主要是因為飲食中吃了含有糖化終產物的食物,例

如糖分高的食物經過高溫或長時間的烹調方式而產生的。第二種經由內生途徑的糖化終產物則爲人體內自行產生並製造而來。身體內所製造的糖化終產物主要是因爲高糖、高油飲食或攝取太多食物（熱量攝取太多），尤其是精緻食物、高升糖指數食物（引起高血糖波動的食物）及多吃少動的飲食生活習慣。這樣的飲食習慣往往造成身體長期處於高血糖狀態，而這些血液中過多的「糖」就會和蛋白質在人體內自動結合在一起而產生糖化終產物。長期下來，這樣的模式不斷重複進行，血液中的糖不斷的與蛋白質結合而不斷製造糖化終產物。當體內的糖化終產物超過身體可以負荷及代謝量時，糖化終產物就會開始搗蛋，損害身體的組織及器官而加速身體的老化。

　　造成身體產生過多的糖化終產物的原因有許多，其中主要關鍵原因跟飲食習慣及生活習慣息息相關。如果要減少體內的老化加速器——糖化終產物的產生，首要策略就是減少我們日常飲食中糖化終產物的攝取。但是，要如何減少飲食中糖化終產物的攝取呢？事實上，只要把握下面幾個原則，就可減少體內糖化終產物的生成。

1. 越是加工、高溫加熱及含糖量高的食物，越是會促進體內製造更多的糖化終產物AGEs，尤其是需經過焦糖化的食物及烹調方式，例如經過糖醃漬或是高溫油炸及烤過的食物。

2. 爲避免糖化終產物在體內過度形成，必需減少高溫的烹調方式，同時減少高溫油炸及甜食的攝取，像是烘焙麵包、甜點、油炸類、糖醋及燉煮時間長的烹調方式及食物。因爲這類食物經過高溫烹調後，都會產生糖化終產物。

3. 低溫並延長烹調時間的方式可以減少糖化終產物的發生。

4. 新鮮蔬菜水果較不會產生糖化終產物，因此飲食中應均衡攝取不同新鮮蔬果。

5. 多選用低GI（升糖指數）食物，減少飯後高血糖現象可幫助減少

糖化終產物的形成。

6. 運動可以幫助血糖的平穩，減少體內過高血糖可減少糖化終產物生成。

7. 戒菸及減少含糖飲料的攝取，可以降低體內糖化終產物的形成。

第三節　皮膚反應一個人的靈性
Skin is the mirror of the soul

　　要看出一個人是否有衰老的跡象，便是觀察他的皮膚狀態了。皮膚，是人體最大面積，是我們身體接觸外界的第一個器官，也是人體免疫系統中一個重要的器官。皮膚擔任著對人體內部與外部之間的免疫防護工作，它不但要保護裡面的人民（內部組織器官），同時也要抵擋外敵（空氣粉塵等）的入侵，也因此，皮膚可說是人體的萬里成城，保護著我們身體內部與抵抗外界的侵擾（不管是空污或者是外界任何傷害）。不要小看我們皮膚喔，它可是每天都在進行著不同的的生理及代謝作用，例如，皮膚會調節體溫、調節水分及協助排除含氮廢物。另外，我們的皮膚與許多其他身體重要組織的一起參與人體各種機能，例如血管、肌肉及神經，並藉由這些血管及神經，開啟身體豐富的網路脈絡來幫助調節體溫、傷口的癒合、傳送營養素及引起免疫反應以保護身體免於外界的紛紛擾擾。皮膚反應一個人的氣色及生活狀態。氣色佳的人即使年紀大了，看起來也容光煥發，朝氣十足。也因此一個人的皮膚狀態，反應了一個人的靈性（Skin is the mirror of the soul）。所謂「美麗是由內而外的」（Beauty comes from the inside），而這由內而生的內在，指的不只是修行，而是一個人身體的內在生理狀態之良窳會直接反應到外在氣色上。我們的內在狀態受

飲食營養所影響，也就是說，皮膚是需要適當的營養素來維持它的完整性及新陳代謝的。我們身體所獲得的營養，會透過血管系統，輸送給我們的皮膚，以便讓皮膚也能獲得營養素而能自我調整及修癒。皮膚的老化，跟我們的年齡一樣，分內在與外在。內在的皮膚老化，依據我們的生理時間，逐年老化，就像我們體內的所有器官一樣，有著生理時鐘，從出生到死亡，逐年成長而後逐年老化。而外在的皮膚老化，也就是我們的外表上「看起來的」狀態，則是受許多因素影響，例如日曬及紫外線（UV）輻射、營養狀況、睡眠、抽菸、環境汙染物等。自二十世紀以來，飲食營養以食癒的角色幫助我們矯正並預防疾病，同時促進健康，但到了二十一世紀的現代，我們對飲食營養的需求已經從促進健康提升為保持青春及長壽。也就是說，現在人對營養保健的需求，不再只是用來預防疾病，而是想要從食癒保健的角度去保留青春容顏及亮麗的人生，並藉由食癒生活來達到青春美麗及延緩老化的期望。有鑑於此，我們在這一章節，特別把近年來有關如何利用食癒方式來保持及促進皮膚健康與美麗，延緩身體衰老的研究成果及營養素特別做說明。

除了生活習慣之外，食癒營養是調節皮膚狀態及保持皮膚健康的一項重要管道。早在1970年代科學家就證實，小孩因長期飲食營養不良或者斷奶後，長期以澱粉類為主要食物並缺乏蛋白質營養素，而出現嚴重蛋白質營養不足的現象，我們稱之為「瓜西奧科兒症」（Kwashiorkor）。這種症狀的主要特徵之一是兒童的皮膚出現了皮膚炎（皮膚乾燥）及皮膚顏色改變的現象，同時伴隨頭髮稀疏等現象。營養科學研究也顯示，營養不良確實會對皮膚健康造成莫大的影響，例如皮膚乾燥粗糙、缺乏光澤、指甲產生紋路及容易掉髮等現象。食物中的營養素本就是未開發藥物之前的食癒治病方式。舉例來說，大家對維生素C一定都不陌生，人體缺乏維生素C會造成壞血症。壞血症

的最大症狀就是皮膚出現瘀斑狀的斑點、容易瘀血、牙齦容易出血及傷口癒合變的很緩慢。而其他營養素缺乏也會造成許多皮膚狀況，例如菸鹼酸缺乏會造成類似皮膚曬傷的現象而出現皮膚發炎、發紅及發癢的現象；維生素B_{12}缺乏時也會使得臉色蒼白，皮膚蠟黃的現象。其他尚有許多食癒營養素會影響到皮膚狀態與健康狀況。

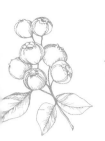

第二章
食癒駐顏有術

　　如前面我們所提到「人如其食」（You are what you eat）。你每天所吃的食物及你長久下來所養成的飲食習慣，大大影響你的外表及體態。多數的人都有自己長期養成的飲食喜好與習慣。大多數人的飲食習慣可能是受到父母/家庭、同儕或夫妻之間互相影響。你有沒有嘗試過每周把家中冰箱裝了什麼食物給拍下來，並對照看看。我曾經做過一個有趣的觀察，那就是觀察不同年齡層家中冰箱內的狀況。我發現老年人的冰箱中，往往冷凍庫塞滿了許許多多的肉類及魚類食物，冷藏室中則多是開過的罐頭醬瓜、少數青菜（大多為綠葉蔬菜及白色蔬菜），吃剩一半的水果。也曾看過離家在外租屋的上班族及學生，冰箱中多為冷凍水餃、飲料，但鮮少蔬菜、水果及肉類。由這兩個例子，可以明顯看出這些人的飲食習慣及每天所吃進的食物大大不同。我們簡單推測，上述老年人冰箱中雖有許多肉類，但可能存放已久，較不新鮮。而蔬菜中則缺乏紅黃色蔬菜。罐頭食品通常含鈉量較高，可以推測這老年人的口味偏重，且長期攝取罐頭著實也吃進不少「鈉」。 而另一組租屋的上班族及學生則缺乏新鮮蔬果及蛋白質類食物（豆、蛋、魚肉等食物）。冷凍食品帶來的便利卻也大大減少現代人對營養素的攝取。從這兩例案子都不難發現，一個人的飲食習慣影響了他對購買食物種類的選擇，也因此，家中所囤放的食物也都受個人的飲食習慣而影響。而我們**經年累月所養成的飲食行為、觀念及習慣正無聲無息的影響我們的外表、思想及健康**。我們從食物中所獲取的營養素以不同且多種的方式影響我們人的老化過程。而這些影響是

越老越明顯。當年紀越來越大時，你會發現，過去你每天所吃的食物對身體造成的影響，在年紀越大後而越加明顯，並且留下獎勵或逞罰的痕跡。試想，那些公司大老闆或好萊屋明星都是如何注重「吃」這件事的。接下來幾章，我們就來看看哪些營養素對皮膚是具有食癒養顏美容的效果的。

第一節　食癒美顏，Q彈必備不凹陷的膠原蛋白（Collagen）

小嬰兒的皮膚自出生一直到幼兒期，Q彈光滑細緻，沒有任何斑點及皺紋。而到了20幾歲時，人們的皮膚開始變結實，雖沒有像小嬰兒般光滑細緻，但也容光煥發。但隨著時間的流逝，一進入4字頭的年齡，結實的皮膚開始崩塌，光滑的皮膚也出現細紋，臉色不再容光煥發，取而代之的是失去光澤的蠟黃膚色。隨著時間，人的皮膚因為受到環境（空氣、風等）、荷爾蒙、歲月及光老化（陽光UV照射）因素，而造成皮膚功能退化並失去彈性及光澤。當身體許多代謝及生理活動變慢時，用來建構及撐起皮膚結構與彈性的膠原蛋白（Collagen）及彈性蛋白（Elastin）的含量及品質就會漸漸下降。這時，典型的衰老現象——皮膚失去彈性及光澤就會出現。主要原因就是因為讓皮膚保持彈性的**結締組織漸漸流失而導致皮膚失去彈性及光澤**。同時，隨著這結締組織流失日劇加深，皺紋也開始出現並且越來越深。所謂結締組織指的是身體中用來連接、固定或是支撐身體組織結構的部位，例如骨頭、皮膚真皮層、軟骨、肌腱及韌帶等，都是屬於在幫助身體做起串聯、固定及支撐的組織。

皮膚所需的食癒營養素是保持皮膚功能（**不讓結締組織流失**）及健康容顏（**避免失去彈性及光澤**）重要的基礎建設。近幾十年來，

9000多個營養保健研究試圖找出那些食癒成分及營養素對調節皮膚、避免皮膚早衰及維護皮膚健康是有幫助及食癒護膚效果的。而現今，我們已經有了研究的答案，那就是膠原蛋白。從資料看來，美國人2016年在膠原蛋白護膚產品，不管是口服的還是外用的，就已經達到37多億元的購買量，並且預估到了2026年將會達到66億元的消費，顯示對膠原蛋白的需求，是有增無減。即便如此，許多人對膠原蛋白是否具有美容效用仍感存疑。到底膠原蛋白真的是可以算是食癒營養的營養成分嗎？真的有用嗎？真的可以幫助皮膚維持彈性嗎？如要回答這些問題，我們就得從我們的皮膚，乃至細胞外基質的成分開始說起。剛前面我們提到體內結締組織的崩塌及流失會造成皮膚漸漸失去彈性及光澤。我們人體內結締組織就像是蓋房子時需要水泥來填充房屋的架構並補滿空隙空間以維持房子的構型。而決定結締組織特性的就是人體複雜的非細胞型的網絡，我們稱之為細胞外基質（Extracelluar matrix；ECM）。ECM 細胞外基質就像是人體一個複雜的網絡線路，可以連接各個細胞點並存放一些生長因子（growth factor）在裡面。別小看它喔，它可是隨時保持高度動態性的喔，它會隨著體內狀況調整、遷移、擴散或是不斷長出分身來應對身體骨骼及皮膚的動態狀況。我們殷殷期盼的Q彈皮膚及透亮光澤的膚質，都跟這個細胞外基質有關喔。而構成細胞外基質的主要成分便是膠原蛋白（Collagen）、彈性蛋白（Elastin）、蛋白聚醣（Proteoglycans）及醣蛋白（Glycoproteins）。現在我們就先來談談最為大家所關心的膠原蛋白。

膠原蛋白種類及效用

膠原蛋白是人體中最豐富的蛋白質，大約佔了約90%的骨間質蛋白質，也是細胞外基質中最多的蛋白質。因此膠原蛋白就像一個網絡

一樣，停留在細胞外基質中撐起細胞的結構與支撐著細胞。不過，膠原蛋白是一個龐大的家族，這家族中分成好幾個脈絡派系。目前這龐大的家族中，約有30多種派系已經被認定出來，其中以大房、二房、三房、四房及五房最為顯耀，也是身體常見的膠原蛋白種類，我們就來看看這五房膠原蛋白家族吧。

第一型膠原蛋白：皮膚、肌腱、血管、各器官及骨頭（主要是有機部分的骨頭中）中的膠原蛋白主要是第一型的膠原蛋白。人體內的膠原蛋白多為第一型的膠原蛋白。

第二型膠原蛋白：身體的軟骨。第二型的膠原蛋白是軟骨中主要的膠質成分。

第三型膠原蛋白：身體內網狀纖維的部分，例如肌腱與血管等。通常第三型的膠原蛋白會與第一型的膠原蛋白並存在一起。

第四型膠原蛋白：結締組織中基底層的部分

第五型膠原蛋白：頭髮、胎盤及細胞表面中的膠原蛋白主要為第五型的膠原蛋白型態。

事實上，這些體內的膠原蛋白並不會單一存在，往往是以多種型態並存出現。人體內的膠原蛋白會隨著年齡、賀爾蒙、壓力及生活習慣等而產生變化，例如，皮膚中的膠原蛋白因為年齡老化的關係，重新生成膠原蛋白的能力也會因老化而降低。也因此，如果皮膚中的膠原蛋白流失的速度比體內生成得快的話，皮膚就會漸漸失去彈性。

也因此，不管是保健食品市場，還是美容保養市場，越來越多人都在推廣使用膠原蛋白。人體補充膠原蛋白主要透過內服（吃的）及外用（塗抹或皮下注射）的方式。前面我們提到，皮膚中的膠原蛋白主要存在真皮層。試想，我們把一顆很大的球，硬要推進只有像濾網

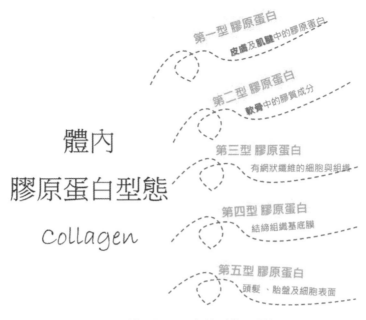

第一型 膠原蛋白
皮膚及**肌腱**中的膠原蛋白

第二型 膠原蛋白
軟骨中的膠質成分

第三型 膠原蛋白
有網狀纖維的細胞與組織

第四型 膠原蛋白
結締組織基底膜

體內
膠原蛋白型態
Collagen

第五型 膠原蛋白
頭髮、胎盤及細胞表面

體內膠原蛋白的型態及種類

般大小孔洞的皮膚真皮層下，這顆球會成功順利通過嗎？我想答案是否定的。用擦的膠原蛋白就像這顆球，要硬把它推進皮膚真皮層下是不可行的。膠原蛋白是一個分子頗大的結構，要透過塗抹的方式讓膠原蛋白滲入皮膚真皮層下，讓膠原蛋白可以被皮膚吸收並發揮膠原蛋白的效用，著實有點難度。但是，塗抹的膠原蛋白可以在皮膚表層形成一薄膜，倒是可以幫助保濕。也許是這樣的保濕作用，讓膠原蛋白保養品看起來暫時有用。不過，當洗臉洗去薄膜後，又會恢復原來的樣子。然而，若是以小針美容的注射方式，直接打到失去彈性有皺紋區的皮下，確實是可以立刻看到效果，同時皺紋及皮膚彈性都可以獲得改善。有優點，當然也有缺點，利用小針美容的方式是必需每隔數月再補打，因為膠原蛋白還是會被分解流失的。好，既然用塗抹的無法達到真皮層，用皮下小針美容的方式需要不斷重複補充，那用吃的呢。吃進膠原蛋白到底能不能發揮作用呢？在回答這個問題之前，我

想我們先來了解一下，到底市面上膠原蛋白保健補充品是怎麼來的，我們才有辦法來了解它的功用與效能。首先，我們先從膠原蛋白的談起。

所謂膠原蛋白其實是一個三股螺旋的結構，主要由三種胺基酸組成，分別是甘胺酸（Glycine）、脯胺酸（Proline）、羥脯胺酸（hydroxyproline）所組成。而羥離胺酸中含有的離胺酸是人體必需要有的營養素，因為身體無法製造它，所以必需靠飲食中獲取。缺乏離胺酸可是會造成掉髮的喔。而口服保健食品用的膠原蛋白多為利用豬皮、牛骨或魚鱗經過水解而得到。之所以會利用這三種食物，主要是因為這類材料有較高的膠原蛋白成分，因此，若經過生物科技，可以萃取出較高濃度及單純成分的膠原蛋白來。口服攝取的膠原蛋白經過腸胃吸收消化後，提供了身體合成膠原蛋白的重要材料——甘胺酸、脯胺酸、羥脯胺酸，同時也提供羥離胺酸，並在維生素C的協助下，幫助體內合成膠原蛋白。因此，吃進膠原蛋白並非等於可以把膠原蛋白直接用於身體需要填補膠原蛋白的部位，而是提供體內製造合成膠原蛋白的材料。一般，要合成膠原蛋白所需的材料——脯胺酸及羥脯胺酸並不常見，而且要吃到相當足夠的量也不容易。也因此，生物科技利用萃取技術將這類含有膠原蛋白的成分提取出來，並除去不需要的成分，如脂肪…等，提供人體把流失的膠原蛋白透過食癒方式讓身體自行修補回來的口服保健方式。

既然這樣，口服膠原蛋白真的可以幫助皮膚減少皺紋及彈性嗎？我想我們以這幾年的研究案例結果來說明會比較客觀些。一項集合來自日本及韓國等國家6000多篇的研究報告指出，他們針對口服補充膠原蛋白對皮膚護膚的效果做比較，實驗中比較有補充膠原蛋白的組別跟無補充膠原蛋白組別者的皮膚狀況，這些研究中發現使用來自魚鱗或豬皮的低分子量水解膠原蛋白（小分子膠原蛋白），使用量約落在

2.5~5公克左右，共食用約8~12周的研究結果看來，補充膠原蛋白組別臉部皮膚的皺紋、彈性度、粗糙度、保水度及指甲水分、指甲中神經鞘氨醇及神經醯胺（又稱分子釘或賽洛美）含量有顯著提升。其中，研究更指出，年齡大於50歲的口服效果會較年輕族群（30歲以下）的效果更佳。韓國的一項研究中更顯示膠原蛋白與維生素C一併口服使用的效果更具顯著性。雖然，口服膠原蛋白到底是如何幫助護膚及改善膚況的，目前還不是很清楚了解其中的機轉，但是，許多研究者認為，口服進入人體的膠原蛋白雖然經過消化成片段胜肽及胺基酸，但這些胜肽及胺基酸可以幫助細胞外基質的合成，同時幫助透明質酸（玻尿酸）的合成，因此有助於皮膚的改善。另外，膠原蛋白的片段可以誘導調節T細胞（免疫反應）並藉此改善皮膚的狀態。下面我們舉出近期的研究案例來說明膠原蛋白的功用。

膠原蛋白研究案例

研究案例一

此為2015年的研究，由日本及法國所做的膠原蛋白人體試驗。日本的研究在日本東京SOUKEN實驗室進行，實驗共找了33位年齡40-59歲的日本女性。他們給予這些女性一組每日食用10公克膠原蛋白胜肽，另一組則食用同樣10公克的安慰劑（不含膠原蛋白但外觀雷同的替代物），共進行56天。於法國的實驗則於法國波爾多的COSderma皮膚實驗室所進行，研究中共找了106位，年齡落在40~65歲的女性，並把實驗再分為兩組，一組給予10公克的膠原蛋白胜肽，另一組則給予同樣劑量的安慰劑，並連續使用84天。不管是在日本或是法國的實驗中皆發現，這些食用膠原蛋白胜肽的女性補充膠原蛋白4周後，皮膚膠原蛋白的密度有明顯提升，到了第8周後，皮膚保水度也明顯提升。實驗證實，補充膠原蛋白可以減少真皮層膠原蛋白的密度、減少真皮

層中膠原蛋白的斷裂及增加皮膚保水度。

研究案例二

英國於2017年的研究找了120位女性。實驗分兩組，一組每天食用5公克膠原蛋白，另一組則食用安慰劑（澱粉），共食用90天。結果發現食用膠原蛋白顯著地提高了皮膚的彈性度。

研究案例三

德國2015年的研究。研究中找來105位有中度橘皮組織的女性，一組給予2.5公克的膠原蛋白，另一組則同樣劑量的安慰劑（澱粉）。這些人食用180天後發現，食用膠原蛋白可以明顯的改善正常體重女性大腿橘皮組織及皮膚的狀況。但對於體重過重的女性，大腿橘皮狀況只有輕微改善，沒有像正常體重女性一樣，可以顯著地改善橘皮組織的紋路狀況。

人體的皮膚因爲受到空氣中的汙染物、賀爾蒙變化、陽光照射傷害及生活習慣（飲食營養、晚睡、抽菸、喝酒、宵夜）影響，而產生許多氧化物質，導致身體慢性發炎，進而造成提早衰老。而這樣的因素也不斷的在影響我們皮膚的代謝能力與活動，而對皮膚中的膠原蛋白及彈性蛋白的含量與品質造成影響。典型的皮膚老化不外乎是因爲細胞外基質及結締組織的流失，導致皮膚失去彈性與光澤。老化的皮膚，眞皮層中的膠原蛋白密度會隨著年齡的增長而降低，並且因爲種種因素（環境、壓力及飲食等），導致合成及代謝膠原蛋白能力變差，眞皮層中膠原蛋白的脈絡變得越來越破碎，並且越來越短，就如同支撐房屋結構的鋼筋損壞，因此皮膚失去彈性。膠原蛋白胜肽是一種天然的活性成分，可應用於多種食癒營養保健品。膠原蛋白胜肽因爲含有高濃度膠原蛋白特有的羥脯氨酸，甘氨酸和脯氨酸之混和營養

成分，可以被人體消化（消化成二肽及三肽等），同時通過一些輔助（例如轉運蛋白PEPT-1幫忙）可以穿過腸黏膜。臨床上已經利用放射性標記去看膠原蛋白在體內吸收的情況，證實膠原蛋白可以在組織中保留數天時間。人體研究也已發現膠原蛋白胜肽可以增加體內透明質酸（俗稱玻尿酸）的生成以產生纖維細胞，並增加角質層的水含量，同時強化真皮層膠原纖維並促進膠原蛋白生成，以讓皮膚保持彈性、減少細紋並提高保水性。在現今的食癒研究中，如果飲食中無法得到身體合成膠原蛋白所需的材料，可適當地透過食癒補充來改善膚質的狀況，達成食癒生活的內外兼具的美顏方式。所謂皮膚美了，人的靈性美也就出來了。補充膠原蛋白就像是提供身體建構支撐皮膚結構所需的磚塊或鋼筋，而把磚塊/鋼筋堆砌起來足以支撐這房子結構的膠原蛋白，則要靠自身的轉化能力。因此，食癒營養提供了材料給身體自我修癒的機會，缺了材料，這損傷就難以順利修復與復原。話說回來，許多人利用多吃豬腳或雞腳的方式來補充膠原蛋白，反倒不是一項合適的方式，試想這類食物所隱藏的脂肪及膠原蛋白型態，除增加脂肪攝取外，其所含有的膠原蛋白含量是否足以幫助體內合成膠原蛋白或輔助細胞外基質生成，則有待研究證實與考驗。

第二節　食癒伸縮有力、Q彈有理的彈性蛋白（Elastin）

彈性蛋白與膠原蛋白協力造就皮膚的彈性。我們體內許多器官的形狀塑造維持及功能都跟彈性蛋白及膠原蛋白有關。但是，就功能特性上，彈性蛋白跟膠原蛋白的功能特性剛好相反，如果說膠原蛋白是床的鋼架，彈性蛋白則是中間賦予彈性的彈簧，是位風情萬種的體操韻律高手。人體的彈性纖維是細胞外基質的重要成分，它不但賦予

皮膚可以保持彈性的特性，也賦予血管、韌帶及肺部等組織彈性的特質。因此，彈性蛋白可說是賦予身體內的組織得以伸展並回復原位能力的一個蛋白質。

通常，膠原蛋白與彈性彈白在人體內是形影不離的。而彈性蛋白與膠原蛋白在體內組織及器官的含量比例多寡會造就細胞及組織上的功能不同。以比例含量來說，皮膚中的彈性彈白約占2~4%，而膠原蛋白則佔了約70%以上。彈性蛋白雖比例含量不高，卻是提供皮膚彈性及柔韌性的關鍵營養素。現代人因為各種內外在因素（紫外線、壓力、營養與年齡等）而造成早衰現象，使得體內彈性纖維反覆斷裂，最終導致彈性纖維消失，就會產生皺紋及皮膚下垂的現象。近幾年來，由於生物技術的發展，許多保養品或生物醫用材料開始利用彈性蛋白作為改善皮膚或醫療上的應用。日本早已將彈性蛋白做成改善皮膚的食癒營養。在2015年，一項日本的研究就曾利用從正鰹鮪魚的動脈球（是一個含有豐富彈性蛋白的海綿狀體）中水解萃取出彈性蛋白水解物，並將彈性蛋白萃取物應用於改善皮膚彈性。在日本的研究中他們將這些水解出來的彈性蛋白以食癒補充的方式，提供給20位年齡約落在30歲的女性。這20位女性原始的皮膚狀態偏乾，眼睛周圍也有許多細紋。另外，實驗也同樣找來另20位有同樣膚況的女性，並給她們食用沒有含彈性蛋白的安慰劑。研究將這兩組女性食用彈性蛋白或安慰劑後的皮膚狀況做比較。在實驗中，每當她們要測試膚況前，都會先以清水洗淨臉龐，然後直接測試膚況，不會塗抹上任何保養品。實驗結果發現，4周後，補充彈性蛋白水解物的組別女性，她們的嘴巴及眼睛周圍皮膚泛乾的情況改善了，皮膚的彈性度提升並且上妝持久性也提升了，有助減少脫妝狀況。也因此，彈性蛋白在人體皮膚中的比例含量雖不高，卻是讓皮膚保持緊實不下垂及彈性的重要關鍵。

人體中的彈性蛋白會隨著年齡的增加及陽光照射（尤其UV光）而

流失。透過適當的食癒方式補充彈性蛋白水解物，經代謝後，使體內脯胺酸——甘胺酸（Pro-Gly）的濃度提升並與皮膚纖維母細胞相互作用，進而可幫助彈性蛋白的生成，提升皮膚健康度及改善皮膚乾燥等問題。

第三節　食癒水潤的梅拉女神
——玻尿酸（Hyaluronic acid）

　　由傑森摩莫亞主演的電影《水行俠》（Aquaman）中，有一位具有掌控水及使喚水能力的女水神「梅拉」。梅拉是一位海底王國中的一位公主，具有控制水的型態並且可以將水幻化成爲抵禦敵人的武器。如果，我們要詮釋食癒營養素——玻尿酸個性的話，梅拉公主是最爲貼切不過了。愛美的姊妹們對玻尿酸應該都不陌生。大家對玻尿酸的印象，不外乎是許多乾燥肌膚及關節的滋潤聖品，可以幫助皮膚保溼，同時又具有潤滑關節的功用。卽便如此，到底科學上是否已經有研究證實玻尿酸是一個可以幫助保水或潤滑關節的食癒營養素呢？我想，就我們就先從了解到底什麼是玻尿酸開始。

　　玻尿酸是由葡萄醣醛酸和乙醯葡糖胺所組成，又被稱爲透明質酸（Hyaluronic acid 簡稱HA），是源自希臘文Hyalos，意指玻尿酸外觀看起來像「玻璃」一樣透明的意思。玻尿酸實際上是在約1934年間，由眼睛科學研究學者卡爾·邁耶（Karl Meyer）和約翰·帕默斯（John Palmers）在牛的眼睛玻璃體中萃取出來而發現的。玻尿酸是一種黏多醣物質，由葡萄醣醛酸和乙醯葡糖胺組合而成爲一種生物聚合物。在這個黏多醣家族裡還有許多大家熟悉的面孔，如我們常在骨頭關節保健品中看到的軟骨素等，都是屬於黏多醣的一種。事實上，人體

的細胞是可以自行製造玻尿酸的，並且可以製造出不同黏滑度的玻尿酸來。簡單來說，身體內製造的玻尿酸可以分成大、中及小分子的玻尿酸。不同分子的玻尿酸黏滑程度都不徑相同，功能也略有差異。舉例來說，小分子及中分子的玻尿酸具有幫助血管生成及調節免疫的功用，而大分子玻尿酸則可調控免疫抑制等作用。玻尿酸因爲它的結構關係，對於保住水及捕水的能力非常強大。它可以抓住比它重量高1000倍的水分，等於1公克重的玻尿酸可以捕抓住1000公克（等於1公斤）重的水。眞不愧是「掌」水女神。人體的關節液中就存有由10000多個由葡萄醣醛酸和乙醯葡糖胺重複組成的玻尿酸。而目前市面上我們所看到的玻尿酸主要有二類。一類是自動物體內萃取來的（如雞冠等），另一類是透過生物技術發酵來的。這些玻尿酸主要應用於醫學美容、保養品、醫藥用途及口服保健品中。常見的玻尿酸有水凝膠型的、做成眞皮注射針劑狀的、眞皮塡充用的、植入型鷹架式的、或是做成乳霜、凝膠及口服劑型的。玻尿酸除了可以幫助養顏保水、組織再生及傷口癒合外，研究也指出玻尿酸對於延緩老化、調節免疫及對抗發炎等也具有食癒效用。

玻尿酸、膠原蛋白及彈性蛋白之間維持著微妙的三角互補關係。就像建築房屋的形體一樣，膠原蛋白是支撐結構體的鋼架，彈性蛋白是綁住鋼架與鋼架之間的鋼絲，而玻尿酸就像是塡補在中間的水泥，幫助膠原蛋白及彈性蛋白維持構形。近幾年研究玻尿酸的結果顯示，玻尿酸對於人體最大的功用爲刺激體內膠原蛋白的產生並促進細胞的再生，同時具有抗氧化及保水的功能。因此玻尿酸能刺激皮膚及關節組織中不同類型的膠原蛋白生成。而玻尿酸的分子大小會影響對皮膚抗皺的功用。一般而言，越小分子的玻尿酸對減少皺紋的功用較大分子玻尿酸好些。

第四節　陽光女孩必備，讓光害退散的維生素C

　　陽光中的紫外線是造成老化的主要原因之一。皮膚暴露於紫外線下會造成皮膚的損傷，進而產生自由基。而自由基又會加速斑點及皺紋的形成。在眾多的維生素中，最為大家常用來養顏美容的維生素，莫過於維生素C了。許多營養學與皮膚科專家研究證實維生素C具有食癒養顏的效果。在17世紀時，維生素C被視為海上救星的營養素。維生素C是一個水溶性及對光很敏感的抗氧化型維生素，它的真名為L-抗壞血酸（L-ascorbic acid），也就是對抗壞血症的營養素之意。人體內無法自己製造或合成維生素C，因此所有身體上所需的維生素C都得經由飲食上攝取才能獲得。通常有豐富維生素C來源的食物，不外乎是蔬菜及水果，例如柑橘類水果、莓果類（黑醋栗、藍莓等）、甜椒、芭樂、花椰菜及奇異果等各類蔬果。維生素C對於美容上的應用廣泛，不管是用吃的，或是用擦的，都具有很好的效果。維生素C因為結構上的關係，它在體內可以幫助穩定膠原蛋白、膽固醇合成、鐵的吸收及提高硒的生物利用性。體內若缺乏維生素C會造成身體內膠原蛋白合成受阻，因此會造成皮膚角質化、骨骼、軟骨及血管等脆化而導致異常出血的現象，我們稱之為「壞血症」。而膠原蛋白因為是人體主要的結構蛋白，它是支撐健康血管、皮膚、肌肉、骨骼及軟骨所需，因此若缺乏維生素C，連帶的也會造成體內支撐結構的膠原蛋白無法順利產生。

　　食癒美顏（Nutricosmetic）是歐美最新的內外兼具的保養觀念，意即利用食物中的營養素來達到養顏保養的目的。營養素維生素C因具有幫助清除自由基之用（掃除皮膚有害因子，避免損傷及斑點形成），若能同時結合維生素E一起應用於保養品中，更是可以幫助修復肌膚被氧化的部位。食癒美容的研究證實，合併使用維生素C及維生素

E，不管是透過食用還是透過外敷的，都可以幫助對抗紫外線（UVB）的光傷害及光老化，兩者加乘更可以達到防止光損傷及光老化（UV照射）的強大保護力，尤其是使用8周以上的效果更是明顯。

第五節　抵抗光老化的食癒營養素 ——胡蘿蔔素類（Carotenoids）

　　胡蘿蔔素類的食癒營養素，例如維生素A、β-類胡蘿蔔素、蝦紅素、茄紅素及視網醇都是些高抗氧化及用來對抗陽光照射以避免皮膚損傷的食癒美容營養素。其中又β-類胡蘿蔔素及茄紅素的效果最好。β-類胡蘿蔔素及茄紅素主要存在紅蘿蔔、南瓜、馬鈴薯、芒果、木瓜（β-類胡蘿蔔素）及番茄、西瓜與葡萄柚（茄紅素）中。β-類胡蘿蔔素及茄紅素不但可以幫助皮膚對抗UV光的照射，同時還可以協助減緩因光害所引起的紅斑，堪稱是吃的UV光過濾器。國外研究指出，食用12周的β-胡蘿蔔素保健品，發現β-胡蘿蔔素可以明顯減少因紫外線所引起的紅斑。另外，茄紅素也具有對抗抑制紫外線所引起的紅斑形成效果。不過值得注意的是，抽菸者若長期且高劑量的補充維生素A（維生素A棕櫚酸酯）並與β-胡蘿蔔素（約30毫克的劑量）一起食用的話，可能會導致肺臟癌的發生。反倒是茄紅素就沒有此方面的疑慮。建議可以透過補充茄紅素來強化皮膚對抗紫外線傷害的能力。

　　茄紅素是個不怕高溫的營養素，此點與大部分的營養素不同。一般食物中的營養素經高溫加工後，有效成分會減少或被破壞掉。但是，茄紅素卻不怕熱炒，反倒是炒過的番茄，其茄紅素的生物利用價值會比生番茄來的高喔，建議大家可多利用以油輕炒蕃茄的方式會比吃生番茄獲得更多的茄紅素喔。

第六節　特別膚況的食癒成分

愛防曬、痘痘肌及敏感肌必備的食癒營養

　　痘痘肌及敏感肌往往跟皮膚的角質與代謝有關。過去大家習慣用保養品來解決痘痘及敏感肌膚所衍生的皮膚問題，但是你可知道，一個人的飲食營養跟痘痘肌及敏感肌膚的生成可是有很大的關聯性喔。相信許多人都聽過維生素及礦物質，但你可能不知道那些維生素及礦物質對肌膚的角質代謝及皮膚細胞的更新有關。

　　首先，我們先來談談愛防曬者需注意的營養素。如果你是鋪天蓋地愛防曬的人，那麼你必須注意你的飲食中是否有足夠的維生素D。在眾多的維生素中，人體所需的維生素D是可以經由食物中得到，或是透過日光照射並經由一連串的生理反應後而獲得的。我們知道，保護皮膚最佳的方式不外乎是注重防曬以避免皮膚受到光損害。也因此，防曬往往是愛美人士必備的功課。有些人會透過拿陽傘、穿長袖或戴帽子來防曬，有些則利用擦防曬乳的方式防曬。不管何種方式的防曬，都有不同程度的防曬效果，阻擋掉一些紫外線的照射。若是因為過度防曬，而阻擋掉身體受到紫外線照射的機會，便會造成體內維生素D合成受阻的。國外的研究指出，長期過度防曬會導致體內維生素D缺乏而影響身體防禦免疫能力。而免疫防護力便會影響身體抵禦外界（陽光、空汙等）及自我修癒的能力，畢竟，皮膚是人體重要的免疫防護系統之一，缺乏維生素D 所造成的免疫能力下降，連帶的身體組織器官，包含皮膚的防禦能力也會下降。也因此，如果你是防曬資優生或是敏感肌膚者，就必需注意飲食是否有充足的維生素D攝取。

　　除了剛提到的維生素D之外，在眾多的食癒營養維生素中，直接可以食癒美顏的維生素便是葉酸（也就是維生素B_9，外塗抹式的保養品多稱葉酸為維生素B_9）、維生素B_2、維生素B_5及維生素A。維生素B_9

（葉酸）可以幫助皮膚細胞的增殖及更新，而維生素B_2及B_5則是身體代謝食物所需的重要營養素。身體若缺乏這類營養素，便會造成營養代謝不良及皮膚更新代謝受阻，而出現像皮膚炎及皮膚色素沉積的現象。維生素A則是脂溶性維生素，也就是說需要有脂肪的存在下會比較好吸收。雖說維生素A喜歡有脂肪的陪伴，但卻不是個油嘴滑舌的小人，它可是「皮膚控油的食癒大師」。食癒美容（NurtiCosmetic）相關研究指出，攝取足夠的維生素A可以幫助調節皮膚的皮脂含量及皮膚pH值（酸鹼值），因此對青春痘及粉刺肌膚有食癒上的功效。另外，維生素A 也可以幫助身體皮膚角質調節及膠原蛋白等的代謝與合成。這也說明為何維生素A在食癒美容保養上佔有重要一席之地。飲食中要攝取足夠的維生素A其實不難，建議大家可以從含有豐富油脂的魚類或肝臟著手（選擇品質有保障的來源）。如果是口服的維生素A保健補充品，則要注意選擇飯後食用並注意不過量攝取，以免引發維生素過高的現象。針對維生素A的種類、功用與食物來源，我們在後面的章節中，會有更詳細的介紹。

對於痘痘肌而言，與皮膚角質代謝及生成有關的營養素非「鋅」莫屬了。鋅（Zinc）是一種微量礦物質營養素。青少年如果缺乏鋅的攝取，容易造成皮膚出現痘痘、皮膚粗糙及乾燥的現象，甚至有些還會出現掉髮的情形。尤其是青春期時的男生。鋅是我們身體免疫大軍中重要的一個食癒輔助營養素，它具有協助身體對抗發炎及幫助傷口癒合的功用，同時它也是男性荷爾蒙，例如前列腺素及睪丸激素代謝所需的重要微量礦物質。因此，飲食中若有足夠的鋅，可以避免痘痘肌的形成。鋅主要存在海鮮類食物中，適量攝取海鮮類食物可以獲得身體所需的鋅，尤其是像牡蠣等貝類、堅果種子（一天以不超過拇指大小的份量為主）及全穀類等這類含鋅較豐富的食物。

上面我們談到維生素及礦物質對痘痘肌的食癒養顏效果，現在我

們來談談眾多食物中最會造成痘痘肌的成分。「精緻糖」是最會造成皮膚產生痘痘的成分了。對於痘痘肌者，只要大量減少飲食中糖的攝取，做到減糖，甚至是低GI或低糖的飲食方式，就可以明顯的減少痘痘或黑頭粉刺的發生。這主要是因為低糖飲食可以減少體內胰島素過度的分泌，因而間接影響雄性激素的分泌。體內雄性激素的濃度是直接影響痘痘肌的生成的重要原因之一。

乾燥肌的食癒營養

　　可以幫助乾燥肌膚的食癒營養成分還滿多的。每天喝夠水讓身體及肌膚有足夠水分來幫助身體廢物的排除與代謝，便有助減少皮膚乾燥及缺水的現象。不過，我們這邊要談的是一些經過研究發現可以幫助乾燥肌的食癒成分。例如，比較常見用來針對乾燥肌的食癒美容營養素有神經醯胺、魚軟骨中的胺基酸、必需脂肪酸（歐米加-3及歐米加-6不飽和脂肪酸）等，這些都是對乾燥皮膚具有食癒幫助的營養成分。乾燥皮膚最常見的狀況為因為皮膚乾燥所伴隨而來的脫皮及搔癢問題，甚至嚴重的話可能導致皮膚紅腫及發炎的現象。過去的臨床研究，例如Primavera和Berardesca 在2005年的人體臨床研究中就發現，若透過補充上述這些乾燥肌的食癒營養素，對皮膚乾燥是具有極大效用的，可顯著降低因乾燥所造成的脫皮及搔癢現象。除此之外，上述這些食癒營養素改善皮膚的保濕度，因此也有助減少皮膚的粗糙度及皺紋深度。另外，其他營養素，如對眼睛有幫助的食癒成分類胡蘿蔔素及玉米黃素，對皮膚的保濕也有加分的食癒輔助。

頭髮及指甲的食癒營養

　　一個人吃的好不好，是否有足夠營養，會直接反應在髮質與指甲上。而影響你的髮質狀況跟指甲長得好不好的食癒營養素，便是

蛋白質及礦物質了。首先，我們先來看看頭髮及指甲健康的關鍵營養素——蛋白質。蛋白質為由許多胺基酸所構成。在許多胺基酸種類中以含硫胺基酸對髮質及指甲的健康最具直接影響性，如甲硫胺酸（Methionine）及半胱胺酸（Cysteine）。這類胺基酸的攝取是否足夠，會直接反應到頭髮毛囊的新陳代謝上，進而影響頭髮的壽命。另外，蛋白質中的離胺酸，也會透過強化其他營養素，如鋅及鐵的利用率進而提升髮質的健康。人體內若缺乏鋅或缺鐵此類礦物質，便會造成嚴重掉髮的情況。因此，飲食中若能有足夠的甲硫胺酸、半胱胺酸離胺酸、鐵及鋅，則可以達到髮質健康的最佳食癒效果。此外，其他營養素如泛酸（維生素的一種）及維生素B$_2$若缺乏，也會直接造成嚴重掉髮。營養素缺乏會影響髮質健康及掉髮情形，但相反的過度補充一些微量營養素，如維生素A，可是也會造成掉髮現象的喔。通常這類脂溶性維生素的保健補充品都有其使用的限制劑量，務必要遵照劑量使用，不可過度補充。

　　而在指甲方面，一個人的指甲的健康與否從它的外觀就可以看出。指甲是否紅潤，硬度是否足夠，是否容易變軟變脆等的問題，往往是愛美的女性所在意的。食癒美顏的相關研究就指出，蛋白質、生物素（維生素的一種）、矽、鈣及類胡蘿蔔素營養素有助指甲健康的維護。

回春之水

　　最後一個我們要談的食癒美容營養素，便是我們每天飲用的「水」。喝水，可以回春嗎？答案是，如果你平常是不太喝水的人，那麼我可以大方地告訴你，水，是可以幫助回春的。

　　我們皮膚的保濕度往往取決於皮膚角質層及表面的皮脂膜。水是皮膚的基本主要成分，人體喝下水分後，一部分的水分子會進到我們

的血液中。而皮膚所需的水分正是來自血液中的水。當皮膚自血液中吸收水分後，這些水分一部分會擴散到角質層中來維持肌膚濕度，我們的皮膚就會呈現濕潤及平滑的膚感。少了水的保濕，肌膚就會呈現皺扁狀態。爲了維持體內有足夠的水分以便讓皮膚有充分的水分來維持它的濕度，建議一天至少要有2000C.C 的水。

第七節　食癒美容必備，
　　　　養顏加分的「多酚」（Polyphenol）

　　在英國及歐洲國家的王妃以及好萊屋女明星們的駐顏之術中，往往少不了各種莓果、綠茶及紅酒。常看到好萊屋女明星及名模的養顏美容的食物中，必定有莓果類的食物出現。例如神力女超人《Wonder Woman》的女主角——蓋兒 加朵（Gal Gadot-Varsano），她常常在媒體中示範她的駐顏食物，就是在早餐燕麥加入滿滿的藍莓及覆盆子，有時也會喝點紅酒及綠茶來幫助身體及皮膚達到抗氧化的功用。像這類食物，如莓果、綠茶、黑巧克力及紅酒中等食物中都含有相當豐富的多酚（Polyphenol）。

　　過去十幾年來，多酚已是許多食癒科學專家認爲可以幫助「抗老」的一個重要食癒營養素。主要因爲多酚這個食癒營養成分具有對抗體內各種氧化壓力及減少自由基傷害的能力，如心血管疾病的預防（血管健康）、老化預防（減少自由基傷害）等，都已經過科學上的驗證，證實多酚具有食癒上抗老保護及預防的效用。多酚類的種類非常多，目前已有數千種的多酚結構被發現出來。而在我們生活周遭中，不管是我們所吃的水果及蔬菜中都有不同含量及種類的多酚類。有些食物中有微量的多酚存在，有些則含量較高。雖然許多蔬果裡都

含有不等量及種類的多酚，但事實上，多酚是一個嬌貴的公主，受不了長時間高溫烹調的。舉例來說，洋蔥、藍莓及番茄中都含有多酚類物質。洋蔥及番茄中的多酚類經採收數天後就會下降約15~20%，經水煮15分鐘後約會下降35%。若經過油炸後則約下降70%。因此，想要攝取到有效劑量的多酚，最好盡量保留食物的原態或選擇具有高含量的多酚類食物，例如新鮮藍莓或採收後立即急速冷凍保存的，並盡快食用的方式。黑巧克力及紅酒雖經過加工，不過仍可保留高量的多酚，原因在於黑巧克力（越純多酚越高）及紅酒的加工方式本來就對多酚的破壞性不高，加上黑巧克力及紅酒（使用含皮紅葡萄）本身就具有高量的多酚。

　　為何多酚是一個養顏美容的食癒好物呢？是這樣的，皮膚老化的主要的原因就在於陽光照射（尤其紫外線）所造成的皮膚老化，延伸所帶來的皮膚汰舊換新的能力會變差、水分流失及細紋的出現。多酚養顏的最大用處就在於防禦紫外線的傷害及提升皮膚的健康度。事實上，不同多酚類食癒營養素，例如葡萄籽原花青素、白藜蘆醇、綠茶多酚、水飛薊素等成分，已經有許多動物實驗結果發現可以幫助對抗因紫外線照射所引起的皮膚炎現象，同時可幫助減少皮膚的氧化壓力及修復皮膚DNA的作用。因此，部分美粧研究認為，若是把這些多酚類物質跟防曬乳結合在一起，更可以保護皮膚不受紫外線的傷害及可降低皮膚癌的風險。皮膚在接受到陽光時會產生一連串細胞的氧化還原反應，而這些反應過程中會造成細胞的損傷及凋亡。多酚類營養素具有對這些氧化還原反應中的酶及受體交互作用的功用，因此可以保護皮膚細胞在平日的損傷過程中避免傷亡並提高細胞的存活率。簡單來說，就是讓皮膚細胞在遭受傷害時，可以不被敵人打傷或傷亡，而是能保護自己，提高自己的能力來對抗外界的侵襲（紫外線、環境及體內的自我傷害）。

回春女神──白藜蘆醇（Resveratrol）

　　白藜蘆醇是一種天然的多酚類，也是天然的抗氧化劑。白藜蘆醇是約在1930年代被日本人從白藜蘆的根莖中提煉出來而被發現的新營養素。直到1990年代，美國康乃狄克大學學者研究發現，紅葡萄酒中含有大量的白藜蘆醇可以預防疾病，而引發白藜蘆醇爆紅的現象。在當時，營養專家一直對法國人的飲食及疾病發生率感到納悶。法國人的飲食通常是高油脂的牛排及薯條、大量奶油加麵包或是用豬油烹調的高油脂飲食。而這樣的高脂飲食是心血管疾病的重要導火線之一，但為何法國人卻沒有因為這樣又油又高熱量的飲食而提高罹患心血管疾病及高膽固醇疾病的盛行率呢？這個狀況讓當時的許多研究學者及營養學專家感到匪夷所思，因此許多學者開始研究法國人飲食中所隱藏的祕密武器，進而發現藏在紅葡萄皮中的食癒成分──白藜蘆醇。其中，康乃迪大學學者認為可以幫助法國人抵禦心血管疾病的祕密，可能跟法國人飲用大量葡萄酒（葡萄酒含高量白藜蘆醇）有關。雖然目前這樣的研究尚未完全受到證實，但儼然已開啟國際上對白藜蘆醇食癒妙用的好奇心。

　　白藜蘆醇主要存在葡萄的莖及皮，藍莓皮、覆盆子及桑葚中。葡萄莖及皮都有高量的白藜蘆醇，因此葡萄可說是白藜蘆醇的最佳來源。但若是要比較葡萄莖與葡萄皮的白藜蘆醇含量的話，葡萄莖中的白藜蘆醇含量會比葡萄皮來的高些。也因此造就葡萄酒是白藜蘆醇的最佳來源食物。其他像紅葡萄汁含量也不少。另外花生皮與花生莖也含有相當高量的白藜蘆醇。而白藜蘆醇最主要的食癒養顏功用便是可以幫助清除體內有害粒子──自由基，同時幫助抑制體內壞膽固醇（氧化型的低密度脂蛋白）及破壞者（環氧化物）的形成，同時可以幫助調節血管一些活性胜肽，因此對心血管疾病、神經相關疾病（如阿茲海默症）及皮下血管暢通有食癒上的輔助效應。另外白藜

蘆醇在體內也扮演著植物荷爾蒙（Phytohormonal）、抗菌及活化希爾圖因（Sirtuin）的作用。希爾圖因是體內一個跟長壽有關的蛋白質。過去曾經流行一時的長壽飲食中，就認為人不能吃太飽，適當的餓肚子（熱量不要吃太多，要適度限制熱量的攝取）可以幫助延長壽命。而這可能的原因就是適度的餓肚子可以活化身體內的希爾圖因（Sirtuin），而有助長壽。白藜蘆醇另一個食癒美容保養功能便是它可以幫助皮膚加速細胞的代謝，同時減少體內的膠原蛋白被分解掉。也就是說白藜蘆醇可以幫助皮膚的不鬆垮及幫助維持健康明亮的膚色。

多酚界的茶道隱士──綠茶多酚

綠茶多酚已經是許多美容保養品界的熟客了，例如，韓國品牌的Innisfree（悅詩風吟）及美國的Paula's Choice（寶拉之選）等都是以綠茶中的多酚為功效來源的保養品。市面上更有些產品號稱從綠茶茶葉中萃取出綠茶多酚，並把綠茶多酚與綠茶精華油結合再一起，碰撞出具有緊緻及抗老化雙重效果的保養品來。而這些含有綠茶的保養品所利用的營養素就是綠茶裡面所含有的綠茶多酚，包含表兒茶素（Epicatechin EC）、表沒食子兒茶素（Epigallocatechin EGC）、表兒茶素沒食子酸酯（Epicatechin gallate ECG）和表沒食子兒茶素沒食子酸酯（Epigallocatechin gallate EGCG）等。此四種食癒成分為綠茶多酚最為常見也最具功效的種類。許多實驗室的研究顯示，不管是擦含有足夠劑量的綠茶多酚的保養品，還是攝取含足夠量的綠茶多酚食物或保健品，三者皆可以對光老化產生極大的預防效果，同時可以減少皮膚發炎、水腫及皮膚發紅現象的發生。

第八節 好油與好菌駐顏術

好油駐顏術

　　相信許多人應該都有過皮膚乾燥到出現皮屑，甚至出現乾癬現象的經驗。乾癬是一種會出現白色鱗片狀皮屑並反覆發作的皮膚慢性發炎的現象。通常，好發於冬天。過去食療研究就發現，居住於靠近北極的愛斯基摩人，長年處於乾燥寒冷的環境中，卻鮮少出現皮膚乾燥的問題。愛斯基摩人以喜歡吃飽含油脂的魚類聞名世界，他們的主食往往是富含歐米加-3不飽和脂肪酸（Omega-3 fatty acid）的高油脂魚類。不僅僅是愛斯基摩人，許多寒冷地區國家的傳統飲食中，往往「油」在他們的飲食中扮演一個重要的角色。像是德國的傳統飲食中，他們就常將亞麻籽油（富含亞麻油酸）塗在麵包上食用，或者是把含皮的馬鈴薯跟夸克起司（Quark）一起煮過後加香料並淋上大量的亞麻籽油來食用。有時他們也會利用葡萄籽油、玫瑰果油或少量的小麥胚芽油一起食用。由此可見，「油」是這些寒冷國家中重要的一個食物。

　　在我們的飲食中，油脂一直是扮演著重要角色的，主要是因為脂肪是我們體內細胞膜的必需成分，並且細胞膜內脂肪的含量與分布，會影響我們皮膚細胞角質層的健康程度。其中，有幾類脂肪對人體皮膚的健康狀況扮演著重要角色，例如神經醯胺（Ceremides），膽固醇和一些不飽和脂肪酸。在眾多的脂肪酸種類中，有幾種是人體為維持健康一定要有的食療營養素，我們稱之為「必需脂肪酸」。必需脂肪酸對控制發炎及調節免疫具有重要的影響力，是個可撲滅發炎之火的食療營養素。如果少了必需脂肪酸或是體內必需脂肪酸含量不足，就會引起一些皮膚上的問題，例如牛皮癬及痘痘肌的發生。另外，如果我們的飲食中長期缺乏亞麻油酸、油酸或是次亞麻油酸這類不飽和

脂肪酸，就會造成皮膚表面的水分容易喪失並且產生像鱗屑般的皮膚症狀。因此，爲了讓人體獲得維持健康皮膚所需的脂肪酸，我們必需從食物中獲取這些必需脂肪酸。一般而言，對皮膚最佳的脂肪酸比例是5：1的歐米加-6不飽和脂肪酸（Omega-6 unsaturated fatty acid）及歐米加-3脂肪酸。能提供歐米加-6不飽和脂肪酸的食物有初榨冷壓的葡萄籽油、葵花籽油、核桃、大豆胚芽等。而歐米加-3不飽和脂肪酸則多存在於深海魚中，例如鮭魚、鯖魚、沙丁魚及亞麻籽中。通常，我們的飲食中有較充足歐米加-6不飽和脂肪酸來源。但如果你是個不喜歡吃魚的人，就得注意飲食中是否有足夠的歐米加-3不飽和脂肪酸。不管你是痘痘肌，還是缺水肌，想要擁有一個健康的皮膚，均衡的不飽和脂肪酸的攝取是非常重要的喔。

好菌駐顏術

　　大家對保養品界的神水，S開頭的青春露大概都不陌生，並且也應該都知道它是自釀造日本清酒所產生的酒粕中發酵而來的保養成分。也因爲日本清酒酒粕創造神水級的化妝水而締造食癒成分保養的神話後，應用酒粕或米發酵所產出的成分來作爲外用的化妝水，成爲當時紅級一時的保養品寵兒。在這些用來釀造或發酵的酒粕、米麴內都含有益生菌在裡面。一般大衆對益生菌的認知是益生菌可以幫助調整體質及幫助消化，卻沒聽過益生菌可以用來保養皮膚。事實上，益生菌可藉由調整腸道菌相，保持腸道中好菌及壞菌的平衡，因此可以維護腸道健康。而腸道健康又跟身體許多功用連結，例如腦部功能、免疫系統、消化系統及老化等作用。

　　所謂益生菌是指發酵後所產生對人體有助益的活微生物。益生菌種類衆多，像是乳酸桿菌及雙岐桿菌等都是一般常見的有益菌。而這些益生菌對人體的作用主要經由改善腸道環境來提升人體的健康及調

節免疫能力，進而減少腸道發炎機會的發生及提升腸道對營養素的吸收性。一個好的腸道環境因有利營養素吸收，讓營養成分可以有效被身體利用，而這些營養素便可以幫助皮膚自我修癒。益生菌有助於提升皮膚抵禦外敵的能力，同時協助調節皮膚pH值並減少體內損傷的發生進而可以減緩老化，避免早衰的發生。所謂「腸道好，人就不易老」便是益生菌食癒養顏的最佳寫照。

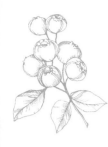

第三章
食癒美顏面膜篇

第一節　一招快速養好皮膚的食癒面膜

　　如果各位仔細看皮膚保養品的成分，有許多保養品的功效成分都是一些從食物或動植物中萃取而來的珍貴有效成分，例如靈芝、冬蟲夏草、綠茶、接骨木莓、蜂王乳及維生素C等。事實上在幾千年前，希臘人及古埃及人已經將蜂蜜用作塗在傷口表面的一種敷藥。聖經中也多次提及食癒營養素的外用效用。我自己常利用這些天然又具高抗養的食癒成分來做居家SPA 及保養，除了可幫助皮膚能獲得這些高抗氧的食癒營養素來做自我修復外，也能讓皮膚從這些營養素中獲得散發光彩的營養介質，發揮最大食癒自癒能力。下面就跟大家分享連好萊塢女明星都喜愛的天然食癒保養DIY面膜吧。

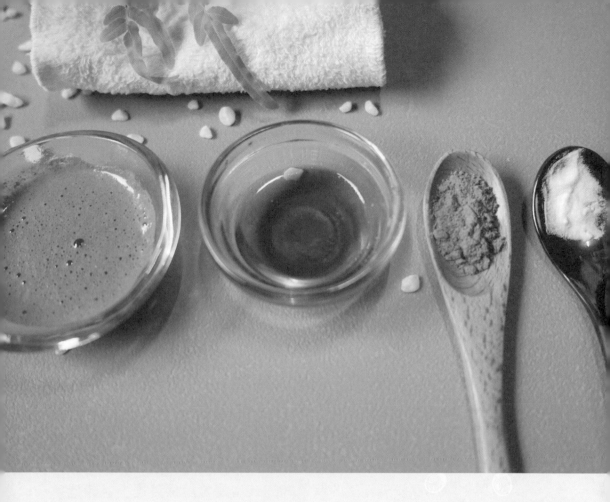

光澤肌保養──蜜黃金面膜

材料

95%高濃度薑黃	1/4茶匙（約0.1公克）
蜂蜜	1/2茶匙
蘋果醋	1/3茶匙
小蘇打粉	1/5茶匙

方法

　　將上述材料放置於自製面膜杯或乾淨小碗中調和均勻成面膜泥。調和均勻後，利用刷子將蜜黃金面膜均勻塗於臉上並避開眼睛及嘴唇。約5~10分鐘待蜜黃金面膜泥乾後，洗淨（乾燥肌及敏感肌膚者請先於局部皮膚上測試是否會產生敏感狀況，建議初次使用以5分鐘為宜）。後續依自己程序上保養品。

食癒保養說明

1. 經過萃取過的薑黃萃取物，裡面含有高濃度的類薑黃素可以幫助皮膚對抗發炎並減少皮膚發炎機會，同時可預防痘痘生成，避免痘痘肌的發生。薑黃萃取物與一般薑黃乾燥後磨成粉末的薑黃粉是不同，兩者的差異在於有效成分是否有被提取出來，否則一般薑黃粉於食品上的應用多作為天然色素使用。

2. 蜂蜜用於皮膚保養已經約有4000年歷史了。蜂蜜因為有抗菌的特性，可以用來幫助清潔毛孔，同時對皮膚具有保濕並減輕疤痕的效果。堪稱為皮膚天然的保濕劑的蜂蜜是食癒保養裡不能錯過食癒美容成分。

3. 蘋果醋是一個溫和的去角質成分，當中的成分，可以幫助減少皮膚斑點及調節皮膚的酸鹼值（pH值）。若是家中沒有蘋果醋，也可以使用其他水果醋替代。

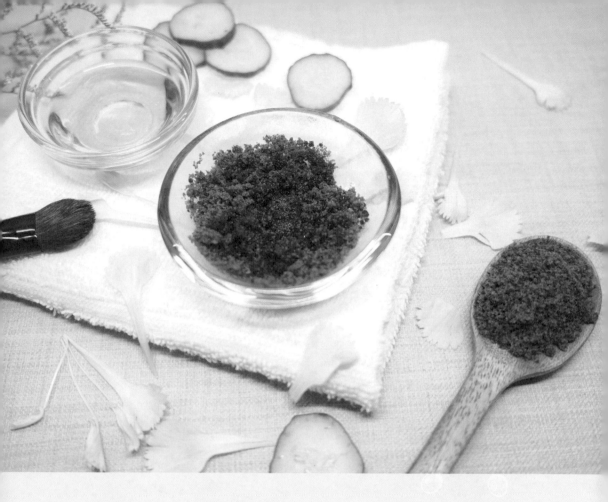

去角質保養——黑糖心美人面膜

材料

細黑糖粉	（食品用）	一茶匙
橄欖油	（食品用）或任何皮膚基底油	數滴

方法步驟

1. 將細黑糖粉及橄欖油加一起，薄薄的塗抹於全臉並靜待1-3分鐘。
2. 溫和的以畫圈圈的方式，在臉龐由內往外輕輕推磨。

3. 加強鼻子兩邊及需要強化去角質的地方推磨。

4. 洗去黑糖面膜後，強化保濕保養。

食癒保養說明

1. 黑糖的小顆粒可幫助將堆積在皮膚表面的老舊細胞去除，加上糖本身就具有幫助保濕（將環境中的水分拉入），達到去角質使皮膚明亮及輕度保濕作用。

2. 不過對於肌膚敏感的人要小心使用，建議加入油脂可以緩和去角質所但來的皮膚敏感現象。

3. 橄欖油中的脂肪酸除可以幫助滋潤皮膚外，也可輔助對抗發炎現象，幫助皮膚的健康。

4. 我們的皮膚有自我新陳代謝及汰舊換新的能力。老舊的角質需要汰換成新的角質，就像金蟬脫殼一樣，每隔一段時間就會需要汰舊換新。基本上，人體的皮膚代謝周期約為28天。不過每個人皮膚的代謝週期跟年齡與自我本身的健康狀態有關。小嬰兒的皮膚代謝天數是最短的，約為13-16天，而年輕肌膚大約20-21天左右，熟齡肌約為28天，老化肌（60歲以上）則為1個半月以上了。也因此，隨著年齡越大，皮膚代謝週期越久，汰舊換新的速度也越慢。一般而言，用來做皮膚去角質的保養品不外乎是添加一些塑膠顆粒或礦物質的柔珠在裡面，來幫助皮膚搓揉去角質。這類的產品不但會造成環境汙染，對皮膚除了摩擦功能外，也沒其他幫助皮膚健康的功能。然而，食物上卻有許多可以促進皮膚健康，同時又兼具去角質功用的食癒成分，例如常見可幫助皮膚去角質的食癒食材有黑糖細粉、杏仁粉（請勿使用合成香料的杏仁粉）或細海鹽（適合身體，不適合臉上皮膚）。

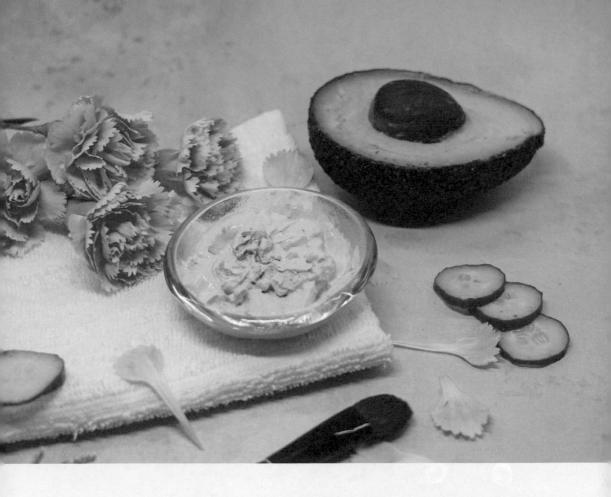

滋潤保養──酪梨甜心面膜

材料

1. 熟酪梨　　　　　　　　　　半顆
2. 希臘優格或無糖優酪乳　　　一茶匙（皮膚敏感及嚴重痘痘肌
   者，不建議使用）　　　　　　者，不建議使用）

方法步驟

1. 將酪梨果肉取下並加入希臘優格攪拌成泥狀。若使用液態優酪乳，則依照自己喜愛的濃稠度調整用量。

2. 直接塗抹於皮膚上靜待5~10分鐘後，洗去。

食癒保養說明

1. 酪梨中有豐富的單不飽和脂肪酸（Monounsaturated fatty acid），可以幫助滋潤皮膚並減少皮膚發炎現象。

2. 希臘優格為天然發酵並無添加糖的固態優格，優格中的成分，例如乳酸及乳酸菌可以幫助減少痘痘肌形成及殺菌功用。但敏感肌膚及已經長痘痘者，則不建議使用。

3. 此酪梨甜心面膜適合冬天使用。

第二節　食癒美顏抗老八招

　　我們前面談了很多有關食癒美容的營養素與成分，洋洋灑灑的論述，若要去執行著實不易，因此，我們把這些食癒美顏成分與研究成果的建議結合成食癒美顏八招，讓各位得以有遵循的方向。只要透過下面的步驟，相信各位一定可看到容光煥發，重現精彩的自己。

1. 適當攝取跟食癒美容有關的食物或營養成分，例如高濃度薑黃素、膠原蛋白、綠茶、莓果多酚類、優酪乳及各種蔬菜等，除幫助維持腸道健康外，這些食癒營養素具有高度抗氧化作用，可幫助皮膚健康，散發自然光采。
2. 水分要足夠，一天至少要有8杯水。
3. 一周至少吃一至二次魚類，若難以達成，可利用魚油保健品。
4. 每天適當清潔皮膚。
5. 一周敷臉1~2次。可以根據季節狀況，夏天一周需選擇敷一次泥狀面膜。
6. 減少甜食及含糖飲料。
7. 充足睡眠。
8. 適度流汗及運動。

　　飲食確實會帶來容顏上的重大改變。「**You are what you eat；人如其食**」不是口號，是確切真實的在我們看不到的體內進行著。各位如可以試試上面我們所討論的食癒美容食物及食癒美容自製保養法，相信你會看到「變年輕了！」的自己。你可以感受到皮膚變光滑，不再泛黃無血色，更重要的是，若能搭配運動及生活作息的調整，你會更感受到年輕有活力的自己。

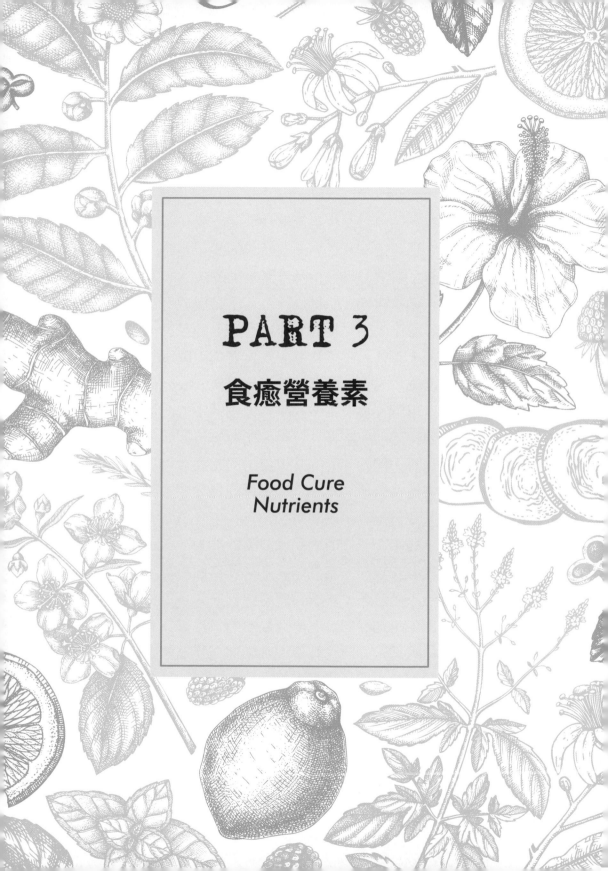

PART 3
食癒營養素

Food Cure
Nutrients

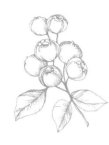

第一章
提升免疫自癒力，先對抗慢性發炎

　　我們身處在一個科技進步且節奏快速的社會，卻也因此帶來便利與污染並進的生活環境。我們自農村時代的簡單粗食過生活的飲食模式，到現在「吃」變成一種藝術及宣洩壓力的生活態度，不僅僅是飲食內容改變了，連飲食模式也從為「生存」轉變成紓壓娛樂的選擇。現今的生活與環境中，不斷地充斥無形及有形的壓力、空汙、毒素、細菌與病毒。加上現代人生活作息、飲食習慣與睡眠的不規律，造成身體提早老化及出現慢性疲勞的現象日趨嚴重。我們的身體為適應這樣的生活，漸漸以慢性發炎的方式來應付生活中的一切干擾與壓力。也因此，如何讓身體能免於慢性發炎，能擁有自我修癒的能力，便需要從提升自我免疫力開始。而提升免疫力的首要食癒工作，便是回歸到對抗身體的慢性疲勞與發炎本身。幸運的是，生物科技與營養學研究發展的進步，我們確實可以利用許多食物中食癒營養素，來幫助人體的自我修癒，並平衡我們體內免疫防護的能力。人一但能防止身體不斷反覆的慢性發炎現象，自然能提升身體自癒能力，看起來也更加自然清爽，保持不老容顏。本章我們將介紹在眾多的植物與保健食癒營養素中，找出並集結目前實證研究最熱門，也最具食癒效果的食物及成分來介紹給大家，同時也教導大家如何利用這些食癒成分來快速做出食癒餐點來。

第一節　食癒滅火器——解身體發炎之火

薑黃（Turmeric）中的食癒成分——薑黃素（Curcumin）

　　相信大家應該都有吃過咖哩飯。咖哩飯上的咖哩就是利用天然的黃色香料製作而成。而這香料的原料就是來自將薑黃根乾燥後，磨製成粉而成。但是，在這裡我們所要談的，不是薑黃根磨製成粉的薑黃粉，而是經由生物技術所提取出來，眞正具有深度食癒保健功能的薑黃萃取物中的功效成分——薑黃素（Curcumin）。薑黃被用於食癒食材已有將近二千五百年的歷史了。許多國家，例如中國及印度早在二千年前已把薑黃用作傳統醫學上治療疾病的食癒食材。尤其印度最古老的醫學——阿育吠陀科學更是早在公元前5000年就推崇薑黃的效用，認爲薑黃是個萬能的食癒食材。其他國家，如日本、韓國、埃及、希臘及阿拉伯等也有使用薑黃來強健身體機能的紀錄。近幾年來，歐美國家更是把薑黃素以內服或外用的方式來改善及預防肝部疾病、退化性關節炎、降低身體發炎、阿茲海默症、免疫防護力及婦女病等疾病之食癒保健用。

　　薑黃又被稱爲「印度番紅花」，其外表帶有金黃橘色的色澤且又是屬於香辛料薑類的一種，使得薑黃自古以來就是人類應用於生活中的天然香料。曾經有一度大家對它所帶來的食癒保健效果已經遺忘許久，但因爲2020年新冠狀病毒（COVID-19）在全世界蔓延，頓時喚醒大家對薑黃素有助於提升免疫力的記憶，使得薑黃在2020年的Google上的搜尋次數瞬間提升一倍以上。薑黃的主要的產地在印度，與平日我們餐桌烹調使用的薑（生薑、老薑、薑母等），雖成分效用不同，但同屬薑科。目前薑黃品種約有130多種，其中有些是可食用的、有些是藥用的，更有部分則應用於傳統天然染料、香料、保養品及抗菌劑上。食品上常見的薑黃品種以其開花季節不同，而有所區別

及命名，例如春薑黃於春天開花，而秋薑黃及紫薑黃則於秋天開花。在眾多薑黃品種中，每個品種薑黃中所含有的食癒功效成分——類薑黃素含量都不盡相同。所謂類薑黃素（Curcuminoid），簡稱薑黃素，是由薑黃素、去甲氧薑黃素及二甲氧薑黃素所組成合成。一般民間所講的薑黃素便是由這三個組合而成的類薑黃素簡稱。這三種類薑黃素中又以二甲氧薑黃素最具食癒保健功用。一般而言，在所有薑黃品種中，以秋薑黃所含的薑黃素含量最高，其次為春薑黃，而紫薑黃中的薑黃素含量最少。根據美國2018年的統計，薑黃是國際上賣得最好的食癒保健品。全球每年約有五千兩百多萬美元的銷售額貢獻在薑黃上，就是看上薑黃素對抗身體發炎的食癒能力，有解身體發炎之火的滅火器美名。而目前在國際保健食品原料上，有二大知名的薑黃萃取物來源。這二大知名薑黃萃取物在國際薑黃食癒使用上已經有近十幾年的食用歷史，分別是來自Arjuna Nature 的BCM-95 薑黃萃取物及Sabinsa公司的C3薑黃萃取物。此兩個薑黃萃取物在功效成分及濃度上近似。Arjuna Nature 公司的BCM-95 薑黃萃取物為含有95%的類薑黃素（Curcuminoid薑黃素種類的總稱），同時具有49張專利技術。而Sabinsa的C3薑黃萃取物一樣含有95%以上的類薑黃素、GRAS（美國安全可食認可）及二張專利。薑黃中的功效成分——薑黃素（正確名稱應為類薑黃素 Curcuminoid）有一個最大的缺點便是它的生物吸收性的問題，也因此，選用具有高吸收性的薑黃才是首要選擇關鍵。

2020年，新冠狀病毒（COVID-19）疫情自2020年的一月到十一月中，已經造成全球約有五千六百多萬人感染新冠狀病毒，並導致一百三十多萬人的死亡。也因此各國民間掀起一股利用食癒成分來提升自我免疫力及對抗病毒的風潮。當時台灣南部有許多農民流傳將自己栽種的薑黃磨成粉，並自行加入胡椒，認為這樣可以提高薑黃的吸收，結果造成許多人出現腸胃不適問題。雖不清楚是因為自行研磨的

薑黃粉衛生條件問題，還是因為加入太多胡椒粉而導致出現腸胃不適。但，值得注意的是自行栽種並研磨的薑黃粉所含的功效成分類薑黃素並不高，約只有2-5%的類薑黃素，因此吃到的，大多是薑黃天然色素部分。而此天然色素便是用來做成咖哩，提供咖哩的天然色澤來源及香氣的成分。薑黃中的功效成分——類薑黃素確實是不好吸收，因此吃進身體後，可被利用的不多，更別談可以產生食癒，食療效果了。

要利用薑黃達到保健功效作用，就必需要有足以啟動保健作用的食用劑量及高的薑黃素生物利用性才行。目前研究已經證實可以利用一些油脂（薑黃是脂溶性的）或胡椒中的胡椒鹼（piperine為鹼性，通常需要高濃度胡椒鹼一日15毫克以上）可提高薑黃素的生物利用性。薑黃本身就帶有的薑黃油及類薑黃素是可以用來提高薑黃素的吸收性的。因此，若能利用生物科技技術，把薑黃中的油脂與薑黃素結合在一起，便有助提升薑黃素的生物利用性。印度Arjuna Nature的BCM-95薑黃萃取物就是利用專利技術把薑黃中的天然精油萃取出並與類薑黃素結合達到提高吸收性的效果。而Sabinsa的C3薑黃萃取物則是利用胡椒中提煉出的胡椒鹼來幫助吸收。請注意喔，是利用新鮮胡椒粒中所萃取出的高濃度胡椒鹼來提高薑黃吸收性，而非胡椒粉喔。若要達到可幫助吸收的胡椒鹼含量，大家不知道要吃下多少公斤的胡椒粉才夠，因此千萬不要以訛傳訛而造成誤用。其他像利用微膠囊化或奈米化的薑黃萃取物等，也都號稱可以提高薑黃素的吸收性，但其吸收性及利用性如何，目前尚未有足夠研究結果來判定其有效性。在平常的生活上，我們倒是可以利用幾個實用的技巧，來提升薑黃素的吸收性，例如薑黃素因為是脂溶性的，建議可以把薑黃萃取物於餐後或與餐點一起食用。除此之外，薑黃素因為在蛋白質（尤其是白蛋白）的幫助下，會更加穩定而易於利用，因此可與牛奶一起食用或做

成溫溫的黃金奶，冬天特別有溫暖保養的效果。我自己補充薑黃素的方式是，通常我在特別繁忙的日子、感覺疲累或感覺要感冒時會自己打莓果拿鐵並加入1/3~1/2茶匙的高濃度薑黃素一起食用，以幫助身體的修護。有時臉部看起來疲憊沒光澤時，也會以微量高濃度薑黃素及蜂蜜等做成天然的黃金面膜泥來敷臉，就可以快速恢復氣色（面膜泥製作方式請參照PART 2食癒美顏面膜製作）。

第二節　薑黃的食癒防護功用

薑黃即使已經有二千五百年的使用歷史，目前依然熱烈的被人們所使用與讚賞。也因此，科學家對它的研究從沒間斷過。在國際的臨床研究（驗證對人體疾病上的輔助食癒功效）上更是不減反增，並且對它的效用是越來越認同。我們光是比較對薑黃素的臨床研究數量來看，在2004年約只有四個薑黃素與人體健康的研究，但到了2020年，國際上竟有高達226個薑黃素的臨床研究。竟然國際上對它的功用這麼感到興趣，那麼我們不禁好奇的想問，到底薑黃對人體有什麼保健輔助或是食癒的效果呢？以過去近二十幾年的研究成果來看，薑黃最為常談的效用便在於其協助抗發炎、抗氧化、抗病毒及對抗腫瘤的效應了。國際上已有許多有關薑黃的臨床研究指出，薑黃對人體許多疾病與問題具有預防與促進修復的功用，包含癌症、心血管疾病、類風濕性關節炎、慢性發炎、阿茲海默症、巴金森氏症、乾眼、眼部發炎及皮膚疾病等。美國許多模特兒更是把薑黃與其他食材做成面膜泥來敷臉以幫助臉部抗發炎及提升臉部皮膚的健康程度。在前面PART2食癒美顏中，我們已經教過大家如何利用薑黃敷臉，以快速恢復皮膚氣色及提升臉部亮度。而這邊我們則要回歸到有關薑黃與免疫防護的主題

上。

在許多的臨床研究中，薑黃最具實證研究效果的便是對抗急性及慢性發炎的部分了。薑黃中的薑黃素具有對抑制免疫系統中的樹狀細胞過度免疫興奮的功能，同時也可以幫助活化免疫大軍中的通訊兵及發炎前的訊號調節，降低發炎前的訊號釋放，並調節發炎時的訊號強度大小，避免身體誘發過度發炎反應。同時，在部分動物試驗研究中，薑黃素對提升免疫球蛋白如IgG及IgM皆顯現出良好的效果，這說明薑黃素對免疫調節確實有它的食癒效果。除此之外，這二十幾年來食品與營養學家也不斷發現薑黃對人體的其他功用，例如臨床研究薑黃素可幫助加速大腦β-澱粉漾蛋白分解，因此有助預防阿茲海默症的發生，幫助糖尿病患者的發炎及血糖調節、幫助傷口癒合、增加關節靈活度及對延緩老化的功能等。也因為薑黃素對抗發炎的效果，所以也在退化性關節炎、類風溼性關節炎、改善非典型憂鬱症患者的憂鬱狀況、幫助壓力荷爾蒙的調控上具有食癒保健效用。另外，新的研究也指出，薑黃對於眼睛問題，如乾眼所引發的症狀（不是乾眼症本身）、老化所產生的黃斑問題、退化及糖尿病所引起眼睛問題，具有改善狀況的功用。薑黃對眼睛健康的作用在於抑制發炎的發生，減少發炎因子的產生等。薑黃用於食癒療補已有數千年的歷史了，現今的研究也指出，長達三個月並且每天高達12公克的薑黃攝取都還是安全可行的。除此之外，薑黃素也被美國食品藥物管理局（Food and Drug Administration）公認為安全無虞的食癒成分。不過，雖然研究證實了高劑量薑黃的安全性，保健補充只要補充到一定劑量即可，不必追求多就是好，而是足夠量來達到保健目的即可。通常我們建議薑黃素一天的攝取量約在250-500毫克即可達到保健食癒目的。

食癒生活的目地，就在於預防、保養與自我修癒。食癒是一種生活的美學態度，是充分利用食癒食材並納入我們的生活當中，讓身體

透過這些食癒成分而達到自我修復及自我治癒的方式。保健食材的食癒效用在於提升身體的營養品質、提升身體的防護能力，讓我們在面對壓力、環境及毒物等生活各種變化中，有一個幫助身體自我修癒的營養成分。

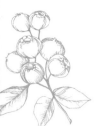

第二章

食癒免疫軍──乳鐵蛋白（Lactoferrin）

　　相信很多媽媽們都聽過乳鐵蛋白（Lactoferrin）。所有的寶寶食物中，有最高乳鐵蛋白含量的，非母乳中的初乳莫屬了。媽媽的初乳中因含有最高量的初乳蛋白，是乳鐵蛋白來源的第一名。而排名第二名的，還是母乳，但這邊指的母乳是指初乳後的母乳。排名第三名就是牛奶中的乳鐵蛋白含量了。乳鐵蛋白具有對抗細菌及病毒的能力，可說是人體免疫防護的輔佐大臣之一。乳鐵蛋白是一種帶有鐵質的蛋白質，也是存在人類的眼淚、鼻涕及唾液中的一種鐵的型式。乳鐵蛋白是人體免疫大軍中的重要一員，它可幫助人體對抗傷口及感染。就是因為它的對抗細菌的功能，尤其是格蘭氏陰性菌（例如大腸桿菌、綠膿桿菌、流感嗜血桿菌等，都屬於格蘭氏陰性菌），讓乳鐵蛋白成為是免疫防護中的重要輔助推手。

第一節　乳鐵蛋白的食癒防護

　　乳鐵蛋白自60年前被發現至今，已有將近4000多篇的研究在探討乳鐵蛋白對抗菌的效用及機轉。乳鐵蛋白具有刺激免疫系統去對抗外來物入侵人體並且對抗身體損傷功能，但是又不會引起過度的免疫反應，可幫助免疫系統的平衡。我們體內的乳鐵蛋白主要存在我們的上皮細胞、黏膜、眼淚、唾液、子宮分泌物、精液及母奶等中都可以找到乳鐵蛋白的蹤跡。每個媽媽所產出的母乳中其乳鐵蛋白的含量都不同，通常約在每公升1~7公克左右。乳鐵蛋白因為存在人體的許多黏

膜及上皮細胞上，加上它可以協助分泌IgA和其他防禦素（defensins是一種可以對抗細菌及部分病毒的蛋白質），因此具有對抗微生物的作用，同時也因此可以協助調節體內的好菌及壞菌的平衡狀態。乳鐵蛋白對於免疫的第二道防線——先天性免疫系統也有許多功能，例如多形核白血球中就有乳鐵蛋白的存在。當有局部發炎發生時，乳鐵蛋白跟免疫軍中的成員就會隨著這些免疫軍自血液釋放出來，並到達發炎的部位進行作用，降低發炎的程度。乳鐵蛋白是一個人人都好的好好先生。它可以在不同層級的免疫防護作用中發揮作用，例如乳鐵蛋白會依據主人的需求，在促進發炎與對抗發炎之間依狀況需求做必要性的調節。除此之外，乳鐵蛋白也在我們的黏膜液中（口腔、鼻腔、胃、腸及尿道都可以分泌黏液）與IgA及防禦素一起對抗外敵，目的就是在維持生理屏障中的菌相平衡。接下來我們就來了解一下乳鐵蛋白免疫防護的食癒功能吧！下面為乳鐵蛋白的食癒功能：

▪ 是免疫第一防線的防護高手

在我們的眼淚、唾液、體液及黏膜液中，乳鐵蛋白與IgA及防禦素一起合作對抗入侵的微生物，抵抗外敵，讓細菌無法在體內繁殖。

▪ 減緩或抑制發炎反應

乳鐵蛋白因為會跟細菌感染時產生的毒素結合，因而可以減緩或抑制發炎的發生。另外有研究利用人體實驗驗證，乳鐵蛋白具有抑制格蘭氏陰性菌的抑菌效果。因此當皮膚因過敏而產生紅腫時，塗抹乳鐵蛋白於皮膚上可以減緩紅腫等反應的皮膚發炎現象。

▪ 與細菌競爭鐵，因此可幫助讓細菌無法繼續繁殖。

乳鐵蛋白因為身上有帶有鐵這個礦物質，是一個與鐵結合在一起的蛋白質，喜歡與鐵質相互伴隨度過一生。而鐵質因為是細菌繁殖時所需要的一個礦物質，所以也喜愛在體內找尋鐵的蹤跡，以便有足夠能源進行繁殖。但因為乳鐵蛋白與鐵的緣分高，親和力也很高，比

起細菌而言，鐵更喜歡與乳鐵蛋白做朋友，所以當鐵已跟乳鐵蛋白手拉手做朋友時，細菌自然無法從中介入。也因此，在沒有鐵的幫忙之下，細菌也很難再繁殖了，這就是乳鐵蛋白對抗細菌的方式。另外，在人體的傷口組織中，會釋放亞鐵與三價鐵，乳鐵蛋白因為跟鐵的親和性高，所以可以清除這些來自傷口部位或發炎部位的鐵，以減輕身體的壓力。因此就有研究認為，像阿茲海默症及巴金森氏症這類病人，因腦部有鐵的堆積，乳鐵蛋白還可能透過大腦微膠細胞或血液來清除阿茲海默症及巴金森氏症腦部中堆積的鐵質。

- ### 殺菌作用

乳鐵蛋白因為帶有一個N形武器（N-terminal domain），可以跟不同的微生物作用，並且因為乳鐵蛋白帶有正電的電擊棒，因此可以用來作為打擊細菌（細胞膜）的武器。

- ### 幫助製造免疫軍成員，對抗病毒

乳鐵蛋白在體內可以協助免疫軍T細胞等的成長及分化，幫助抗體IgA的作用，同時也協助免疫軍中化學武器的製造，讓身體在面對病毒入侵時，有足夠的兵力及武器可以攻擊外敵。

- ### 幫助造骨細胞的增生，有助骨骼再生

這幾年越來越多研究發現，乳鐵蛋白對於造骨細胞與蝕骨細胞也能發揮作用。研究指出，乳鐵蛋白可以幫助造骨細胞的增加，可能有助於對抗骨質疏鬆等相關疾病的改善，幫助骨骼再生。雖然乳鐵蛋白對於骨骼的功用尚無法完全被證實，就看未來是否會有更有力的研究出現來證明乳鐵蛋白對於健康的幫助。

- ### 促進傷口癒合

有研究指出，乳鐵蛋白對於燒燙傷的傷口癒合有促進癒合的作用。不過真正的應用方式還有待確認，讀者千萬不要自行把乳鐵蛋白用來敷傷口喔，這樣可能會進一步的導致傷口感染。

▪ 幫助對抗幽門桿菌，減少胃部發炎

研究發現，乳鐵蛋白透過幫助胃部傷口癒合的效果來協助因幽門桿菌所造成的胃部發炎及潰瘍，同時乳鐵蛋白還可以做為對胃潰瘍患者的營養補充，也因此除了提升病患營養價值外，也協助胃部傷口的癒合。

目前市面上已有許多乳鐵蛋白強化的補充品出現。許多嬰幼兒奶粉或者是醫療診院醫師也會提醒家長給小朋友補充乳鐵蛋白來提升抵抗力。對於住院病人、老年人或是口腔咀嚼能力差的長者也可利用乳鐵蛋白來增加抵抗力及提升蛋白質營養。當身體有足夠的蛋白質營養，自然就有能力抵禦感染及病毒的侵襲。充足的蛋白質營養除可協助老年人應付疾病本身壓力外，也可協助抵禦住院期間的交叉感染發生。

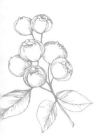

第三章
食癒抗氧化──歐美人眼中的東方美人──枸杞（Goji Berry）

　　近幾年來，因爲枸杞的健康食癒妙用，已被國際選爲「**超級食物**」（**Superfood**）（超級食物指「對健康有益、非常營養且可能對某些疾病有幫助的食物」），也因此，再次喚起我們對這個華人非常熟悉的食癒食物的重視。枸杞（Goji Berry）又稱──「雪莓（wolfberry）」，已有幾千年食用歷史。但你知道嗎？在2018~2020年之間，主要生產在亞洲的枸杞，竟也成爲風靡歐美的超強抗氧化食癒食物。尤其是在北美及歐洲國家中，即使當地枸杞的售價昂貴，但仍不減他們對枸杞的瘋狂及喜愛。在歐美國家，他們喜歡把枸杞用來作爲預防發冷、發熱或調節血壓、血糖及預防癌症的食癒食物。但是身處於亞洲的我們，枸杞不但隨手可得並且價格親民，更是我們藥膳食癒的重要食材。甚至中式料理中爲了增加菜餚的色澤，有時也會加入枸杞來作點綴。枸杞可說是我們亞洲人平常就很熟悉的養身食材。

　　中國人的智慧《本草綱目》中就記載「枸杞能使氣可充，血可補，陽可升，陰可長，火可降，風濕可去，有十全之妙用焉」，也因此可作爲中藥，也可用於食材的藥食同源珍物。枸杞是屬於茄科植物，大多產於夏季至早秋之間，主要產地爲在中國西北方，尤其是寧夏地區。枸杞從葉子到根皮都可被當作中藥材，例如，曬乾的果實在中藥上被稱爲「地骨子」，葉子稱「枸杞葉」或「天精草」，根皮被稱爲「地骨皮」，故有全身都是寶的美名。正符合本草綱目中所說的：「春採枸杞葉（又稱：天精草），夏採花（又稱長生草），秋

探子（枸杞子），冬採根（又稱地骨皮）」。在中藥上枸杞是屬於上品，因此可以天天使用，不過量即可。一般而言，新鮮枸杞採收後會經過日曬或乾燥以便於販售。當我們挑選枸杞時，應注意枸杞的光澤度，飽滿度及肉的厚度，越高越好，並且要注意有沒有被染色（蒂頭的地方帶有黃白點，通常是沒被染色的。染色過的枸杞泡過的水會呈紅色的）。東方人通常喜歡把乾燥的枸杞經煮過、泡過後食用或添加於食材中一起烹調。另外，也有把枸杞作為天然染料或製酒的材料。

枸杞有許多營養價值。枸杞中約有46%的醣類（碳水化合物）、16%的纖維、13%的蛋白質、1.5%的脂肪及其他微量維生素與礦物質，如維生素B_1、B_2、菸鹼酸、鉀、鈣、鐵、鎂、磷及硒等。除此之外，這一顆小小橘紅色的枸杞中具有高生物活性及高營養價值的多醣體、類胡蘿蔔素、胺基酸、多酚類、有機酸及甜菜鹼。也因為這些高生物活性的功效成分，讓枸杞成為歐美眼中的「超級食物（Super Food）」並稱它為具有促進健康與調節免疫能力的高抗氧化物。接下來，我們就先來看一下這些高活性成分的營養價值吧。

第一節　枸杞食癒成分

枸杞多醣（LBP）

枸杞中約含有5-8%的水溶性枸杞多醣體（LBP）。枸杞多醣體是一個具有高度生物活性及保健功能的功效成分。根據研究發現，枸杞多醣體具有調節免疫系統中免疫軍的製造及吞噬細胞的吞噬作用，可幫助提高身體對抗外敵能力。枸杞中除枸杞多醣外，其他醣類如阿拉伯糖、半乳醣醛酸、甘露糖、半乳糖及鼠李糖等等，也有幫助腸道菌相的維護，維持腸道好壞菌的平衡功用，也因此幫助免疫系統中的維

護。

枸杞護眼食癒成分——玉米黃素

　　小時候常常看到老一輩的婆婆媽媽，只要眼睛乾澀或模糊不清，就會開始泡枸杞茶來喝。民間也流傳著，枸杞可以護眼。甚至市售許多眼睛相關保健食品中也常看到枸杞的蹤跡。雖然中醫上說，枸杞可以「明目」，但是到底是什麼成分讓枸杞成為「明目」的食癒成分呢？答案是「玉米黃素」。葉黃素（Lutein）及玉米黃素（Zeaxanthin）是人體視網膜裡面唯一可以偵測到的兩種黃斑色素。人體眼球的黃斑部是感光細胞聚集的地方，也是負責提供視力顏色及豐富細節視覺的一個重要的視覺感光部位。如果我們用影印機來形容的話，黃斑部就是影印機，而葉黃素及玉米黃素就是裡面的碳粉色料了。如果沒有碳粉，光有影印機就不能印出任何影像來。我們日常生活中的紫外線及光線是造成眼睛損傷的光源，但通常能被眼角膜及水晶體過濾掉。唯有光線中的藍光（手機及電腦螢幕中皆有藍光）可以直接穿透到視網膜及黃斑部位，而造成視網膜及黃斑部位的損傷而影響視覺。隨著年齡老化或用眼過度等因素，會造成眼睛黃斑部的退化。而黃斑部的退化是一個不可逆的傷害，一但退化就無法治癒。也因此，黃斑部位中的黃斑雙色——葉黃素及玉米黃素就變得非常重要了。

　　過去研究已經證實，葉黃素可以幫助黃斑部過濾藍光，減少藍光對眼睛的損害，進而減少黃斑部病變的發生。而枸杞中所含有的食癒成分——玉米黃素是一種非常具有抗氧化功能的類胡蘿蔔素。玉米黃素可以協助阻擋自由基對眼睛的破壞行動，保護細胞膜不被自由基破壞，因此可以輔助黃斑部的完整性。過去流行病學調查指出，體內葉黃素及玉米黃素含量最高的人，較不會罹患黃斑部退化症。而乾燥枸

杞中含有相當豐富的玉米黃素，是眾多玉米黃素食物中的優等生。一般而言，每15公克的枸杞中約有3毫克的玉米黃素。研究指出，一天6~10毫克的葉黃素及2毫克的玉米黃色，即可達到預防黃斑部的老化作用。除此之外，枸杞含有豐富的類胡蘿蔔素，而玉米黃素只是其中一種，其他如隱黃質、新黃質及β-胡蘿蔔素，都是枸杞中含量豐富的類胡蘿蔔素種類，而這些成分都皆具高抗氧化性，恰好對眼睛的完整性提供了最佳的營養。

有減肥妙用的枸杞多酚

大家有沒有聽過生咖啡豆中的綠原酸可以幫助體內抑制脂肪的形成及促進脂肪的代謝，也就是說可以用來幫助減肥。但是我們每天喝的咖啡是使用烘培過的咖啡豆，其中綠原酸早已被分解耗盡，所以已經不含有可以幫助脂肪代謝的綠原酸。但沒想到，東方國家中的明目食癒食材——枸杞中竟也含有豐富的綠原酸。事實上，枸杞中所富含有的多酚化合物中以綠原酸、咖啡酸及對香豆酸（肉桂酸的一種衍生物，存在葡萄酒及羅勒中）為主，其中以綠原酸含量最高。也因為富含綠原酸的特性，也讓枸杞成為歐美明星用來幫助減肥的天然食癒食物。

第二節　枸杞與健康防護

有關枸杞對人體健康的研究不勝枚舉，包含枸杞的萃取物可以幫助改善皮膚蠟黃現象、提升胰島素抗性、減緩肝機能下降、疲勞、糖尿病、高膽固醇及肝炎等疾病的預防。現代人因生活環境及工作忙碌，長期飲食不良，每日一杯的手搖飲、大吃大喝或喜愛甜食的飲食

習慣往往造成胰島素分泌過多。而爲了代謝這些含糖食物，體內的胰島素必須不斷分泌出來協助「糖的代謝」，長期下來導致分泌胰島素的胰臟細胞出現過勞及疲乏現象，而造成胰島素抗性及新陳代謝疾病，如三高（高血糖、高血壓及高血脂）。長期高血糖、高血壓及高血脂會導致體內慢性發炎的發生。而慢性發炎就會誘發疾病及影響我們的免疫防護能力。枸杞因含有豐富的食癒營養成分，被認定是「超級食物」，而經過生物技術萃取出的枸杞萃取物，更是有高濃度的營養成分。多年來已有許多研究認爲枸杞的萃取物具有食癒效果，可協助用於預防眼睛的病變、協助糖、膽固醇及脂肪的代謝並輔助改善慢性肝部發炎的現象。同時，研究也指出，枸杞萃取物可以幫助白血球及粒線體對抗氧化性壓力，因而輔助免疫系統的調節。現今的食品生物科技技術也已經能把枸杞中的養分經生物萃取技術，提煉出不同濃度含量的枸杞精粹物來。爲達到枸杞的食癒效果劑量，建議每天可以攝取5-20公克的枸杞，或利用0.5~1公克枸杞萃取物（以濃度20%爲例）的方式卽可達到食癒效果。我自己則是喜歡利用快速簡單的方式來補充食癒營養素的人，也因此，我常利用打莓果拿鐵時或炒菜時，加入大把的枸杞，做好每天的護眼及調節身體的食癒營養補充。有時大魚大肉之後，也會利用枸杞莓果拿鐵來取代一餐，減少脂肪形成。遇到眞的疲憊不堪時或氣血不佳時，則會以高密度營養的枸杞萃取物來快速幫助體力及恢復氣色。

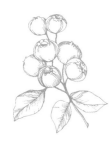

第四章
食癒腸道菌相

第一節　益生菌──百善「腸」為先

　　益生菌」（Probiotics），源自希臘文中的「probiotika」，指的是「生命」的意思。益生菌最早的起源是約在1954年，費迪南（Ferdinand Vergin）在他的文章──抗菌及益菌（Anti-und Probiotika）一文中，他比較了抗生素/抗菌劑對腸道好菌的影響，而衍伸而出益生菌（Probiotics）的思維來。直至2002年，聯合國糧食及農業組織（FAO）與世界衛生組織（WHO）把益生菌定義成：「經嚴格篩選出的活菌株，當攝取足夠量時，能夠賦予人體健康」。雖然，在2002年我們才對益生菌有足夠科學性的了解並定義出益生菌的用途，不過早在古羅馬及希臘時期，就已經有可做出發酵牛奶（含有益生菌/乳酸菌）的食譜出現了。聖經中曾多次提及的「酸奶」指的就是含有乳酸菌的牛奶發酵物。而當時的酸奶發酵技術發展至今，而有了今日的希臘優格（Greek Yogurt）、優格、優酪乳及養樂多等經乳酸菌發酵而來的乳酸菌產品。

　　許多臨床研究證實益生菌對人體具有許多健康促進的益處，包含調節腸胃功能、對抗幽門桿菌（致胃潰瘍菌）、發炎性腸道疾病（腸躁症、腹瀉）及過敏（如異位性皮膚炎）、減少腸胃中有害物質等功能。除此之外，益生菌還可以幫助第二型糖尿病的血糖穩定、幫助非酒精性脂肪肝的發炎與降低肝指數、胰島素耐受不佳、減少致癌物形成、輔助降低壞的膽固醇（低密度脂蛋白LDL）、調節免疫、幫助減

重及幫助住院病患降低院內感染機會。但值得注意的是，雖然益生菌具有多項對身體的效益，但效果卻是「因人而有所差異」，主要受到人體本身體質（基因密碼表現）及每個人腸道中的微生物菌相不同所致。舉例來說，腸道菌相差或飲食習慣差的人想要利用益生菌來達到保健效果，會比腸道菌相好或飲食習慣好的人更長的時間，才會感受到益生菌對身體所帶來的益處。另外益生菌的菌種、菌數（劑量）及用來生產製造/或發酵出乳酸菌的成分都會影響到益生菌的效果。

腸道中的微小世界——腸道菌相（Microbiota）

　　在還沒進入腸道菌相主題之前，不免得先請各位一個想想。請問正在看書的各位，你的手上有細菌嗎？你現在所在的地方乾淨嗎？你知道你身上有多少微生物寄生在你身上嗎？最後，我想請問各位讀者試著回答，您知道住在人體內細胞數目多，還是細菌的數目比較多嗎？我們若是去比較住在體內的細胞跟細菌數量的話，到底是細菌多，還是細胞多呢？答案是：細菌（或更正確的講法應該是微生物）。

　　我們都知道，身體是由許多細胞所組成，而細胞組成組織及器官，造就身體的各個部位功能。但是，如果存在人體中的細菌數量高於細胞數量，那麼我們不禁要懷疑，人到底是由細胞組成的，還是細菌組成的呢？事實上，在我們的身體中約有10兆個細胞形成人體的小宇宙，組織、器官乃至整個身體系統，做出許多微細的工作來維持身體運作。但是，各位知道嗎？比起十兆個細胞，我們身體內卻住了100兆個微生物，在身體的各部位生活著。這100兆個細菌、病毒、菌類及微生物與人體一起共生，並默默安靜的做著許多不為人知的工作。尤其是住在我們腸道中的微生物菌相，我們以「腸道菌相」（Microbiota）來表示住在腸道中的各種微生物。這些腸道中的微生

物參與人體許多代謝運作，例如，它們會協助發酵腸胃中無法消化的食物及黏液、節省身體能量的浪費、殺死某些病原菌、參與免疫反應（尤其是免疫的第一道防線）、製造維生素（例如維生素K）、部分胺基酸及酵素、幫助礦物質吸收及協助消化纖維等地工作。而這些腸道中微生物的組成，也就是好菌及壞菌的比例，對身體健康乃至身體基因的表現都有極大的影響力。人一出生，腸道中菌相的多樣性就受到許多因素影響，例如，出生的方式（自然產或剖腹產）、飲食營養狀況、衛生條件及生活習慣等因素都會影響你我身上，尤其是皮膚及腸道中菌相的多樣性。

　　一般而言，母乳哺餵比瓶餵配方奶的的寶寶有較佳的腸道菌相；

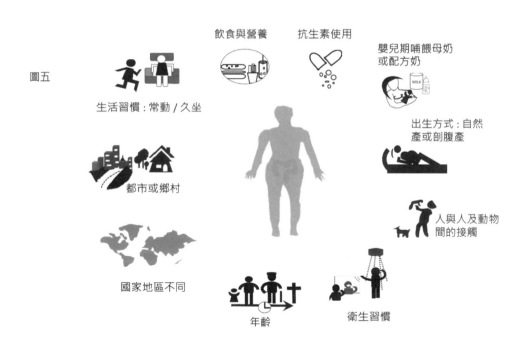

影響腸道菌相的生活與環境因素

自然產寶寶比剖腹產寶寶更可以得到媽媽身上多元的菌相；常動的人比久坐少動的人有更多元的菌相。不同的生活模式、居住地區、飲食習慣及用藥都會影響我們腸道菌相。而多元且好的腸道菌相則有益於提升健康。

　　近年來科學家致力於找出腸道菌相與人體健康的關聯性，例如腸道中的菌相會透過「腦腸軸」（Gut-Brain Axis）影響腦部健康；腸道中的菌相也關係到一個人癌症罹患機率、慢性病及發生疾病時的治癒能力。再者，腸道菌相也關係著嬰兒從出生至老年的免疫系統反應能力。也因此，我們必須維持良好的腸道菌相。而維持良好的腸道就得從腸道中的好菌及壞菌的比例來著手。

第二節　正義好菌VS.壞蛋菌

　　如剛剛所提到的，我們體內住著一群微生物，每個微生物都進行著不同的工作及功能。其中，最為重要的就是住在我們的消化道中的微生物——腸道菌相了。腸道中的好菌可以達成我們消化系統無法達成的工作，並與我們的腸道消化功能做互補的功能，同時減少消化步驟與負擔。而壞菌則會佔據消化道中有限的環境與位置，並且以錯誤的方式消化我們吃進去的食物。有些壞菌甚至會產生毒素，破壞身體的平衡與環境。當人體攝取食物後，我們的消化道會以各種方式消化這些食物，讓我們得以獲得營養物質，身體才得以運作與維持健康。但當每次吃進去的食物都被這些壞菌以錯誤的方式消化食物時，長久循環下來，就會影響消化機能並導致身體無法獲得良好與足夠的營養素來滋補身體。如果又加上不良的飲食習慣、生活習慣或處於疾病下，就會導引更多壞菌生長，導致腸道菌相失衡進而破壞腸道免疫功

能。失衡的腸道環境除會造成消化道及免疫問題外，也牽動著人體腦部神經及慢性疾病的發生。

人體腸道中菌相的平衡，也就是好菌及壞菌的比例多寡受到許多因素影響，例如飲食（高糖/高油脂/少纖維）、飲酒過多、壓力、身體基因（意指體質）及生活環境中的有毒物質（包含空氣中看不到有害物質）等許多「內生性」及「外來性」的因素都會影響到腸道中菌相的平衡。雖然我們看不到，也感受不到我們身上這幾兆個細菌（微生物）在人體內所進行的各項活動，但事實上，人體內的好菌及壞菌每天都上演著不同的抗爭。在每天的日常生活中，我們不知不覺得吸進無數的汙染物。甚至當我們在與人談話時，也會經由口沫感染到細菌或病毒，這也是爲什麼傳染病會到處傳染的原因之一。更甚者，我們每天的食物中又存在多少肉眼無法辨識的細菌或微生物。而這些肉眼看不到的細菌/微生物正是導致我們腸道菌相失衡的主要因素。

爲何需要益生菌？

人自離開母體的一刻，就開始建立起體內的菌相。寶寶自無菌的環境來到世上的第一刻，便自媽媽母體、母乳及周遭環境中接受到各種正義好菌及壞菌。緊接著副食品時，也自食物中接受到更多元的微生物，更建立起自己的腸道菌相及發展出免疫防護機制來。隨著年齡的增長，腸道中的正義菌與壞菌比例受到飲食營養、環境、疾病、藥物及老化等因素，漸漸失去平衡，而影響健康。居住及定殖在我們腸道中的壞菌會以錯誤的方式消化腸道中的食物並產生毒素，也因此，長期累積下來，有可能危害健康。而好菌會互補我們的消化系統，以有利於身體的方式幫助消化食物並促進健康。但，我們眞的需要益生菌嗎？

益生菌並不是一個現代新發現的營養物質，而是一個已有悠久

食用歷史的食癒食物。不管是埃及法老文化中的發酵食物、聖經中的「酸奶」（介於液態與固態之間的優格狀奶製品）、源自高加索地區的克菲爾（Kefir）、中亞/蒙古的馬奶酒（Koumiss）、德國的Leben（凝乳），還是印度的Dahi（優格）等，都是利用動物奶發酵製成的。這些用來發酵動物奶所需的發酵菌便是益生菌的一種。

　　在1908年時期，諾貝爾獎醫學得主——伊利亞·梅奇尼科夫（Ilya Mechnikov）是第一個研究人體腸道菌群的人。當時他提出了腸道中的菌相與老化相關的理論。他認為，人會衰老是由於體內某些細菌（壞菌）所產生的毒素造成人體老化現象發生。為了預防這些細菌在體內繁殖，他提出了一種含有保加利亞乳酸桿菌及嗜熱鏈球菌發酵奶類的飲食。而這些經發酵過的發酵奶會在人體內產生大量的乳酸並抑制腸道中部分壞菌的生長。在當時，這樣的飲食還曾流行過一段時間。相信大家一定都知道「養樂多」了，幾乎每個小孩的童年都曾喝過養樂多。養樂多的出現，也正是日本出現發酵奶及益生菌的開始。約在1930時期，日本代田稔（Shirota）教授成功培養出在人體腸道中存在的一種菌，而後他以他的名字把此菌命名為「代田菌」（Lactobacillus Casei Shirota）（為乾酪乳桿菌的一種）。代田菌的最大優點是它可以通過胃部酸性環境而定殖生存在腸道中。當時，代田稔教授利用此菌做出一種發酵奶，並對一些病人做食用後的健康測試而引起大家的關注。代田稔教授並於約1935年開始進行大量生產並銷售，並以世界語「Jahurto」（意即優格）命名為「養樂多Yakult」。

　　由此可知，益生菌早就存在人類的生活及飲食中了。也因此，如果我們可以從日常生活中的食物得到這些益生菌，不但可以幫助重新建立腸道好菌，促進健康，更是一種獲得益生菌最具經濟效益的方式。其實，農耕時代的飲食中常伴隨有益生菌的食物，例如經發酵過

的醃漬魚、菜（泡菜、酸菜）及奶類（起司等），或多或少都可以得到一些益生菌。但是，在現今的社會中，我們腸道中的微生物菌相因受到許多考驗而使得腸道中的正義菌嚴重減少，例如前面所提到的飲食改變（高油脂、糖）、壓力、環境中可見及不可見的細菌與毒素、病毒、酒精、飲水中的氟與鈉、體質（基因）、年齡老化等等外來與內在的種種因素，使得我們腸道益生菌的需求是有增無減。不管是透過飲食，還是透過補充益生菌的方式，都必須考量如何讓體內的正義菌能維持長久效益。下面我們簡單列出為何需要益生菌的原因：

- 益生菌協助發酵腸胃中無法消化的食物及黏液
- 會協助殺死某些病原菌
- 參與免疫反應
- 製造維生素（例如維生素K、部分維生素B群、胺基酸及酵素）
- 幫助礦物質吸收
- 協助消化纖維
- 節省身體能量的浪費

第三節　益生菌（Probiotics）、
　　　　益生質（Prebiotics）、益菌生（Synbiotics）

正義菌聯盟

　　上面我們了解了腸道菌相對人體促進健康的功用之後，接下來，我們來談談到底有那些食物具有促進腸道環境的作用，而益生菌又要如何選用，才會有長久的保護力。相信大家都聽過益生菌、乳酸菌及益生質，甚至這幾年又開始風行益菌生。我們也常在媒體或網路中讀到益生菌及益生質的相關文章，但往往被廠商的廣告行銷解析錯誤而

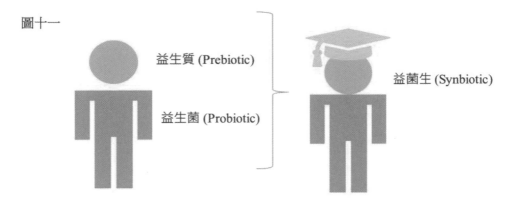

圖十一

益生質 (Prebiotic)

益生菌 (Probiotic)

益菌生 (Synbiotic)

正義菌聯盟：益生菌+益生質+益菌生

混淆無法分辨這二者的不同。到底什麼是益生菌，什麼是益生質呢？益菌生和益生菌又有何不同，到底要怎麼判斷呢？爲了解決大家的疑惑，我們先快速及簡單來介紹一下什麼是益生菌（Probiotics）、益生質（Prebiotics）、益菌生（Synbiotics）。

- 益生菌（Probiotics）：指的就是經嚴格篩選出的微生物，當攝取足夠量時，有益於身體健康的菌，例如乳酸桿菌類、比菲德氏菌類、鏈球菌類等。

- 益生質（Prebiotics）：可作爲益生菌的替代物或添加於益生菌中以增強益生菌效能的食癒成分，除此之外，益生質也是腸道好菌的燃料，有了益生質，才能養好所有在腸道定殖的好菌，讓好菌吃飽喝足，生生不息。常見並能發揮好效用的益生質有乳酮醣、果寡醣、半乳寡醣、菊醣（菊苣纖維）、木寡醣等。

- 益菌生（Synbiotics）：同時把最速配的益生菌及益生質搭配在一起，並產生一個強化加乘作用的配方。例如，比菲德氏菌與乳酮醣，乳酸桿菌與菊苣纖維等的方式。

- 正義菌聯盟：結合益生菌、益生質而產生益菌生的最佳模式。

將最能發揮強大團結力量的益生菌與益生質團隊成員放在一起，以發揮聯盟最大作用力。在食癒生活裡，所倡導的健康腸道環境保養方式，我把它稱為**正義菌聯盟**，也就是結合益生菌+益生質+益菌生的方式。

益生菌=乳酸菌？

益生菌就是乳酸菌嗎？事實上，大家所熟悉的乳酸菌只是益生菌的其中一種，但因為媒體及廠商的誤用，把乳酸菌認為是所有益生菌的代名詞，而誤把乳酸菌當成益生菌。也因此，消費者似乎習慣把乳酸菌認定就是益生菌了。所謂「乳酸菌」指的是能夠代謝醣類並產生50%以上乳酸的細菌。如前面我們所介紹，牛乳/羊乳經發酵後可產生乳酸，並生成乳酸菌。此類發酵牛乳及羊乳並含有乳酸菌的食物已經有很久遠的食用歷史了。而益生菌指的是具有促進健康及改善腸道菌種平衡的活性微生物。根據世界衛生組生（WHO）對益生菌的定義為：「經嚴格篩選出的活菌株，當攝取足夠量時，能夠賦予人體健康」（live microorganisms which when administered in adequate amounts confer a health benefit on the host）。

現今經過科學驗證過的益生菌主要有六大類，分別是：（1）乳酸菌屬（Lactobacillus）；（2）比菲德氏菌屬（Bifidobacterium）；（3）乳酸乳球菌屬（Lactococus）；（4）鏈球菌屬（Streptococcus）；（5）酵母菌屬（Saccharomyces）；（6）芽孢桿菌屬（Bacillus）。通常，要成為一個好的益生菌必須具有幾項特性，第一，它必需是安全的，第二，它必需是具有功效性的，第三，它必需是有好的使用或利用性的。也就是說，一個好的益生菌必需具備安全、功效及穩定的三大特點。

另外，培養製造益生菌時使用的材料基質（培養基）也都會影響

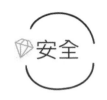
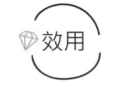

安全

自健康人體腸胃道分離出的菌種
不會分解膽汁(消化脂肪)
來自人類或動物
無不良副作用

效用

能夠在腸道中生存及維持活性
會對抗病原體(如沙門氏菌等)
不受膽汁及消化酵素影響
能對抗腸胃中壞菌
能定殖腸道環境中
不受胃酸影響

穩定

生產過程中有好的穩定性及生存
力,並且容易製造,有高生產量
容易保存
不怕抗嗜菌物質/嗜菌體

選擇益生菌的標準

益生菌的品質與特性。目前,全球許多國家都已針對益生菌的品質規範作出食品法規上的相關規定,例如,在美國,益生菌必需要有「公認安全;GRAS」等級;在歐洲,必需有「安全菌株認可;QPS」規範;在台灣,則必需為食品藥物管理屬認可為可供食品食用的益生菌種類才可食用。所以,針對這樣的規範,我們把目前比較常見的四大類益生菌整理如下。

· 備註:GRAS: Generally Recognized As Safe,為美國食品藥物管理局對食品等所下的安全認可規範。QPS: Qualified Presumption of Safety,為歐洲食品安全局對食品等所下的核可認可規範。

乳酸桿菌類(Lactobacillus;簡寫L.)

1. 嗜酸乳桿菌(俗稱A菌(*L. acidophilus*):維持腸道健康及增強免疫力
2. 保加利亞乳酸桿菌(*L. bulgaricus*):
3. 瑞士乳酸菌(*L.helveticus*)
4. 副酪蛋白乳酸桿菌(Lactobacillus paracasei):適用於過敏性鼻

炎、花粉症、異位性皮膚炎

5. 乾酪乳桿菌（*L.casei*）（俗稱C菌）：調節腸道菌相、抑制過敏原及調節腸道功能

6. 約氏乳酸桿菌（*L. johnsonii*）

7. 植物乳桿菌（*L. plantarum*）

8. 雷特氏乳酸桿菌（*L. reuteri*）：腸胃炎、過敏性鼻炎、抑制胃幽門螺旋桿菌

9. 鼠李糖乳桿菌（*L.rhamnosus*）（俗稱LGG）：尿道感染、白色念珠菌感染、腸胃炎

10. 戊糖乳桿菌（*L. pentosus*）

11. 發酵乳桿菌（*L. fermentum*）

12. 乳酸乳球菌（*L. lactis*）

13. 唾液乳桿菌（*L. salivarius*）

比菲德氏菌/雙岐乳酸桿菌類（（Bifidobacterium；簡寫B.）（1960年代前比菲德氏菌又稱爲雙叉乳酸桿菌（L.bifidus）

1. 靑春雙岐桿菌（B. adolescentis）

2. 動物雙岐桿菌（B. animalis）

3. 雙岐桿菌（B. bifidum）（俗稱B菌）

4. 短雙岐桿菌（B. breve）

5. 嬰兒雙岐桿菌（B. infantis）

6. 長雙岐桿菌/龍根菌（B.longum）（俗稱B菌）

7. 雷特氏菌（B. lactis）（俗稱B菌）：改善便祕或腹瀉，抑制胃幽門螺旋桿菌

其他及乳酸菌類（Others and Lactic Acid Bacteria）

1. 乳酸乳球菌（L. lactis）
2. 嗜熱鏈球菌（Streptococcus thermophilus）
3. 乳酸鏈球菌（Streptococcus lactis）
4. 產孢乳酸菌（Sporolactobacillus inulins）（俗稱S菌）
5. 仙人掌桿菌（Bacillus cereus）

益生菌的功用

　　益生菌對人體有許多功用及好處。其中，最主要並廣為常談的優點便是益生菌有助身體好菌與壞菌的平衡，幫助消化及抑制壞菌/細菌/病原菌在人體內生長。不同的益生菌彼此菌種之間又會有功能上的差異，例如植物乳桿菌、雷特氏乳酸桿菌及青春雙歧桿菌可以產生維生素B群（維生素B_1、B_2、B_3、B_6、生物素、葉酸及維生素B_{12}）提高免疫反應並提升人體對維生素及礦物質的吸收。另有些益生菌可以產生酵素、脂肪分解酶、輔酵素Q及輔酵素A。有些則具有抗菌、抗致癌物及免疫抑制作用的功能。簡單來說，人體內的益生菌主要透過四大作用機轉來保護人體，分別是產生對抗病菌的物質、跟病原菌競爭環境及營養、免疫調節及抑制細菌毒素產生的方式來保護人體健康。而這四大作用對人體產生的效益又可以延伸出許多強大的後作用力來，分別是：

1. 對抗病菌物質：預防及治療感染、維持腸道菌相平衡、保護腸道，避免病原菌生長及減少腹瀉等。
2. 與病原菌競爭環境及營養：許多益生菌會在體內產生一些短鏈脂肪酸（SCFA）、乙酸及丁酸這類餵養好菌的營養物，除了有助好菌的生長外，還可以抑制病菌的繁殖。另外，益生菌也會跟一些營養素作結合，使病菌無法再利用這些營養物質作繁殖。一旦病菌的生長與繁殖被阻斷，病菌感染機率就會減弱。

3. 調節免疫：益生菌透過對腸道菌相的調節，而達到調節免疫的功
   用，對環境中的入侵物產生免疫耐受、產生保護力、產生免疫反
   應以對抗入侵的病原體或細菌等、抑制過敏反應及過度免疫反
   應。

4. 刺激一些抑菌成分的產生，例如乳酸鏈球菌素（Nisin）、細菌素
   來抑制細菌毒素產生、幫助毒素的排除及抑制毒素被人體吸收。

5. 協助體內合成維生素、平衡結腸的酸鹼值、膽鹽的代謝、酵素活
   性及中和毒性物質。

益生菌與疾病

　　數年來，科學家不斷透過細胞、動物實驗及人體試驗來了解益生
菌對人體的效用。目前益生菌被認可的功用包含有：幫助預防皮膚炎
及異位性皮膚炎的發生與降低嚴重程度、改善腹瀉、腸潰瘍、泌尿道
及陰道感染、降低三酸甘油脂及膽固醇、輔助減重、幫助血糖控制、
改善胰島素抗性、改善非酒精性肝炎、降低乳糖不耐症的症狀及調節
免疫力等。不過，因為每個人身上帶有的微生物菌相皆不同，加上體
內接受益生菌作用的基因也不同，因此益生菌對於每個個體的成效速
度不同。有些人很快就感受到改善，有些則比較慢。但可以確定的
是，不管改善速度如何，益生菌確實可以改變腸道菌相，增加腸道的
好菌，協助調整體質及提升免疫力。

　　寶寶腸道中的菌相一出生就受媽媽母體本身及環境中的微生物影
響。第一個定殖於寶寶身上的腸道菌就是媽媽母體身上所帶有的微生
物，再者才是一離開媽媽身體後所接觸的微生物。此二個來源的微生
物菌相將會影響寶寶一輩子。而透過食療補充益生菌是人體快速且有
效獲得好菌的方式，尤其是幼兒及老年族群。下面，我們就以科學的
研究結果來看一下益生菌對疾病的食療輔助。

異位性皮膚炎及皮膚炎

異位性皮膚炎（Atopic dermatitis），過敏性皮膚炎或異位性濕疹（Atopic eczema）是常見慢性、家族性且會復發的非感染性皮膚發炎疾病。通常異位性皮膚炎患者出現對食物過敏、氣喘及過敏性鼻炎機率也比較高一些。金黃色葡萄球菌是異位性皮膚炎患者的皮膚傷口中最常見的病菌。感染金黃色葡萄球菌不但會使異位性皮膚炎惡化，還可能會誘發對食物過敏的現象，同時引發體內抗體IgE（通常過敏發生時，血液中IgE會上升）上升。另外，許多研究中也發現，患有異位性皮膚炎的寶寶及患者，他們皮膚及腸道中的微生物多樣性偏低，而使得異位性皮膚炎更加惡化。

益生菌具有改善異位性皮膚炎及濕疹的症狀功能，並避免疾病惡化。研究結果指出對患有異位性皮膚炎、氣喘、過敏性鼻炎家族史（父母任一方患有過敏性鼻炎）的媽媽在懷孕時期補充益生菌，並在寶寶出生後給予益生菌至6個月或2年的時間，可以大大的降低幼兒罹患異位性皮膚炎等過敏性疾病的發生。另外，對於已經患有異位性皮膚炎/濕疹等過敏性疾病的幼兒或成人，給予補充益生菌可以緩解其症狀並有助腸道菌相的多樣性，減少發炎、病況惡化及壞菌的繁殖。另外，準媽媽於懷孕期間或哺乳期間補充益生菌可以降低嬰兒出生後濕疹的發生率。目前，世界過敏組織（World Allergy Organization；WAO）認同並建議有過敏家族史（父母任一方）的懷孕媽媽、寶寶及幼兒補充益生菌來降低異位性皮膚炎或過敏等相關疾病的發生率，同時幫助減緩症狀嚴重程度。而剛出生的嬰兒應在確定寶寶沒有其他生理狀況之後，再補充益生菌，千萬不要一出生就給予初生嬰兒補充益生菌。一般，最佳的方式是等到4-5個月之後寶寶開始接受副食品時再來補充。對於懷孕及哺乳媽媽而言，則可以找個適當菌株、劑量及安全的益生菌來做補充。

腹瀉

　　益生菌證實具有預防腹瀉的效用，同時可以幫助控制因使用抗生素後所造成的腹瀉。一般而言，抗生素是用來對抗體內細菌並抑制細菌的繁殖的藥物。但因為抗生素不會分辨好菌及壞菌。當服用抗生素後，體內及腸道中的正常好菌大部分會被破壞掉，導致原先互補消化系統的好菌無法正常運作，進而引起消化不良。而消化不良所產生的發酵作用會導致滲透壓型腹瀉，或是造成正常菌在體內協助代謝食物後產生的好菌營養物的減少，如減少短鏈脂肪酸的生產，因而使水分在腸道的吸收降低，而出現分泌型腹瀉。另外，益生菌也有抑制「旅行者腹瀉」的效用及發生在幼兒的腹瀉症狀。對付旅行者腹瀉及幼兒腹瀉的益生菌以乳酸桿菌類、比菲德氏菌類，如鼠李糖桿菌、酪蛋白乳酸桿菌、雙岐桿菌及嗜熱鏈球菌為主。

　　益生菌可以透過在腸道中跟病原菌競爭地位及製造一些殺菌素，如乳酸鏈球菌素（Nisin；有天然防腐劑之稱）或提高抗體IgA來預防腹瀉的發生。在幼兒及兒童時期，孩子在幼稚園或學校開始接觸來自新環境及陌生人的病菌，而出現感染發燒的現象。往往臨床上，醫師可能會因為病毒、細菌或黴菌感染而開立抗生素來治療疾病狀況。建議在完成抗生素療程後，如果食慾及飲食狀況都不錯的話，可以利用優格、泡菜等發酵食品來幫助腸道菌相的提升。但若飲食狀況及考量鈉攝取量（經發酵的食品雖含有益生菌，但通常含鈉量也高）問題，可以透過補充益生菌的方式，來重整並回復腸道的菌相平衡與環境。

・備註：抗生素引起腹瀉的原因是因在腸腔有高濃度的抗生素會破壞腸內正常菌種及破壞菌種的代謝功能，使得病態菌種過度增生，當停止使用抗生素後，正常菌種就能迅速恢復功能。

幽門桿菌感染

　　幽門桿菌被認為跟胃潰瘍、腸潰瘍及腸胃癌症有關。經研究發現，攝取乳酸菌後代謝產生的乳酸可以抑制幽門桿菌的生長及繁殖，因此，部分益生菌的菌種被認為可以用來幫助減緩或預防幽門桿菌的發生。這類的益生菌，多以乳酸桿菌類為主，例如唾液乳桿菌、鼠李糖乳酸桿菌及乳酸球乳菌等。

益生質（Prebiotics）

　　前面我們提到，益生菌指的是有助於維持腸道菌相的乳酸桿菌及比菲德氏菌類等微生物。而益生質（Prebiotics）不再是指這些有助腸道菌相的微生物，而是有助於腸道健康的物質。益生質，Prebiotics，為可以幫助人體健康及調節腸道菌相的物質。若以功能來看，益生質可被當成一種慢效型的益生菌，或是做為強化益生菌功能，使益生菌更能發揮作用的益生菌滋養物。益生質可以刺激腸道中不同微生物菌相的生長與調節腸道中的菌相。也因此，益生質就像是提供營養滋養物給這些腸道中的微生物，讓他們能獲得好的營養以便能頭好壯壯的成長並在腸道環境中發揮長久保護力。有許多因素會影響人體腸道環境中正常菌及壞菌的成長，尤其腸道內的酸鹼值會影響各種菌相的競爭結果，看誰能適合在這樣的酸鹼度的環境中生存並定居下來。也因此，益生質都具有耐酸並且適於腸道的特性。益生質普遍存在水果、蔬菜、全穀物及其他可食的植物部分中，例如番茄、香蕉、莓果類、洋蔥、蘆筍、高麗菜、豆類等都含有豐富的益生質。近幾年來流行於歐美的超級食物——奇亞籽、亞麻籽、燕麥及藜麥…等，也都含有天然的益生質。而部分具有高含量膳食纖維的食物也含有益生質（並非所有含有膳食纖維的食物都有益生質）。當然，也有許多是利用生物技術自天然植物中萃取而來

的，例如乳酮醣（Lactulose）、果寡醣（fructooligosaccharides；縮寫FOS）、半乳寡醣（galactooligosaccharides；縮寫GOS）、異麥芽寡醣（isomaltooligosaccharides；縮寫IMO）、木寡醣（xylooligosaccharides；縮寫XOS）、黃豆寡醣（soybean oligosaccharides；縮寫SBOS）及果聚醣類，例如菊醣（或稱菊苣纖維）及寡醣。這幾種益生質中，**乳酮醣、寡醣及菊苣纖維被認為是最佳的益生質，可以幫助許多益生菌於腸道中的增長與繁殖。**

　　一個良好的益生質必須具備幾個特性。第一，益生質必需要有很好的特性，可以耐得住消化道中一連串消化食物的過程。益生質與其他食物一同在消化道中被消化時，它必需是不會被腸道所消化的（意即，不會被消化道酵素所分解或只允許部分被分解）。並且還可以在消化道中維持它原本的特性，這樣才有辦法讓腸道中的細菌代謝發酵。第二，益生質經腸道內的有益菌發酵後會產生正常菌的營養滋養物——短鏈脂肪酸（SCFAs），或改變腸道中短鏈脂肪酸的組成。而這些短鏈脂肪酸可以促進糞便量及糞便中的酵素，幫助體內廢物透過糞便中排出、調節大腸中的酸鹼值、降低含氮廢物及幫助調節免疫。也因為這樣的特性，益生質可以被當作慢效型的益生菌替代物或額外用來支持及強化益生菌效果的滋養物。當攝取足夠的益生質劑量時，可以幫助益生菌發揮最大功用並促進身體健康。但是，如攝取過量的益生質也會造成像脹氣及腹瀉的副作用來。

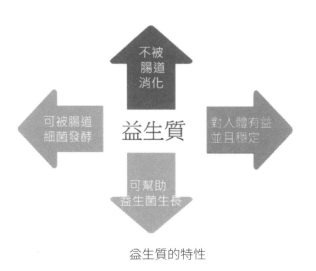

益生質的特性

為避免攝取過量益生質所造成的副作用，只要同時攝取益生菌及益生質，就可解除過量益生質所造成的脹氣及腹瀉情況。益生質是一個可以長期食用來幫助健康及調節免疫力的食癒食物。

益生質對人體的功用

益生質可以調節人體腸道菌相及幫助消化。益生質除了提供腸道能量外，也協助調整腸道好菌及壞菌的平衡、促進脂肪的代謝、提升鈣質的吸收。益生質有時也會參與免疫系統的調節。下面我們就來看看益生質對於免疫調節的功用：

- 益生質會參與改變肝臟中代謝脂肪的酵素，因此促進短鏈脂肪酸的生成。短鏈脂肪酸是腸道有益菌的營養滋養物。腸道好菌因為有了這些短鏈脂肪酸的滋養，才會長的頭好壯壯的來幫助主人腸道的健康及進行免疫防禦工作。換句話說，益生質強化腸道好菌的健康，使得腸道好菌可以維持長久的保護力。
- 益生質促進短鏈脂肪酸的生成（尤其是丁酸），也因此帶動腸道菌相的重整進而幫助調整體質（調節腸道基因型態）。
- 幫助腸道黏液體素產生，強化身體的生理屏障，提升免疫保護力。
- 部分益生質還可以幫助提升免疫大軍的兵力（製造淋巴細胞）。
- 提高抗體IgA及抗發炎的巨噬細胞的分泌
- 具有低熱量的特性
- 可以幫助降低壞膽固醇（低密度脂蛋白；LDL）
- 幫助腸道平衡酸鹼質

國外人體研究以供給259位患有異位性皮膚炎的嬰兒益生質（例如果寡醣及乳寡醣）並補充六個月。研究發現，六個月後寶寶的過敏症

狀降低許多，包含呼吸道症狀（鼻塞、流鼻水）與皮膚疹等的症狀都有明顯的減輕。另一研究也提到，他們在160位剛出生２周寶寶的配方奶中添加果寡醣及乳寡醣，並給寶寶喝這些含有益生質的配方奶３個月（實驗中的寶寶因為某些因素而以配方奶取代母奶哺餵，並非為了參與研究而自行改為配方奶）。研究結果發現，這些寶寶腸道中的比菲德氏菌（好菌）提高了，並且可以明顯觀察到寶寶腸道中的大腸桿菌及梭狀芽孢桿菌等壞菌的生長減少了。因此，益生質除了可以強化益生菌的功能外，它對於平衡腸道菌相與酸鹼值等功能上，都具有食癒保養作用。

第四節　益菌生（Synbiotics），1+1 > 2

　　前面我們已談過益生菌及幫助益生菌生長的營養滋養物——益生質。而益菌生則一個將最適合當隊友的益生菌及益生質配對在一起的聯盟作用，以便讓益生菌及益生質發揮最強大的效果，同時強化益生菌在腸道中的生存能力。也就是說，**益菌生（Synbiotics）便是配對出最適合當正義菌隊友的益生菌及益生質之食癒營養物。**

　　益生菌對人體的功用主要作用於小腸及大腸，而益生質則主要作用於大腸。結合益菌生及益生質後的益菌生，可結合這二者的優點，比單獨使用益生菌或益生質效果來的好及長久。因為這樣的加乘作用，讓益菌生除可提升益生菌在腸道的存活率外，也刺激原本腸道中有益菌的增殖。當益生質與益生菌放在一起食用時，所產生的益菌生效果，可幫助減少腸道廢物的產生、使亞硝胺（致癌物）失活及減少致癌物的形成，同時也可以幫助腸道中短鏈脂肪酸等有助腸道好菌滋養物的生成。也因此，益菌生對於抗菌、減少致癌物、降低血脂、

幫助腦部相關疾病及調節免疫系統等，都有不同程度上的食療保養效果。國際上有許多研究指出，益菌生可以幫助腸道抗體IgA的形成，提升免疫大軍抗敵能力及強化免疫軍招兵買馬的功能。更有研究利用結合乳酸桿菌（益生菌）、比菲德氏菌（益生菌）加上菊苣纖維（益生質）形成益菌生，並給予患有大腸癌及有經過大腸息肉切除的患者補充，發現這些人在免疫表現上都有明顯的改善效果。目前，經研究證實益菌生結合模組有，例如乳酸桿菌屬及比菲德氏菌屬的益生菌，與乳酮糖或菊苣纖維類的益生質，聯盟成益菌生的方式。而以菌株多寡而言，以多株菌株結合益生質的方式是最可以達到調整體質及免疫防護的保健作用，但少部分的益生菌則以單株菌結合益生質的方式較適合。值得注意的是，並不是所有的益生菌都可以跟任何種類的益生質做結合而形成益菌生的。因為，這樣的聯盟效應必需是經過科學驗證的。

　　結合益生菌及益生質的益菌生，發揮了最強大的聯盟功用。對於老年人、兒童、孕婦及哺乳婦族群，尤其是有過敏家族史的人，可以適當地透過飲食或是補充益生菌、益生質及益菌生的方式，來達到健康保健及食療預防的效果。畢竟，營養與生理功能，就像汽油與汽車一樣的，再好車也需要高級汽油來啟動的。

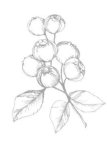

第五章

脂肪中的瘦油──不飽和脂肪酸

　　多不飽和脂肪酸（PUFA）一直是許多人用來預防心血管疾病及類風溼性關節炎等相關炎症的食癒寵兒。我們常聽到的魚油便是在補充不飽和脂肪酸中的DHA及EPA。而DHA及EPA便是屬於歐米加-3（Omega-3）脂肪酸系列的不飽和脂肪酸。

　　歐米加-3（Omega-3）脂肪酸是各種不飽和脂肪酸種類中最具食癒效果的不飽和脂肪酸，其他如歐米加-7（Omega-7）脂肪酸及歐米加-9（Omega-9）脂肪酸也是近年來的食癒新寵兒。而Omega-3脂肪酸中的DPA（二十二碳五烯酸）、DHA（二十二碳六烯酸）及EPA（二十碳五烯酸）更是國際上最常用來補充的保健食品之一。目前全球已有近四千多個食癒性的研究證實，含DHA及EPA的魚油可用於預防心血管疾病、兒童注意力不足（過動症）及關節炎等功效。也因此，一般消費者幾乎把魚油中的DHA及EPA與Omega-3脂肪酸畫上等號了。雖說魚油確實含有豐富的DHA及EPA，並且也有許多人體及臨床驗證魚油的保健功能，但我們必需回顧一下到底什麼是脂肪酸？脂肪都是不健康的嗎？接下來就請大家拿起「柯南」的精神來找出脂肪中的「瘦油」吧！

　　脂肪經分解後會形成不同種類的脂肪酸。我們依身體對它的需求不同，可以分成必須脂肪酸及非必須脂肪酸（更多訊息可參考本書中「好油，壞油大不同」章節）。「必需脂肪酸」是人體為了維持健康所必需且不可或缺的脂肪酸，主要有來自歐米加-6脂肪酸家族的亞麻油酸（LA）及歐米加-3脂肪酸家族的次亞麻油酸（ALA）。這二個脂肪

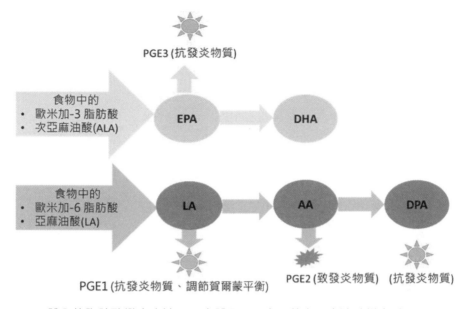

PGE3 (抗發炎物質)

食物中的
• 歐米加-3 脂肪酸
• 次亞麻油酸(ALA)

EPA → DHA

食物中的
• 歐米加-6 脂肪酸
• 亞麻油酸(LA)

LA → AA → DPA

PGE1 (抗發炎物質、調節賀爾蒙平衡)　　PGE2 (致發炎物質)　(抗發炎物質)

體內的脂肪酸變身大法，原來體內可以自己將次亞麻油酸變身為DHA

酸是人體無法自行製造或由其他營養素在體內合成而得到的營養素，所以必需由飲食上攝取或補充來獲得。哪些食物含有亞麻油酸（LA）及次亞麻油酸（ALA）呢？蔬菜油、種籽（葵花籽、亞麻籽及堅果中）有高量的亞麻油酸。而次亞麻油酸則多存在葉菜類、核桃、黃豆、亞麻籽、奇亞籽等種籽及蔬菜油中。那麼我們常常在廣告中聽到的DHA及EPA是人體必需的脂肪酸，是真的嗎？如果我們來看DHA及EPA的營養與生理功用，這二個營養素確實具有重要的生理功能，但是，卻不是人體無法製造合成的「必需脂肪酸」。事實上，我們的身體是可以自行製造DHA及EPA的。我們的身體可以將次亞麻油酸（ALA）代謝製造出EPA，而EPA則可透過生理作用，再次轉換成DPA，最後再轉換成DHA。亞麻油酸（LA）則可以被身體轉化製造出花生四烯酸（AA）。

這些被代謝出的EPA及花生四烯酸（AA）在我們體內的細胞上都可找到他們的蹤跡，並且EPA及AA這兩個脂肪酸會在所處的細胞中做短期的停留及作用。其中EPA會幫助所處地方做減災（減少發炎）的作用，而花生四烯酸則是會促進所在地的災難（發炎現象）。上圖解釋了人體內將亞麻油酸及次亞麻油酸轉換成EPA、DHA、DPA及其他脂肪酸的過程。

雖說人體可以自行製造及合成EPA及DHA，但人體可以利用必需脂肪酸製造出多少EPA及DHA則受到個人的生活習慣與體質影響，例如遺傳（簡單來說，可以把遺傳因素想成「體質」因素）、飲食內容、年齡、性別等都會影響到體內製造EPA及DHA的效率與多寡。並不是吃夠「必需脂肪酸」，也就是亞麻油酸及次亞麻油酸，就可以製造出身體所需的DHA及EPA。國際脂肪酸及脂質研究學會（ISSFAL）是專門研究脂肪酸的國際機構，他們曾指出人體將次亞麻油酸轉換成DHA的比率，在嬰兒約只有1%，而成人雖較嬰兒高，但卻也只有5%或甚至比5%更低的轉換比率。另外，研究也顯示，若給哺乳媽媽補充次亞麻油酸，四周後，媽媽的母乳中的DHA並沒有提升的跡象。所以回歸回來，雖然我們身體可以利用必需脂肪酸，也就是次亞麻油酸來製造EPA及DHA，但製造量可能無法達到食癒效果，所以，為了達到食癒保健作用，補充足夠的DHA及EPA是勢在必行的保健方式。我們的生活環境在改變，生活型態及飲食習慣也在改變。而人體所面臨的各種生理及心理的壓力都是造成身體損傷的因素。正因為如此，提供足夠的食癒營養素來讓身體達到自我修癒以維持身體機能、預防疾病與延緩老化的保養方式，是現代人必要的手段及措施。人體之所以需要較多的EPA及DHA來達到食癒效果及生理保健，主要是因為不管是由歐米加-6的亞麻油酸轉變成會誘發發炎的花生四烯酸（AA），還是由歐米加-3的次亞麻油酸轉變成EPA及DHA，他們之間會彼此競爭轉換身分所需的

酵素。也因此，如果我們體內有較多的次亞麻油酸（ALA）身體就比較會導向抵抗發炎的方向。或是更直接的方式是提供體內足夠的EPA及DHA以應付並對抗環境及生理各種壓力所帶來的發炎環境。

　　一般而言，歐米加-3脂肪酸及歐米加-6脂肪酸的攝取比例最好落在1：1~1：2之間。但因為中式料理及國人的飲食習慣中，歐米加-3脂肪酸及歐米加-6脂肪酸的比例嚴重失衡，多半落在1：20之間。也因此，提高我們飲食中歐米加-3脂肪酸的攝取對心血管疾病、糖尿病、關節炎、骨質疏鬆、發炎及自體免疫疾病，則會有更多的保護及預防的效應來

第一節　歐米加（Omega）的食癒三劍客

　　不飽和脂肪酸有好幾種，包含歐米加-3、6、7及9脂肪酸，其中最具生理保健功能的非歐米加-3脂肪酸默屬了。脂肪酸是人體很重要的細胞組織的成分，在人體有許多重要的功能。例如，它是細胞膜的成分之一，有它才可以讓細胞完整；脂肪酸協助運送脂溶性維生素，讓身體各部位得以有維生素可使用；脂肪酸也協助製造膽汁，有了膽汁才可以消化脂肪。脂肪酸也是許多荷爾蒙的前身，它可以在人體內轉變成荷爾蒙，同時它也幫助調節血管中脂肪的濃度。所以，你看，脂肪酸對人體食癒功用還真的不少。在歐米加-3脂肪酸中，最具人體食癒效應的便是DPA（二十二碳五烯酸）、DHA（二十二碳六烯酸）及EPA（二十碳五烯酸）了。這三種歐米加-3脂肪酸號稱為脂肪界的食癒三劍客。接下來，我們就來看看這三劍客對人體的食癒輔助效應吧。

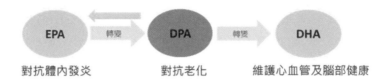

Omege-3脂肪酸三劍客

EPA → 轉變 → DPA → 轉變 → DHA

對抗體內發炎　　　　對抗老化　　　維護心血管及腦部健康

歐米加脂肪酸的三劍客

歐米加-3脂肪酸與代謝性疾病

　　歐米加-3脂肪酸中的DPA、DHA及EPA對心血管疾病具有食癒功用。其中EPA及DPA 因爲可以在血管的收縮及舒張之間做平衡，相對的對於血管的栓塞及發炎具有調節作用。一般而言，我們飲食中因爲有來自各類食物的油脂，通常以歐米加-6及飽合脂肪酸居多，而這些脂肪部分會形成花生四烯酸（AA），並在體內促進血管栓塞的形成，將血管導向發炎及血管栓塞的方向。但如果我們飲食中有較多歐米加-3脂肪酸中的EPA來取代或佔據這些不好的油脂的話，那麼就可以幫助體內的作用傾向抑制住花生四烯酸（AA）去轉換成血管栓塞及發炎的方向。除此之外，歐米加-3脂肪酸也會協助使血液比較不黏稠，幫助血流，因此有助減少血管栓塞及血管硬化的形成，並且適度的減緩高血壓，同時降低膽固醇及三酸甘油脂的作用。在這整個過程中，EPA及DPA因爲抑制免疫軍

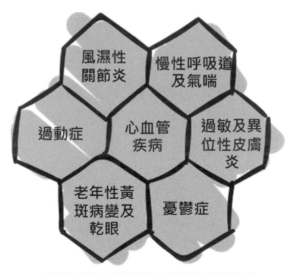

補充歐米加-3脂肪酸的保健及預防功用

中跟發炎有關的因子，因此具有幫助減少發炎及促進傷口癒合的食癒輔助功用。研究顯示，歐米加-3脂肪酸可以減少阿斯匹靈的抗性，也就是可以將低劑量的阿斯匹靈與歐米加-3脂肪酸一起服用的話，可以提高阿斯匹靈的效果。不過，因爲阿斯匹靈與歐米加-3脂肪酸都有減少凝血的作用，有出血性問題的人或老年人，千萬不能把這二者一起使用，否則會造成更嚴重的出血問題。民衆也不能自行嘗試。

抗發炎

慢性發炎已被認爲跟癌症、胰島素抗性（用來代謝糖的胰島素長期處於過勞狀態，可能導致後續糖尿病的發生）及心血管疾病的病因有關。當歐米加-3脂肪酸的攝取增加的時候，花生四烯酸的生成及抵抗作用就會產生，因此，人體就會減少一些促進發炎因子的生成。人體在轉化製造EPA及DHA的過程中，EPA會跟促進身體發炎的花生四烯酸（AA）競爭，因此EPA可以抑制花生四烯酸去形成更多的促發炎物質的形成（PGE2）。也因爲這樣的抗發炎作用，EPA也常被用來作爲對抗發炎及對抗神經性的病變的食癒營養素，如阿茲海默症及失智症等。另外，次亞麻油酸（ALA）被認爲可以減少健康人血漿中一些促進發炎物質的生成，例如水溶性選擇蛋白（E-seletin）等的生成。研究顯示，每日補充約600毫克的次麻油酸（ALA）的人，發現他們血液中的一些發炎因子，如C-反應蛋白、IL-6及選擇蛋白（E-seletin）等指數都降低了。也因此，次亞麻油酸有降低發炎的幫助及降低膽固醇的作用，間接的對心血管疾病有降低血管發炎的輔助效果。另外，次亞麻油酸因爲對乳房中脂肪組織具有調節作用，被認爲可以用來作爲預防乳癌發生的食癒輔助。若是把DHA、DPA跟EPA三者拿來比較的話，DHA對抗發炎的效果沒有EPA及DPA好，主要因爲EPA能幫助減少血液周邊的發炎因子，例如IL-2、IL-1B及TNF-α等，因此EPA及DPA有較好

的抗發炎食癒功能。而若是結合DHA+EPA則能幫助減少血管中血小板凝結、降低血栓塞原、降低三酸甘油脂及膽固醇，因此可作爲預防心血管疾病的食癒輔助。另外，DHA及EPA對眼睛黃斑部退化及關節退化所造成的相關發炎，亦是具有保護效果的。歐米加-3脂肪酸也可透過減少發炎因子的方式，來幫助免疫防護作用。

第二節　歐米加的其他食癒功用

懷孕媽媽與寶寶的歐米加世界

　　好的營養對前、中、後期孕期媽媽及寶寶來說，是個重要的里程碑。美國婦產科學會、美國兒科學會、歐盟食品安全局及世界衛生組織都曾提到孕期及寶寶需特別注意哪些營養素，其中就包含膽鹼（Cholin）及DHA。美國兒科學會更在2018年提出的聲明指出：「**營養對於寶寶出生的前1000天至關重要，同時更提出歐米加3及歐米加6脂肪酸有助於寶寶神經發展及腦部健康**」。懷孕媽媽補充DHA確實可以透過胎盤把DHA傳給胎兒。一般媽媽體內的DHA約有8-9%會透過血液傳到胎盤，再透過胎盤給胎兒。這時，懷孕媽媽若是無法從飲食中補充足夠的DHA，母體內的DHA就會下降。一般而言，孕期越長及越足月出生的寶寶體內血液中的DHA含量會高於孕期短或早產的寶寶。生產後，哺乳媽媽可透過在飲食中提高歐米加-3脂肪酸的攝取，來供應母乳中的DHA及EPA需求。通常約1%左右的DHA及EPA可透過母乳傳給寶寶。懷孕媽媽對DHA的需求會隨著孕期的提升而提高。研究發現，如果孕期期間DHA不足，可能會造成許多產後的狀況，包含產後憂鬱等。但如果孕婦體內有足夠的DHA，便可以應付整個孕期所需的DHA並達到足月生產，這樣的話，對寶寶出生時的體重及身體發展皆

有很大的助益。人體的腦部及視網膜中有高濃度的DHA。在過去，DHA已被證明是寶寶的腦部、神經及視網膜發展的重要食癒營養素。尤其對寶寶出生後的前1000天而言，體內有足夠的DHA更是有助於腦部及眼睛視力的發展。而出生後，DHA也有助於學齡前的專注力的提升。另外，歐米加-6脂肪酸中的花生四烯酸（AA）對於剛出生寶寶的腦部發展而言，也是一個重要的營養素。但因為AA對後續成年後，促進發炎與免疫的影響偏向負面居多，加上不管是懷孕媽媽還是可以吃副食品後的寶寶，飲食中通常有較充足的亞麻油酸，身體可透過此機制來得到所需的花生四烯酸（AA），也因此，歐米加-3脂肪酸中的DHA也才脫穎而出，成為懷孕媽媽與寶寶的食癒寵兒了。

歐米加-3脂肪酸對抗精神疾病與過動症？

在這個高壓及越來越多環境化學汙染物的社會，促使神經性及精神疾病發生率上升。國際心理健康基金會曾經提出，對於精神健康，「我們應把飲食和營養保健納入作為預防、維護精神疾病與心理健康的首要關鍵工作」。

自從在1970年，丹麥的研究人員研究了北極格陵蘭島中，為何因紐特人的飲食都是以高油脂魚類及肉類為主，例如海豹，鯨魚，海鳥及帶有毛皮動物，但他們卻不會因此而罹患心血管疾病。而後才發現這些食物中含有高量的歐米加-3脂肪酸（Omega-3 fatty acids）的食癒營養成分。過去幾十年，已有研究指出，歐米加-3脂肪酸可以對神經元細胞產生作用，因此對於精神與神經性疾病具有食癒保健功能。人體腦部的腦灰質及眼視網膜中有高含量的DHA及花生四烯酸，而這些部位神經元細胞中的脂肪種類比例應保持平衡。如果細胞內及神經元細胞中的脂質失衡的話，可能會導致神經（例如視神經）及精神疾病的發生或促使病況加劇。歐米加-3脂肪酸會透過「腦腸軸」（尤其

DHA是唯一可以到達腦部的脂肪酸）協助減少腸道發炎的發生，同時影響腸道菌相的組成及中樞神經系統的功能，因此對大腦認知及行為有極大的調節作用。歐米加-3脂肪酸可協助減緩憂鬱症、失智症、巴金森氏症及改善精神分裂症的症狀。對兒童有改善注意力不足過動症（ADHD）、閱讀障礙、自閉症及社交障礙的輔助功用。

　　過去研究就曾發現，懷孕媽媽孕期期間如缺少歐米加-3脂肪酸，可能與日後寶寶成長後發展成注意力不足、自閉症及閱讀障礙等神經性失調的疾病有關。雖然這樣的功能機轉原因尚不是很清楚，不過肯定的是，歐米加-3脂肪酸中的DHA及EPA對腦部與精神健康具很大的食癒及預防作用。

護膚

　　研究證實，不管是歐米加-3或是歐米加-6脂肪酸都具有提升皮膚健康的效果。其中又以歐米加-3脂肪酸中的EPA及DPA效果最佳，而DHA及ALA（次亞麻油酸）則排名第二與第三順位。歐米加-3脂肪酸之所以可以提升皮膚健康，主要原因還是離不開抗發炎的作用。根據研究指出，歐米加-3脂肪酸中的EPA及DHA兩者都可以降低因紫外線所造成的皮膚傷害，並抑制皮膚因受到紫外線照射所產生的紅斑。當皮膚受到紫外線照射後，會造成皮膚急性與慢性發炎現象，使得皮膚中的免疫防護反應下降，並造成皮膚細胞的損傷。紫外線照射造成皮膚發炎是皮膚老化的主要原因之一。EPA跟DHA因為可以減少皮膚發炎因子的形成，同時促進抗發炎因子的作用，因此對皮膚因紫外線傷害所造成的急性或慢性發炎具有保護作用，同時減少皮膚因為光損傷而對角質細胞的傷害。除此之外，DHA、及EPA可加速傷口的癒合（油酸（Oleic acid）及共軛亞麻油酸也有此功能）。

　　不管是透過食物/保健品補充、皮膚塗抹或者是皮下注射歐米加-3

脂肪酸的方式，只要提供身體有足夠劑量的歐米加-3脂肪酸，就可以達到幫助皮膚因為陽光照射所造成的皮膚傷害及老化，同時促進皮膚傷口的癒合及對抗發炎。值得注意的是，一般的魚油中往往因為純度不高導致效果不佳。例如，一般的魚油膠囊配方中通常只有30%的魚油，剩下的70%則為食用油或其他油脂，也就是我們所謂1812魚油（180毫克的EPA及120毫克的DHA）。不飽和脂肪酸對皮膚的保護效應往往不單單是歐米加-3脂肪酸本身，同時魚油內所含有的其他營養素，如維生素A、維生素D及其他成分，對皮膚一樣是具有食癒的保護效果，因此在若是想要用補充的方式，則須慎選魚油的純度、濃度及配方成分。在平日的飲食中，我們也可利用一周至少吃2-3次深海魚類，如鮭魚及鯖魚等，除了可獲得歐米加-3脂肪酸外，營養素如維生素A及維生素D也同時獲得補充喔。若是經由皮膚塗抹，例如歐美現今流行將植物油，像是蓖麻油、奇亞籽油及亞麻籽油等含有歐米加-3脂肪酸的植物油用來保養身體，除增加皮膚的保濕性外，也達到皮膚抗老化及抗氧化的功能。我自己本身就非常喜歡在洗澡後利用這些食癒成分來源的植物油，以基底油的方式，加入身體乳液中一起使用，除增加保濕外，還可讓皮膚因白天日光照射所造成的光損傷做強力的修護，同時提升皮膚本身的抵抗力，達到舒緩及嫩膚的效果，這就是所謂的食癒嫩膚。**肌膚食癒**是透過大自然食物營養素讓皮膚完成自我修癒。自我修癒的結果便是強化皮膚對抗光損傷、對抗發炎、乾燥及撫平細紋的功能。肌膚的好油食癒法就是讓老化的皮膚保持油水平衡。一但油水平衡了，細紋及乾燥就不會伴隨而來

一定要補充魚油才能有足夠DHA及EPA的食癒效果嗎？

答案是，不一定的。事實上，每周若可攝取2-3次富含油脂的魚（例如：鮭魚、鯖魚、鮪魚、沙丁魚及秋刀魚等），便可從中獲得

EPA、DPA及DHA。那麼對心血管疾病等一樣可達到預防及食癒功用的。一項流行病學的統計指出，吃魚的國家中罹患心血管疾病的人相較於少吃魚國家的少。最典型的例子莫過於是世界最長壽的國家——日本及以魚為主食的阿斯基摩人。

　　如果我們利用其他富含不飽和脂肪酸的食物來替代魚的攝取，例如次亞麻油酸，是否一樣可以獲得充足的DHA及EPA呢？我們在前面有提到，次亞麻油酸可以在體內轉變成EPA及DPA，最後再轉變成DHA。然而部分研究卻發現，即使我們攝取再多的次亞麻油酸，我們體內血液中的次亞麻油酸確實會因攝取增加而提高，但DHA的含量卻沒有因此而增加。也就是說，利用次亞麻油酸來讓身體自行轉換成EPA或DHA的方式，並不是一個最佳的方式，因為轉換率有限。再者，我們由飲食中所獲得的ALA，也就是次亞麻油酸，主要是用來作為能量使用，及作為細胞膜成分等功用。也因此，越來越多人喜歡直接以補充魚油的方式來補充EPA、DPA及DHA。加上許多人認為料理魚實在不方便或不喜歡魚的腥味，使得魚油補充品似乎成為快速攝取EPA及DHA的食癒方式。在保健食品市場上，魚油早已然是全球市場的寵兒。但因為環境汙染的關係，海洋中攜帶大量垃圾、重金屬及汙染物，導致許多魚類也遭受重金屬等的汙染物。這些化學物質及重金屬會大量存在大型魚的油脂中，最後又隨著食物鏈回到人體。雖說魚油的製造過程可以去除部分重金屬，但製程品質不一，因此選擇魚油保健品時，一定要注意是否有重金屬等汙染物的殘留。

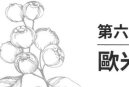

第六章
歐米加的奇幻世界

　　歐米加-3脂肪酸（Omega-3脂肪酸）中的次亞麻油酸、DHA及EPA一直是大家追尋的食癒營養素。許多植物中也蘊藏著豐富的歐米加-3脂肪酸了。例如，植物來源的奇亞籽（Chia seeds）、亞麻籽（Flax seeds）、大麻籽（Hemp seeds）、堅果類（如核桃及葵花籽）及動物來源的磷蝦油（Krill oil）等。植物來源的奇亞籽、亞麻籽及大麻籽是許多歐美國家喜愛的植物魚油，尤其是好萊塢的明星更是這些食物的愛好者。奇亞籽、亞麻籽及大麻籽紛紛都被歐美國家選為新一代的「超級食物」，就連英國哈利王子（Prince Harry）的老婆薩賽克斯王妃（Duchess of Sussex）——梅根瑪克爾（Meghan Markle）也是奇亞籽等超級食物（Superfood）的愛好者。不過這邊要特別強調一下，這裡所指的大麻籽（Hemp seeds）不是毒品大麻（Marijuana）喔，前者是不含興奮物的新興超級食物，而後者則為管制毒品。

第一節　阿茲特克的聖食——奇亞籽（Chia seed）

　　奇亞籽（Chia），它正式的名稱為芡歐鼠尾草籽，是一種源自於南墨西哥及北瓜地馬拉的一年多生植物。奇亞籽（英文名稱Chia）指的就是西班牙文中「Chian」意即「油的」意思。早在2005年，美國的食品藥物管理局就已把奇亞籽認定為GRAS（Generally Recognized As Safe）等級的食物，也就是說它是公認為安全無虞的食癒食物。而

歐洲則是在2009年時就把奇亞籽列爲新穎性食品（Novel Food），是新一代的營養食物。

　　目前，已知約有900種鼠尾草植物種類。而這900多種鼠尾草類的植物已經在南非、中美洲、北美、南美及東南亞地區廣泛被使用數幾千年了。根據歷史上記載，奇亞籽是中美洲古代飲食文化之一。當時奇亞籽被當成是豆類或玉米以外的重要糧食。馬雅人及阿茲特克人更是利用奇亞籽作爲民間食癒療法的重要食材。尤其，阿茲特克人更是有一系列以奇亞籽作成食癒的食品、保養品及舉行宗教儀式的聖食。奇亞籽的植物本身是雌雄同體，以長出種子爲主並會產出白色或紫色的花來。而奇亞籽種子外觀顏色爲黑色、灰色或帶有黑或白色的斑點。奇亞籽一度被世人遺忘，直至2017年，歐美國家開始又對這個曾經是馬雅人食癒作物的奇亞籽爲之瘋狂，並認爲奇亞籽是新一代的食癒「超級食物」（Superfood）。目前奇亞籽已經廣泛的被許多國家種植並生產爲具有高經濟價值的食癒食物，例如澳洲、祕魯、玻利維亞、阿根廷、墨西哥、瓜地馬拉、哥倫比亞及歐美地區都有大量奇亞籽的栽作。別小看這奇亞籽小小一粒子，裡面可是富含多樣性食癒營養素。也難怪國際大明星還有英國皇室的成員，都喜歡在他們日常飲食中攝取大量的奇亞籽。我自己也常把奇亞籽拿來作爲快速補充營養的食癒食物。於平日的早餐中，我會利用果汁機打一大杯加滿莓果及無糖優格的莓果拿鐵，並加入奇亞籽增添多元營養素。或當小孩夏天想吃冰淇淋時，我也會利用奇亞籽與冰凍莓果做出不加一滴水但卻似義式冰淇淋口感的冰淇淋果昔，除可以滿足小孩想吃冰淇淋慾望外，又可以補充滿滿的高密度的食癒營養，是一道讓大人安心，小孩開心的食癒冰淇淋。

　　奇亞籽富含那些營養素呢？奇亞籽裡約有30-33%的脂肪（大部分都是好的脂肪，尤其是歐米加-3脂肪酸）、26-41%的碳水化合物（其

中約有32%以上是纖維）及18-30%的蛋白質。奇亞籽麻雀雖小，卻五臟俱全。一顆小小的種子裡就已經蘊藏好脂肪、纖維好醣及植物來源的蛋白質。也就是這樣豐富的營養價值，讓奇亞籽成為太空食物。奇亞籽中的碳水化合物（醣類）主要以纖維為主，每100公克的奇亞籽約含有34-40公克的纖維，是個高纖食物。而這纖維又以非水溶性的為主，佔約85-93%，剩餘的為水溶性纖維。也因為高含量的非水溶性纖維因素，我們若把奇亞籽加入開水中，奇亞籽會吸水膨脹開來，因此可以提供很好的飽足感。歐美明星喜歡在早上燕麥中加入大量的奇亞籽來增加飽足感，避免因為挨餓而吃太多，同時還可以幫助減重及排便。纖維對人體的健康原本就有很多功用，奇亞籽因為含有豐富的纖維之因，對冠狀動脈心臟病、第二型糖尿病的血糖控制、助排便、降低膽固醇及體重控制，都具有食療輔助效應。

就蛋白質營養價值而言，奇亞籽中含有豐富的蛋白質，甚至它的蛋白質含量比米、玉米、藜麥及麥還來的高。而奇亞籽中的蛋白質組成以精胺酸、麩胺酸、白胺酸、苯丙胺酸、離胺酸、丙胺酸、絲胺酸及甘胺酸等為主，其中又以麩胺酸（Glutamic acid）含量最高，絲胺酸次之。而在脂肪營養價值方面，奇亞籽中含有高達30-33%的油脂。奇亞籽的脂肪以多元不飽和脂肪酸為主，尤其是歐米加-3脂肪酸含量最多，包含次亞麻油酸（ALA）含量最高，亞麻油酸（歐米加-6脂肪酸）次之，最後是油酸等不飽和脂肪酸。也因此奇亞籽油常被用來作為淋在沙拉上的拌料，以增加好的脂肪攝取。另外，除了三大巨量營養素之外，奇亞籽也富含微量元素，包括維生素（維生素A、D、E、K及C、B_1、B_2、葉酸及菸鹼酸）、礦物質（鎂、磷、鈣、鉀、鐵、硒、鋅、鈉等）、多酚類中的咖啡酸（Coffeic acid）、綠原酸（Chlorogenic acid）、槲皮素（Quercetin）、迷迭香酸（Rosmarinic acid）、大豆苷（Daidzin）、金雀異黃酮（大豆異黃

酮之一，有幫助改善女性更年期熱潮紅現象）（Genistin）、甘草素（Glycitin）及其他植化物等。這些具有高抗氧化性的多酚類、胡蘿蔔素類與植化素，賦予奇亞籽具有清除自由基及對抗氧化的功能，也因此對慢性疾病（如心血管疾病、高血糖）、阿茲海默症、高血壓及預防癌症等，具有食癒的保健功用。奇亞籽因含有高量非水溶性纖維及會吸水膨脹、耐高溫及親水性的特性，歐美國家喜歡將奇亞籽加到餅乾、穀物棒、義大利麵及蛋糕中做成富含高營養價值的低熱量點心，並可用來取代烘焙中的蛋黃及脂肪的用量，可說是一個具有食品加工特性的食癒營養物。

奇亞籽的生理防護

根據近幾年的研究指出，奇亞籽含有豐富人體所需的必需脂肪酸——次亞麻油酸、多酚、類胡蘿蔔素及微量維生素與礦物質等，因此有許多食癒效用，我們分別說明如下：

- 提供飽足感，延緩飢餓感及延緩血糖上升
- 歐米加-3脂肪酸幫助調節鈣鈉通道及調節血管張力素（ACE-I），促進血管舒張，使血容量減少，進而有助調降血壓的食癒輔助
- 幫助血管健康，減少血管栓塞
- 降低三酸甘油脂及提升好的膽固醇（HDL）
- 有助於孕婦胎兒的視網膜及大腦發展
- 奇亞籽豐富的次亞麻油酸（ALA）有助於抑制因雌激素增生的乳癌細胞。
- 動物實驗中發現，奇亞籽有助免疫蛋白——IgE的提升。
- 人體試驗中發現奇亞籽因為富含油脂及不飽和脂肪酸，有助皮膚的保水性及改善慢性濕疹（牛皮癬）的狀況。

第二節　身穿黃金甲的沙漠戰士——沙棘（Sea Buckthorn）

　　沙棘木是一種很特殊的落葉灌木葉，它可以在乾燥的沙漠，忍耐乾旱及高溫，也可以生長於3000至5000公尺的高海拔及零下40度的極低溫環境，更可以忍受高鹽分的土壤。沙棘木因可生長於各種環境溫度，所以遍布於亞洲、歐洲及北美國家地區。沙棘木所結出的果實——沙棘，是一個美味但卻嬌小的金黃橙色的果實。而沙棘果內蘊藏著一顆富含油脂的沙棘籽。沙棘果在西藏及蒙古被作為藥物使用已經有很久遠的一段歷史了。而沙棘果的英文學名為 Hippophae rhamnoides L，指的就是「使馬兒發亮的植物」的意思。根據野史傳說記載，古希臘時代，一般戰馬服役後，因老弱或病殘而無法醫治時，戰士會把馬匹流放到野外，讓他們自生自滅。當時有一群戰士們把受傷的馬匹流放在一片沙棘林中。經過數月後，發現這些戰馬不但沒餓死或病死在野外，反倒自行跑回戰營中。這些跑回戰營的馬匹不但不虛弱，反而毛髮變的很光亮，且都變強壯了起來。之後，戰士們才發現，原來這些馬匹以沙棘林中的沙棘果實及樹葉充飢，而意外揭開沙棘果的驚人食癒功用。也因為這樣的典故，在後來的古希臘人也以沙棘作為食癒保健之用。而俄羅斯太空人也曾經利用攝取沙棘來幫助他們減輕輻射的傷害。

　　沙棘的果實富含許多不飽和脂肪酸及生物活性的物質，其中含量最豐富的莫過於是不飽和脂肪酸的部分。沙棘中除了含有歐米加-3及歐米加-6脂肪酸外，它更含有少見的歐米加-7脂肪酸及歐米加-9脂肪酸（屬單不飽和脂肪酸）。利用沙棘籽所提煉出的油往往富含多不飽和及單不飽和脂肪酸，堪稱是植物界最好的好油。沙棘籽中的油脂可依據品種、栽種時間及提煉方法不同而有不同含量的脂肪酸分布出來。如果我們來仔細看這些脂肪分布的話，沙棘籽中含有高量的亞麻油酸

（歐米加-6脂肪酸）、次亞麻油酸（歐米加-3脂肪酸）及油酸（Oleic acid/歐米加-9脂肪酸）。除上述這些外，沙棘果及皮中也有高達47%的棕櫚油酸（Palmitoleic acid）。屬於歐米加-7脂肪酸家族的棕櫚油酸（PA）在植物界幾乎是很少見。我們也幾乎很難從平日的生活飲食中獲得這類的脂肪酸。除此之外，沙棘也含有豐富的多酚及黃酮類營養素，包含檞皮素及兒茶素等。古典書籍中記載，沙棘有提升免疫系統、促進腦部認知功能及骨頭保健的功用。而目前，一些動物及人體試驗也發現，沙棘具有減少皮膚色素沉積（減少黑色素及抑制黑色素形成）、維持皮膚功能、預防傷口感染、減少陰道炎、降低膽固醇及維護肝功能的輔助效果。研究指出，給予停經後的女性每日3公克的沙棘油，可以幫助減緩更年期婦女的不適症狀，同時幫助減少更年期婦女皮膚的色素沉積現象，提升皮膚亮澤度。也因此對於更年期婦女，沙棘可說是一項不錯的食癒食材。

第三節　更年期婦女的食癒——亞麻籽（Flax seed）

亞麻籽是許多國家用於生產油脂的重要種籽作物，尤其是在加拿大、中國、美國、印度、歐洲及阿根廷國家中。早在6000年前的舊石器時代，就有將亞麻籽油作為食用油或將其磨製成粉來食用的紀錄。「本草綱目」更是記載著：「**亞麻，補五氣，益氣力，去肥脂，節酸鹼**」，「**服食亞麻一年，身面光潔不疾；服食亞麻二年，白髮反黑；服食亞麻三年，落齒更生……**」。

亞麻籽用來生產食用油及其他工業用途已經有很久的歷史了。直到近期，科學家因為發現亞麻籽中豐富的營養價值及藥用用途，而開始對亞麻籽促進人體健康產生莫大的興趣與相關研究來。歐美國家把

亞麻籽認定爲「超級食物」，而美國食品藥物管理局也以把它認定爲「GRAS；安全無虞」的食物。亞麻籽中含有許多維生素、礦物質、蛋白質及胜肽、脂肪（歐米加-3及歐米加-6脂肪酸）、碳水化合物、木酚素及膳食纖維。其中最重要的營養價值無非就是它豐富的多酚化合物（亞麻木酚素）、膳食纖維及歐米加-3脂肪酸，爲亞麻籽的三大食癒營養。每100公克的亞麻籽中，約有800 至1000毫克的多酚含量，包含像木酚素（Lignan）、咖啡酸、阿魏酸及綠原酸等多酚類。木酚素爲一種具有多元生物活性的植物化合物，它對人體有二項特別重要的功用，分別是扮演植物性的類雌激素及對抗氧化的功能。而亞麻籽中所含有的木酚素種類以亞麻木酚素（簡稱SDE）及羅漢松樹脂醇爲主，其他如松脂醇及異落葉松脂醇則較少。在衆多植物中，亞麻籽可說是木酚素含量最高的植物，也因此，目前的生物科技常以亞麻籽爲原料並萃取出較高濃度的木酚素以作爲更年期婦女食癒之用。

　　另外，存在亞麻籽中的阿魏酸亦是我們亞洲人常使用的當歸及川芎中藥材中的重要營養素。台灣第一支延緩衰老的健康食品——四物飲，就是以阿魏酸爲主要營養素來達到延緩衰老功效的產品。其他多酚類，如咖啡酸及綠原酸則是有幫助脂肪代謝及輔助體重控制的功能。亞麻籽因有豐富的營養素，讓亞麻籽具有許多生理功效，例如它可以幫助減緩飯後血糖、胰島素反應、調節血壓、預防動脈粥狀硬化（中風）、降低膽固醇、抗發炎及調節免疫的功用。接下來，我們就簡單來看一下亞麻籽中的營養素與其功用。

亞麻籽中的好油

　　亞麻籽中約有41%是脂肪，其中29%爲多不飽和脂肪酸及8%的單不飽和脂肪酸，剩下4%爲飽和脂肪酸。剛我們提到，亞麻籽中有豐富的歐米加-3及歐米加-6脂肪酸，分別是次亞麻油酸（ALA）、亞麻

油酸及少量單不飽和脂肪（例如：油酸）。也因爲含有這些脂肪酸的特性，亞麻籽常被用來作爲榨油之食品原料並作爲素食者的魚油替代品。而生產亞麻籽油後所產生的副產品──去脂亞麻籽粉也不會被浪費掉，因爲當中還是有豐富的膳食纖維、木酚素及蛋白質，可被再次利用。

亞麻籽中的胺基酸、胜肽及蛋白質

亞麻籽中約含有20%的蛋白質。以蛋白質的生物利用性來說，亞麻籽雖稱不上一個完美的完全蛋白質食物來源，但對素食而言，卻是一個良好的植物蛋白質食物。亞麻籽中的胺基酸種類主要有麩胺酸、甲硫胺酸、精胺酸、酪胺酸及離胺酸等，同時也富含一些胜肽。通常，亞麻籽蛋白質在製造過程會除去油脂及膠質，因此所提取出的亞麻蛋白會變的較好吸收，而且生物利用率也會因此而提升。研究發現水解的亞麻蛋白具有抗神經衰退及調節血壓（協助血管收縮素的轉換）的功用。

亞麻籽中的醣

亞麻籽中的的碳水化合物（醣類）含量非常低，約只有1%的含量。這1%不是什麼不好的糖，而是可以幫助調整腸道環境，有益腸道益菌生長的寡醣（Oligosaccarides）。

亞麻木酚素及膳食纖維

亞麻中含量最豐富的，莫過於就是它的木酚素及膳食纖維了。亞麻籽堪稱有最豐富的木酚素，其含量是其他穀物的75到800倍之多。如前面所述，在許多木酚素種類中，亞麻籽中的木酚素種類以「亞麻木酚素」（SDE）爲主。而亞麻木酚素被視爲植物荷爾蒙，並常被用作

保護心臟及肝臟的健康、預防骨質疏鬆、調節女性荷爾蒙及幫助更年期時的症狀（如熱潮紅等）的食癒營養素。另外，亞麻籽中亦含有豐富的非水溶性膳食纖維。此非水溶性纖維讓亞麻籽具有吸附水分的特性。吸水後的亞麻籽變成黏稠的膠質液狀（像山粉圓的性質一樣）。此膠質除具有促進腸道益菌生長（即類似益生質的功用）及增加排便量的功用外，也可以幫助提升飽足感，對於減重者是個不錯的食癒食物。

亞麻籽中的抗營養素成分

亞麻籽中富含維生素及礦物質，尤其是維生素E、菸鹼酸、鉀及少量的鈣與鎂。美中不足的是，亞麻籽中有一些干擾營養素吸收的物質，如植酸及氰苷的存在，而使得亞麻籽所含有的維生素及礦物質無法被身體有效利用。為了去除這些干擾營養素的成分，我們可以透過加工處理的方式，把亞麻籽中的植酸及氰苷除去。一般市售的亞麻籽油、亞麻籽水解蛋白或亞麻籽木酚素萃取物，這類經過萃取及加工處理過的亞麻籽產品已經幾乎沒有植酸及氰苷的存在了。而一般家庭中可把亞麻籽經加熱煮過的方式來食用，以避免攝取到干擾營養素吸收的物質。另外，對於孕產婦及重大手術後的病患而言，不可突然大量攝取亞麻籽，需要注意食用量以避免出血不止的狀況。

第四節　超級食物——大麻籽（Hemp seeds）

大麻（Cannabis sativa L.）是大麻屬的植物一種，為一年多生植物。在中國的「詩經」及「尚書」中皆有記載，並稱之為「麻」、「火麻仁」或「大麻草」。在古埃及人的藥典中曾提及大麻植株中的

大麻籽可作食用、藥用或用於榨油用之食材。此大麻籽也就是被歐美國家列選為超級食物的大麻籽（Hemp seed）。此大麻籽雖與毒品中的大麻同屬大麻（Cannabis），但其成分不同。大麻（Cannabis）可以分為兩種，一種是眾所皆知的大麻毒品（marijuana, hashish 或 cammabis tincture）。此大麻因含有1-20%四氫大麻酚（THC）而具有神經興奮作用，也就是我們俗稱的毒品大麻，通常亦具有醫療及興奮神經用途。而第二種的大麻（Cannabis sativa L.）則是不含有四氫大麻酚，因此不具有神經興奮作用的大麻。此種不含有四氫大麻酚的大麻之種籽，也就是中醫藥典所記載的火麻仁及歐美人眼中的食癒食物。大麻籽是一個極具高度營養價值的新興食癒食物。大麻籽（Hemp seed）中含有高量多不飽和脂肪酸、蛋白質及纖維，已被列為新世紀的「超級食物」候選人。在許多歐美國家中，大麻籽儼然已是許多人的養身食材。然而目前許多亞洲國家，包含台灣，都尚未開放使用大麻籽（Hemp seed）。亞洲國家之所以尚未開放食用大麻籽，多半原因還是再於對大麻籽認知上的不同所致，認為大麻籽是毒品大麻植物中的一部分，可能還是會有微量的四氫大麻酚存在。

早在1998年，加拿大就已允許種植大麻籽植物並食用大麻籽。而其他國家如澳洲、奧地利、中國、英國、法國及西班牙等國家是目前全球大麻籽的重要農作栽種地區。這些國家認為大麻籽是一個具有良好的植物蛋白質來源的食物，應可用來替代動物性蛋白質以達到綠能環保及經濟價值。大麻籽飽含營養素並具有食癒營養價值。以營養分布來看，大麻籽含有高達36%的脂肪、28%的纖維及25%的蛋白質。若仔細細分它的營養價值，大麻籽有高含量必需脂肪酸（亞麻油酸及次亞麻油酸）、歐米加-3脂肪酸（十八碳四烯酸；黑醋栗及螺旋藻也富含此種脂肪酸）、歐米加-6脂肪酸（嘎瑪-次亞麻油酸/GLA，此種脂肪酸常見於母乳中，但卻只存在其他少數食物中，如歐美國家

常使用的月見草油也富含此種脂肪酸）、胺基酸（麩胺酸、精胺酸、白胺酸、異白胺酸、天門冬胺酸、脯胺酸、絲胺酸及酪胺酸等13種胺基酸）、維生素（A、D、E、C、B_1、B_2、菸鹼酸及B_6）及礦物質（磷、鉀、鈉、鋅、硒、鎂、銅）。在這些營養素中，又以次亞麻油酸（ALA）、嘎瑪-次亞麻油酸（GLA）及精胺酸的含量最爲豐富。大麻籽中有驚人含量的精胺酸。過去我們已經知道精胺酸是一個可以產生一氧化氮（NO）前身的重要食癒營養素。而一氧化氮爲具有調控血壓、避免血管纖維化、抑制血管栓塞及與免疫軍交互作用的體內化合物。也因爲精胺酸可以在體內協助進行生產一氧化氮，因此間接幫助調節血壓、幫助傷口癒合、並具有預防心血管疾病的發生及調節免疫反應的功能。

另外，大麻籽中的亞麻油酸（ALA）爲人體必需的脂肪酸，參與體內許多生理機能。人體若缺乏亞麻油酸，便會影響生理機能。大麻籽中也富含嘎瑪-次亞麻油酸（GLA）。嘎瑪-次亞麻油酸（GLA）是屬於歐米加-6脂肪酸家族的脂肪酸。嘎瑪-次亞麻油酸被認爲可用來緩解女性更年期的症狀，並對異位性皮膚炎具有非常好的食癒改善效果。利用大麻籽所提煉出的大麻籽油也常被用來作爲護膚及改善皮膚發炎狀況的基底油使用。除因爲大麻籽中豐富的嘎瑪-次亞麻油外，另一成分大麻二酚（Cannabidiol，CBD）對改善皮膚發炎、舒緩異位性皮膚炎作用及恢復皮膚健康具有極大的藥用醫療價值。早在古埃及的古籍中就曾記載，大麻籽可用於舒緩皮膚問題。而英國王妃——梅根瑪克爾在還沒嫁入英國皇室前，也曾多次在她個人的部落格上倡導大麻籽油是她個人常用的皮膚保養油，尤其她會在乾燥的冬天及夏天待在冷氣房中時，單獨使用大麻籽油或滴幾滴大麻籽油到平日的乳液或乳霜中，來強化皮膚的抵抗力，並做舒緩及保濕用途。目前，國際上幾個知名品牌，如K字頭的保養品牌，就出了好幾款含有大麻籽油及大麻

二酚的保養品。也因此，大麻籽油除了提供吃的食癒營養素之外，還兼具外用舒緩及保濕的保養油用途。總而言之，大麻籽是一個很好的植物蛋白質及可以快速提供營養素的植物性食癒食物。對於食慾不佳的老年人或長期處於疲倦的上班族而言，是一個不錯的天然食癒營養補充物，因此本書特別把大麻籽納入我們的食癒防護食材中。可惜的是，台灣目前允許於保養品中使用大麻籽，但尚未開放使用大麻籽的食用。

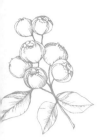

第七章
由內而外的食癒營養素

第一節　食癒美白──穀胱甘肽（Glutathion）

　　被譽為「神奇的皮膚美白物及人體解毒劑」的穀胱甘肽，在這近幾年備受重視。不管是用吃的穀胱甘肽保健品、塗抹用的保養品或是直接皮下注射穀胱甘肽美白劑，都已成為韓國、菲律賓、泰國等國家中新興的美白方式。許多醫療美容診所甚至會利用高劑量的穀胱甘肽來作為皮下注射美白針使用，以達到局部或全身美白的效果。

　　穀胱甘肽是一種由三個胺基酸（麩胺酸、半胱胺酸及甘胺酸）所組成的三胜肽，是體內重要的抗氧化劑。穀胱甘肽在人體中主要以兩種形式存在，一種是還原型（GSH）的穀胱甘肽，另一種為氧化型（GSSG）穀胱甘肽。人體的穀胱甘肽形式主要以還原型為主，並大多存在於體內細胞並在體內進行解毒與捕抓自由基的功能。還原型的穀胱甘肽可以保護細胞避免過度被氧化傷害，並作為細胞的抗氧化劑。除此之外，穀胱甘肽因其捕抓自由基及超強抗氧化力的能力，被認為可以用來改善皮膚色素沉澱、淡化黃斑及增加皮膚亮度的功能，也因此在亞洲地區，尤其是菲律賓國家中，被視為皮膚的美白劑。一般常見塗抹外用型的美白成分，不外乎是維生素C、熊果酸、杏仁酸，或是含有氫醌、大豆萃取物等的美白成分。而口服的美白保健品、抗氧化劑或是藥用型的美白口服製劑，大多以維生素C、維生素E、白藜蘆醇、類黃酮或是含有低劑量傳明酸的治療黑斑的藥用口服製劑為主。過去許多研究不斷嘗試從不同植物中提取對美白、色素沉澱或是黃褐

斑具有改善的食癒萃取物，但至今尚未發現具有可以全面改善色素沉澱或全面的美白效果的食癒成分來。也因此，穀胱甘肽的出現，似乎在東南亞掀起一陣美白的風潮。

　　穀胱甘肽之所以對皮膚具有美白的效果，主要是透過幾點體內機制來達成，例如，穀胱甘肽可以直接抑制酪蛋白酶（酪蛋白酶是黑色素生成的關鍵酵素）、透過穀胱甘肽的抗氧化作用使身體的自由基及氧化物減少，因而可以減少黑色素的生成轉變及去黑色素作用。泰國的一項研究就曾利用穀胱甘肽保健品進行食用後皮膚美白測試。此試驗中，他們給予60位19-22歲的女學生口服穀胱甘肽保健品，一組食用一天500毫克，另一組則為安慰劑（無任何有效成分的替代物），共食用四周。此研究為雙盲試驗，亦即研究者與被研究者皆不知道哪一組食用穀胱甘肽或安慰劑的情況下進行試驗。結果發現，食用穀胱甘肽組別的女學生，皮膚的黑色素沉澱指數明顯改善許多。另一個研究是針對30位22-42歲的菲律賓女性。實驗給予這30位女性食用含有穀胱甘肽的口含錠（一錠500毫克），共為期八周的時間。結果發現，這些女性的黑色素指數都有明顯的改善，尤其是臉頰的地方。同時，約有90%的參與者皮膚有輕度到中度不等的亮度提升。更有研究利用含有穀胱甘肽的乳霜來測試穀胱甘肽的皮膚保養效果。此實驗提供給30位，年齡落在30至50歲的女性使用含有穀胱甘肽的乳霜。實驗期間，這30位受試者每天洗臉後一邊的臉塗抹含有穀胱甘肽的乳液，另一邊臉則塗抹未含有穀胱甘肽的乳液（除穀胱甘肽成分外，乳液的其他成分皆相同）。這些女性早晚各使用一次乳液，共為期10周的時間。結果顯示，使用含有穀胱甘肽乳液的一邊臉的皮膚的保水度及角質，都有獲得改善，並且黑色素指數有顯著的改善。

　　穀胱甘肽雖具有改善膚色及提升皮膚亮度的保養效果，但部分研究卻發現，如果長期且高劑量的使用穀胱甘肽美白針，恐怕會引起肝

腎的負擔及傷害。事實上，目前國際上只有允許臨床上使用穀胱甘肽針劑來對正在接受順鉑（抗癌藥物）化學治療的病人進行注射，以減少因化學治療所帶來的神經毒性。也因此，利用高劑量皮下注射穀胱甘肽來達到美白的效果，尚不是一項安全無虞的美白方式。相反的，若是以食用穀胱甘肽的形式來作為抗氧化及皮膚美白功能的保健品，相較於穀胱甘肽美白針而言，會安全許多。美國、菲律賓、台灣及日本已普遍把穀胱甘肽當成口服保健食品使用。美國的食品藥物管理局也早已把口服的穀胱甘肽列入「公認安全」（GRAS），也就是在核可的劑量下，補充核可劑量的穀胱甘肽是一項安全，無疑慮的保健方式。也因此，口服穀胱甘肽會較高劑量皮下注射穀胱甘肽來的安全許多。

　　另外，有許多研究及國家也把穀胱甘肽視為具有保肝及護肝效果的保健成分。例如，在印度，印度的中央藥品標準控制組織將穀胱甘肽核可為可用來幫助酒精性脂肪肝、酒精性肝纖維化、酒精性肝硬化及酒精性肝炎的保健品。在菲律賓也將穀胱甘肽用作為降低因癌症化學治療下，減少因為化療所引起的神經毒性的解毒劑。也因為穀胱甘肽的強抗氧化作用，讓許多國家將之應用於對抗UV光照射傷害及皮膚美白的功用。短期皮下注射穀胱甘肽，確實可以幫助皮膚美白及提升亮度，不過，長期使用穀胱甘肽的最佳方式，還是以透過食用補充或是皮膚塗抹的方式。目前對靜脈注射穀胱甘肽的方式，尚有爭議及安全的疑慮。但，不管使用何種方式，在正確的劑量及不長期過度使用及依賴的情況下，穀胱甘肽也許是一個不錯的美白食物。

第二節　藜麥（Quinoa）──穀物界的綜合維他命

已有5000~7000年歷史的藜麥，主要種植在玻利維亞和祕魯之間的安地斯山脈。也因此這樣悠久的使用歷史，讓藜麥（Quinoa）成為前哥倫布時期安第斯文明中，一個重要且具歷史意義的作物。藜麥是印加人安地斯文明中非常重要的食物。在安地斯文明中，印加人利用藜麥來治療一些身體上的問題，也因此印加人認為藜麥是上天賜給的禮物，故又稱藜麥為「穀物之母」（The mother grain）。傳統上，印加人會把藜麥烤過或煮過後直接當主食或加入湯中食用，甚至他們也會利用藜麥發酵成啤酒或是一種叫「Chichi」（奇奇）的安地斯山脈地區的傳統飲料。但當西班牙征服南美洲後，殖民者認為藜麥是當地原住民或農民才吃的食物，加上西班牙因與南美洲在宗教信仰上的不同（南美洲當地住民因為在舉行宗教儀式時，會飲用藜麥做成的聖食），也因此在西班牙殖民之後及新的教會，皆不准當地居民再栽種藜麥。當時西班牙殖民後開始教導南美洲當地居民改用其他穀物來取代藜麥，因而造成藜麥在部分地區漸漸消失，甚至爾後鮮少有人知道藜麥的存在。直到近期，營養學家發現稀有藜麥的營養價值後，各國才又開始再次大量種植這個曾經在歷史上被稱為「上天賜給的禮物」的藜麥。在2013年，聯合國曾讚賞藜麥高營養價值的潛力，而把2013年定為「國際藜麥年」。

雖說古印加人把藜麥稱為穀物之母，但事實上，藜麥並不是一種真正的穀物。在營養學上，我們視它為「偽穀物」。之所以稱它為「偽穀物」，主要是藜麥不像大麥、小麥及稻米一樣以提供澱粉為主要的營養貢獻，但卻有似米粒、大麥或小麥的口感。甚至，歐美國家把藜麥認為是一種水果或是追求低澱粉及生酮飲食者的一種偽米飯，可用來取代米飯。藜麥植物非常耐氣候，它可以長在-5°C寒冷的高

海拔區，也可以種植在炎熱氣候地區（可耐熱35℃以上），並且它對鹽，酸或鹼土都有很強的耐受性。藜麥約有250種不同的品種，其種籽（藜麥）也有許多種顏色，從白色、灰色、玫瑰紅、紫色到黑色都有。台灣屏東霧台以出產紅色的藜麥居多，有紅藜或霧台紅寶石之稱。因為藜麥的高經濟及營養價值，目前許多國家都已紛紛種植藜麥，例如歐洲、北美、亞洲及非洲，都可看到不同品種的藜麥蹤跡。

懶人的天然保健食補──藜麥

在現今的社會中，因為機械化、都市化及現代化的結果，我們的生活模式大大影響了我們的飲食習慣。農村時期的粗茶淡食，趨近食物原型、少加工、少精緻的飲食型態，讓我們尚能保有來自食物中的豐富微量營養素（維生素及礦物質）、纖維、植物化合物（存在植物中的營養素）。而現今的生活型態造就我們的飲食轉以高度加工、高油脂、少蔬菜水果及高糖的飲食模式，而導致越來越多因飲食不良所造成的慢性文明病，例如糖尿病、高血脂、高血壓、肝腎疾病等。也因為這樣的原因，食物及營養專家不得開始去分析及找尋傳統食物中具有高度營養價值的食物與作物來，期望教導大家回歸或多攝取「高營養食物」而非「高加工食物」。印加人稱它為「上天賜的禮物」，台灣人稱之為「紅寶石」的藜麥，體積雖小，卻蘊藏著多元且豐富的營養素。也因為這樣的原因，藜麥被美國國家航空暨太空總署（NASA）視為可作為太空人營養補給的太空食物。接下來，我們就來看看藜麥這一粒粒的小種子，到底蘊藏多少食癒營養素。

藜麥有像牛肉一樣的高品質蛋白質

蛋白質是建構人體的重要基本營養素。蛋白質是構成身體皮膚、肌肉、賀爾蒙、酵素及血中蛋白質等重要的巨量營養素。當身體中的

蛋白質消耗殆盡，生命也就耗損待盡。也因此，蛋白質是維護生命根本的營養素。藜麥中含有豐富的蛋白質，堪稱爲最佳蛋白質來源的素食肉。怎麼說呢？一般而言，動物性來源的蛋白質，如肉、蛋、魚及奶類這類食物可以提供高身體利用性的完全蛋白質。而植物性來源的蛋白質，如黃豆、豆類及大部分的穀物，蛋白質含量雖多，但生物利用性卻沒有肉類好。加上這類植物性蛋白質通常缺少離胺基酸或甲硫胺酸的必需胺基酸，讓它們無法成爲可提供完全蛋白質的食物。藜麥中因爲含有人體所需的的九種必需胺基酸，包含離胺酸及甲硫胺酸，並且其胺基酸分布近似牛肉及牛奶，使得藜麥蛋白質具有高生物利用性。藜麥中的蛋白質品質甚至好過大部分的小麥、米及玉米這類的穀物，讓藜麥成爲植物界的完全蛋白質食物。也因此，如果我們以聯合國、美國食品藥物管理局或世界衛生組織對蛋白質及胺基酸的建議攝取量的話，藜麥就足以滿足這些建議需求量的條件，而讓藜麥有「僞肉」的封號。也因此，近幾年來，來自養殖、家禽、家畜或海洋魚肉類，因爲在養殖或捕撈過程中所產生的碳、廢水及廢棄物等所延伸的環保問題，越來越多人倡導應多利用減碳的綠色食物來取代動物性蛋白質。而藜麥正是最符合低碳及低廢棄的綠色食癒食物。

藜麥是低GI，控制血糖者的僞米飯

一般穀類主要提供的營養價值都是以澱粉爲主，人體攝取高澱粉質食物後，這些澱粉會在體內轉化成葡萄糖，而使得飯後血糖（血中葡萄糖的濃度）升高。藜麥雖屬穀類作物的一種，但其所含有的澱粉含量並不高，加上藜麥中有高含量的木醣（寡醣的一種，在體內不會轉化成葡萄糖），同時葡萄糖及果糖的含量極低，因此造就藜麥低升糖指數的特性。也就是說，藜麥在適當的烹調，不過度蒸煮之下，它的升糖指數不會太高，大約介於35-53之間，符合低升糖指數的條件。

若把藜麥與白米飯比較的話，白米飯會引起較高的飯後血糖值（白米飯升糖指數約為75-90之間），而藜麥則較不會引起飯後高血糖反應來。（請參考食癒基礎建設二中升糖指數的介紹）。

藜麥中的好油

　　健康的飲食必需包含「好油」，也就是脂肪中的不飽和脂肪酸，包含歐米加-6脂肪酸（Omega-6 脂肪酸）及歐米加-3脂肪酸（Omega-3脂肪酸）皆是屬於身體所需的好油。但是，為了維持歐米加-6脂肪酸及歐米加-3脂肪酸之間的工作協調，我們必須平衡來自飲食中的歐米加-6脂肪酸及歐米加-3脂肪酸比例。通常飲食中歐米加-6脂肪酸及歐米加-3脂肪酸最佳的比例是越低越好，一般建議是4：1。而現代人因為飲食西化的原因，導致歐米加-6脂肪酸及歐米加-3脂肪酸的比例提高，大多落在10~50：1之間，促使身體常處於慢性發炎與疲勞的狀態中。我們知道體內過多的歐米加-6脂肪酸（Omega-6脂肪酸）會傾向誘發體內的發炎反應。相反的，歐米加-3脂肪酸（Omega-3脂肪酸）反而會減少發炎反應的發生。因此我們常常鼓勵並建議大家的飲食中要平衡歐米加-3脂肪酸及歐米加-6脂肪酸之間的比例，以減少罹患心血管疾病、癌症、自體免疫性疾病及發炎的發生。

　　藜麥中約有14.5%的脂肪，而這脂肪中有8成以上都是屬於「好油」，也就是不飽和脂肪酸。其中，將近一半是亞麻油酸（LA）（歐米加-6脂肪酸），剩餘的多為次亞麻油酸（ALA；必需脂肪酸；歐米加-3脂肪酸）及油酸。因此，藜麥中的歐米加-6脂肪酸及歐米加-3脂肪酸的比例約為6：1，並且8成以上的脂肪都是屬於不飽和脂肪酸的好油。加上藜麥中也富含維生素E。維生素E是保護藜麥中好油的重要抗氧化維生素，可以協助維護藜麥中好油的品質。

藜麥中的纖維

　　不管是水溶性的膳食纖維或是非水溶性的膳食纖維，對人體的健康都有很大的貢獻，尤其是對平衡腸道環境、幫助腸道有益菌的生長、減少便祕及心血管疾病的發生。顧名思義，水溶性纖維可以溶解在水中。人體攝取水溶性纖維後，纖維會快速的在大腸中被發酵成為氣體或一些具有生理活性的物質（似益生質的功用）。而非水溶性纖維則無法溶解在水中。人體攝取非水溶性纖維後，纖維會在腸道吸收水分後幫助腸道蠕動、增加糞便量及促進排便。另外，如果我們在我們的飲食上以富含纖維的穀物（例如糙米、藜麥等）取代缺少纖維的白米飯，不但可以幫助血糖的控制，降低罹患第二型糖尿病的風險，對心血管健康亦同樣有益。藜麥中有非常豐富的纖維。一粒粒的藜麥中約含有3-10%的纖維，其中，非水溶性纖維約占70~80%，其餘的為水溶性纖維。

藜麥是低GI食品

　　風靡澳洲及加拿大的低GI飲食，一直是喜愛運動及低糖飲食者所追求的飲食模式。我在澳洲就讀研究所期間，有幸能接受國際低GI知名學者Jennie Brand Miller（珍妮.米勒教授）的指導，而進行食品低GI 的相關研究。所謂低GI食物，指的是攝取此食物後所引發的飯後血糖反應是較低的，通常以GI值小於55便屬於低GI食物。而高GI食物，指的是GI值高於70以上，則會誘發較高的飯後血糖反應。低GI食物相較於高GI食物而言，可以減緩血糖的上升，因此對血糖控制較佳，對第二型糖尿病、心血管疾病、胰島素抗性、體重控制（低GI食物較有飽足感）血脂及專注力（飯後高血糖容易躁動，而低GI 飲食較不會引起飯後高血糖）等有較好的食癒效果。研究指出，低GI食物普遍有較高的纖維及多醣類，因此對於常以低GI食物替代高GI食物者，通常也

比較長壽。藜麥的GI質依烹調時間不同,為介於35-53之間,屬於低GI食物。一般白米飯的GI質介於75-89之間,屬於高GI食物。而藜麥即使經過煮過,放入冰箱,再經過微波加熱過等反覆烹調的方式,GI值仍為約53左右。相反的,白米煮成粥後其GI值高於白米飯,也就是說越是高度烹調的精白米,其GI值會隨著烹調時間而增加,就更會引發飯後高血糖反應。也因此,建議大家可利用添加藜麥於白米中一起烹調,或以藜麥來取代白米飯,以幫助平穩血糖及提升飽足感。

藜麥是迷你版的維生素及礦物質天然補充錠

維生素及礦物質是身體為維持生命及正常生理功能必須要有的微量營養素。藜麥,麻雀雖小,但確含有多種維生素及礦物質,是個迷你版的綜合維他命。其中,以葉酸、維生素C及維生素B_1含量較高。每100公克的藜麥約含有78毫克的葉酸、1.4毫克的維生素C、0.4毫克的維生素B_1、0.6毫克的泛酸及0.2毫克的維生素B_6。另外藜麥中也有不同形態的維生素E,其中α-生育醇(為人體吸收性較佳的維生素E型態)在每公克藜麥中約含有17~26微克。除此之外,維生素B_2及菸鹼酸也可以自藜麥中獲得。

藜麥中的礦物質以鈣、鎂及鉀為主,並且藜麥中所含有的礦物質型態,為身體所需並可利用的型態。藜麥中有高含量的鈣及鐵,堪稱是所有穀物之最,是穀物界的鐵及鈣冠軍。每100公克的藜麥約含有95毫克的鐵、87毫克的鈣、273毫克的磷、450毫克的鉀及190毫克的鎂。可惜的是,藜麥中有微量的植酸及皂甘(Saponins)。植酸及皂甘為抗營養素成分,會影響礦物質的吸收,讓藜麥中的礦物質的生物利用性及吸收性,大打了折扣。

・備註:維生素B_1(正常體重成人一天約需0.9~1毫克);葉酸(正常體重成人一天約需0.2毫克);維生素C(正常體重成人一天約需

55~60毫克）；維生素B₆（正常體重成人一天約需1.4~1.6毫克）

藜麥中其他食癒營養素

1.藜麥中的甜菜鹼（Betaine）

　　甜菜鹼屬於一種天然的胺基酸，主要存在甜菜根中，因此被稱為甜菜鹼。在眾多種類的穀物中，藜麥中的甜菜鹼含量算是滿多的。舉例來說，白米飯中沒有甜菜鹼，而每公克煮過的燕麥片中約含有139微克的甜菜鹼。若是將燕麥片與藜麥比較的話，藜麥中的甜菜鹼含量將近是燕麥片的10倍之多，也就是說每公克烹煮過的藜麥約含有1390微克的甜菜鹼。現代人的飲食，往往攝取過多油脂及糖分。而這些過多的糖分及脂肪就會堆積在肝臟，造成肝臟負擔。同時過度飲酒，也會讓肝臟累積過多的三酸甘油脂，造成脂肪肝。甜菜鹼因為能幫助預防肝臟脂肪堆積，幫助脂肪的排除，因此對脂肪肝有食癒的預防效果。同時，甜菜鹼也可以幫助「穀胱甘肽」（Glutathion）的穩定。穀胱甘肽是一個具有幫助肝臟解毒功能的蛋白質，它可以幫助去除一些會傷害細胞的物質，因此有助肝臟的健康。另外，甜菜鹼可以協助體內代謝半胱胺酸。體內過高的半胱胺酸是造成動脈硬化的原因之一，因其會阻礙血管的擴張，增加血管變厚及硬化的機會。除此之外，甜菜鹼也是一個常被用來做為保養品的天然食癒素材。甜菜鹼可以幫助保濕及軟化角質層，加上它溫和不刺激，因此常被用於肌膚美容保養品中，作為天然的保濕成分。

2.藜麥中的異黃酮、多酚及類胡蘿蔔素

　　我們都知道，大豆異黃酮可以幫助更年期女性調節荷爾蒙、生長因子的作用、蛋白質的合成及細胞的功能等等生理效用。異黃酮因為與雌激素的結構類似，因此又被稱為植物雌激素，其中以黃豆苷元

（Daidzein）及金雀異黃酮（genistein）兩種最常見，同時也是異黃酮中主要的功效成分。藜麥中含有異黃酮中的黃豆苷元及金雀異黃酮，因此也具有調節女性荷爾蒙及幫助血管收縮的作用。藜麥中也富含多種多酚類。一顆小小的藜麥種子就有約23種的多酚類存在。不同顏色的藜麥種籽，多酚含量與種類略有不同，通常，顏色越深的多酚含量也越多。平均而言，每公斤的藜麥約有460至680毫克的多酚存在。在眾多穀物中，藜麥的多酚含量堪稱無敵，因為它比許多穀物，例如小米、大麥、小麥、稻米及蕎麥的含量都高，堪稱是穀物界的多酚女王。

　　另一個藜麥的營養重頭戲便是類胡蘿蔔素了。類胡蘿蔔素對夜間視力的維持、抗氧化及免疫調節等身體生理功能是一項不可或缺的營養素。藜麥中也含有相當不錯的類胡蘿蔔素含量。黑色的藜麥中類胡蘿蔔素含量比紅藜麥多，而紅藜麥又比白色的藜麥多。整體而言，每公克的藜麥約有11~18微克的類胡蘿蔔素。

　　傳統上，藜麥被當成為一種跟米或麥一樣，可做成米粉或麵粉並加工成麵包或麵條的的主食作物一。近幾年，大家對這小小一顆卻蘊藏豐富營養的藜麥，注予大量的關注。許多食品紛紛都以添加藜麥作為健康訴求，例如摩斯漢堡的藜麥珍珠堡等。國際間也開始流行應用藜麥做成保健食品、藜麥烘焙食品、麵包、點心、嬰兒食品及飲品等。在我的日常飲食中，我總是喜歡在白米中加入2-3湯匙的藜麥來提升白米飯的營養價值。我也常將藜麥與白米飯混合做成迷你小飯糰，來做為幼兒的餐點以提升小孩的營養。建議大家在日常生活中，多利用這樣一個營養豐富且好應用的食癒食材，在不吃飯的時候，來點營養又健康的「偽米飯」，是食癒生活的好選擇。

3.藜麥中的植物固醇及植物化合物

在藜麥中可以找到植物固醇的存在。每100公克藜麥約有0.118公克的植物固醇，其中又以β-谷固醇（β-Sitosterol）居多，約有0.06公克。植物固醇因爲結構與膽固醇相似（尤其是β-谷固醇），因此在腸道中會與膽固醇競爭吸收，而有助減少體內膽固醇含量。許多研究發現植物固醇有助於降低總膽固醇（Cholesterol）及壞膽固醇（LDL-Cholesterol），並具有抗發炎及預防致癌物形成的食癒效果。研究發現，若要達到降低膽固醇的作用，每天約需攝取2-3公克的藜麥並維持3周以上的時間。

第三節　食癒西方不敗──接骨木莓（Elder berry）

接骨木莓在歐美國家中被譽爲「庶民藥箱」，是民間常用來減輕感冒及發燒的一個食癒保健食物。也因爲接骨木莓中高含量的抗氧化物及營養素，讓它成爲歐美人眼中的最佳食癒代表。接下來，我們就來看看何謂接骨木莓及其食癒歷史。接骨木莓是一種原長在歐洲接骨木上的深紫色或黑色漿果果實。最爲常見的接骨木爲一種開有白色或黃色小花的灌木，又稱爲歐洲接骨木。它的花朵有種特殊香味，常被用來做香料或萃取成藥用藥材。而接骨木的果實，也就是接骨木莓則是非常酸澀，必需煮過才利於食用。

早在幾千年前，美國原住民及歐洲地中海地區居民就有使用接骨木莓的傳統歷史記載，當時他們把接骨木莓煮過後做成濃縮果漿液並用來作爲治療流感、病毒細菌引起的發炎與腫脹及減少疼痛（牙痛及神經痛）的藥用果漿。除此之外，歷史上也曾記載接骨木的樹皮可被當成藥物並用來幫助排便及利尿使用。當時的人甚至把接骨木花經煮

過後，加糖做成糖漿或做成滴劑的方式，以便可以把接骨木花糖漿加入茶中一起喝掉。甚至在更早之前，古埃及文明中就曾發現用接骨木來幫助改善膚色及治療燒傷。儼然，接骨木已是古埃及人民的藥用食材。至今，接骨木莓仍是歐洲人民常使用的食療療法食材，並且常被做成感冒糖漿或是滴劑，以用來作為對抗感冒及減輕流感症狀的日常保健食品，尤其是兒童接骨木感冒糖漿，更是歐洲家庭必備的食療保健品。不過，要注意的是，生的接骨木果實、樹皮及樹葉含有一些會造成胃部的不適的成分，因此不可生食，必需經過加工處理過後，才會保有安全的食療功能。

接骨木莓的營養價值

接骨木莓中含有許多營養素，例如生物類黃酮（芸香苷、檞皮素、異檞皮素、黃氏甲苷等）、多種花青素類、有機酸（檸檬酸、蘋果酸等）、多酚類、維生素（維生素C及維生素A）、凝集素（Lectin）（香蕉中特有的營養物質）及糖（果糖、葡萄糖）等。其中，生物類黃酮是接骨木莓中最大的營養貢獻者，尤其接骨木的花朵比接骨木莓有更高的類黃酮含量。生物類黃酮是一種存在天然食物中的一個強抗氧化劑。我們都知道，適量的喝紅酒對身體有益，尤其是心臟方面的健康，而紅酒裡促進健康的成分便是生物類黃酮。研究證實，生物類黃酮類對人體具有抗病毒及抗發炎的功用。同時，生物類黃酮是促進維生素C被身體吸收及發揮最大功用的推動器。我們知道維生素C會幫助膠原蛋白的形成，若是在飲食中將維生素C、膠原蛋白與生物類黃酮一起合併食用的情況下，會發揮1加1大於2的強化吸收效果，也就是說此三者可以互相強化彼此的吸收。除此之外，在眾多的類黃酮種類中，芸香苷及檞皮素是類黃酮中最重要的二位大將。這二位大將可以協助減少體內致癌物的形成及對幫助減少牙齦出血有很大

的效用。

　　接骨木莓中另一個重要的營養成分便是花青素（屬生物類黃酮類的營養素）了。花青素普遍存在各種天然的莓果類食物中，尤其是藍莓、黑醋栗、紫地瓜、洛神花及山桑子這類深紫色、深藍色的莓果蔬菜，常含有豐富的花青素。花青素也是一個很好的天然抗氧化劑，除可幫助身體去除自由基的傷害外，對於眼睛視網膜健康、促進眼睛微血管血流及減少眼部疲勞也具有相當高的食癒作用。同時，高抗氧化力的花青素對於腦部神經及心血管健康亦有很好的食癒保護作用。

接骨木莓的功用

　　接骨木及接骨木莓是歐洲人最常用來幫助減輕並改善感冒及流感症狀的食癒食物。美國及義大利甚至有幾個已經在市場上販售三十多年老品牌的接骨木感冒糖漿及膠囊產品。接骨木莓產品不但歷久不衰，更是美國及義大利民眾用來幫助家人與小孩減緩感冒及流感的保健品。甚至有義大利的生物科技公司利用萃取技術，把接骨木中具有對抗病毒及流感的有效成分提取出來，並做成對抗流感的接骨木莓萃取物，還因此獲得對抗流感的專利功效實證。

　　研究學者認為，接骨木莓對抗流感的機制可能是透過與流感的病毒體結合及抑制這類病毒體的繁殖，而使得減少病毒侵入細胞的機會。接骨木莓對於流感病毒A及流感病毒B，都有劑量上抑制其繁殖的效應。也就是說，當吃足夠劑量時，接骨木莓可以加速減輕感冒及流感的症狀。歐美就曾做過臨床試驗，他們針對60位患有流感的病人做接骨木莓的有效性測試。在此測試中，他們給這些病人一天四次，每次15C.C.的接骨木糖漿。結果發現，病人在2-4天內都感受到感冒症狀改善許多，包含頭痛、發燒、肌肉痛及鼻塞的症狀都有明顯的緩解。而沒有食用接骨木糖漿的對照組，則花了7-8天症狀才得以改善緩解。

另外，也有一項研究指出，他們給搭飛機的人食用接骨木莓萃取物，發現接骨木莓萃取物可以幫助減輕搭飛機時出現的不適感，例如頭痛等症狀。

高抗氧化劑

　　接骨木莓因為含有許多營養素，包含類黃酮、花青素及多酚類等，因此具有高的抗氧化能力。而這類天然的抗氧化物對於對抗生理的氧化性壓力是很有幫助的。許多疾病跟身體的氧化壓力有關，例如第二型糖尿病、胰島素功能不佳（胰島素可幫助調節血糖，胰島素功能不佳會導致血糖異常）等。事實上，這類具有高抗氧化力的食物可以用來幫助預防一些慢性疾病的發生。舉例來說，接骨木莓中的高花青素含量具有高的抗氧化能力，甚至比維生素E的抗氧化力高出2-3倍，因此對於減少生理上的氧化性壓力，如減少體內組織的發炎及損傷就很有食癒上的輔助效果，可以協助避免身體處於慢性發炎，進而影響免疫反應能力的現象。

幫助心臟健康

　　接骨木莓對於心臟及血管也具有食癒幫助。目前有許多研究就看到食用接骨木萃取物或接骨木莓果之後，可以幫助降低血脂、肝臟中膽固醇的含量及降低罹患心血管疾病的風險。這可能是因為接骨木莓中的類黃酮本身，就具有幫助減低血脂、膽固醇及尿酸的功用。而降低尿酸對於血壓也有輔助效果，因此可以減少心血管疾病的風險。也因此，接骨木莓可說是幫助心臟健康的食癒食物之一。除上面我們所提到的接骨木莓的功用外，研究亦指出，接骨木莓因為可以抑制細菌的生長，對於對抗細菌，例如幽門桿菌等具有抗菌作用。接骨木莓同時也具有改善鼻竇炎及支氣管炎的症狀。對於免疫系統的幫助，接

骨木莓可以提高白血球的增生，所以可以提高免疫大軍的數目，輔助免疫功能的維持。另外，歐美國家也把接骨木莓萃取物應用於保養品中，並作為對抗UV以減少皮膚的光照射傷害的護膚用途。

第四節　生物調節器——β-葡聚醣（Beta-Glucan）

β-葡聚醣是一種存在許多植物（包含蔬菜）、酵母、真菌食物（如香菇等菇類蔬菜）及細菌的細胞壁上天然的多醣體。相信許多人都曾經聽過廣告上撥放著：「靈芝是珍貴的藥材，靈芝中含有靈芝多醣體對身體⋯⋯⋯⋯的好處」。是的，多醣體因為具有提升體力及調節免疫力功能而受到重視。在天然界中，許多食物，例如靈芝、燕麥、各種菇類、海帶、酵母及蝦蟹殼中，都有不同結構的多醣體（Polysaccharides）。而這β-葡聚醣便是多醣體的一種，大家耳熟能詳，具有幫助降低膽固醇及幫助血糖控制的燕麥、酵母、香菇及海帶等，都是含有β-葡聚醣的食物。天然的β-葡聚醣因被發現對人體具有調節免疫、對抗感染、抗腫瘤及降低膽固醇等的功用而受到重視。下面，我們就來了解一下β-葡聚醣對健康的益處吧！

β-葡聚醣（在這泛指β-1,3葡聚醣）的免疫調節

早在史前時代，在尚未有用藥知識及治療工具的時代裡，人類就已經知道利用菇類來幫助治療當時的各種疾病與症狀。人類以神農嘗百草的方式去尋找並從中學習到哪些菇類是對人體有助益，那些是沒有的。也因此，許多國家的古文明中，都曾記載著食用菇類的食癒歷史紀錄。日本的古代傳說中就曾描述食用香菇的猴子，不會罹患癌症及其他流行疾病。5000多年前的印度的古文明中也曾記錄著香菇的

食癒功用。而美國原住民及非洲薩滿（Shaman）也有類似以香菇治病的紀錄。直至現今，我們才知道香菇中的主要食癒成分就是β-葡聚醣。

β-葡聚醣有個「生物反應調節器」的稱號，就是因為它具有調節生理反應以對抗腫瘤細胞及降低感染等免疫調節作用。目前已有藥廠將β-葡聚醣作純化以作為藥物使用。也因此，國際上對β-葡聚醣的研究仍就熱絡的在進行。截至2019年為止，有關β-葡聚醣對免疫功能調節的研究，就有2萬多篇。在天然的保健食癒食材中，不管是自燕麥、香菇或酵母中所提煉萃取出的β-葡聚醣，都能發揮不同程度及速度的食癒功能，靠的就是β-葡聚醣的特殊結構。食品及營養學家把這具有調節免疫功能的特殊結構定義為「病原相關分子」（PAMPs）。病原相關分子是可以協助細胞內的訊息傳遞，幫助正式開啟先天性免疫反應及協助開啟後天性免疫反應的分子。β-葡聚醣可以激活免疫大軍中的坦克車——巨噬細胞，並且激活其它免疫大軍，例如自然殺手細胞、T細胞及B細胞等。許多研究就指出，不同菇類及香菇中的β-葡聚醣可以增強癌症患者T細胞的功能，增加癌症病人抵禦疾病的能力。除此之外，β-葡聚醣可以幫助人體對抗細菌、病毒及病原或微生物的感染。不過，要知道，透過食癒的方式來調節免疫能力都是長久累積下來的實力。所謂台上一分鐘，台下十年功，食癒是長期提供身體所需養分，讓身體得以自我修癒及強壯自身防護能力。當真正面對疾病時，食物與營養所扮演的角色便是促使身體有抵抗疾病的能力，這就是一種食癒的過程，也因此，食癒是預防與修癒身體所需的食物營養素，而非治療疾病的藥物。

β-葡聚醣是皮膚保水的天然食癒成分

β-葡聚醣除了對人體具有免疫調節、降低膽固醇及幫助減緩

血糖上升的作用之外，它還是頂級保養品很常用一個食癒美容（NutriCosmetic）原料。β-葡聚醣可以協助讓皮膚重生及減緩皮膚老化，對皮膚中的免疫細胞具有甦醒復活作用。同時它可以幫助製造膠原蛋白的細胞再生，增強皮膚自我的再生能力以抵抗環境因素對皮膚的傷害，達到抗老化及減少皺紋生成的機會。人體皮膚隨著年齡的推進，原本的皮膚構型，會隨著時間而失去原有的構造與形狀，而產生「自然老化」的現象。但是，現代人因為環境、空汙、飲食與生活習慣等因素，使得老化以「加速老化」的方式在進行。人不再是慢慢變老，而是環境、飲食與生活中的加速老化因子催人快速進入「初老化」過程，進而造成皮膚細紋、鬆弛、乾燥及粗糙提早顯現。也因此，越來越多保養品公司不斷地在尋找天然食物中具有保養功用的食癒美容成分來抵抗「初老」的現象。在皮膚老化過程中，最常見的現象便是皮膚的蛋白質失去穩定性、皮膚結構失去完整性（皺紋的產生）及皮膚因面臨氧化壓力，而產生暗沉與乾燥。為了避免讓皮膚中的蛋白質失去結構與彈性，最重要且快速的的方法之一就是減少氧化發生。β-葡聚醣具有抗發炎及抗氧化的作用，同時可以促進皮膚細胞及膠原蛋白的生成，並有抑制黑色素形成的功用，因此被認為是新一代的抗老食癒美容成分。國外研究曾經給予27位女性受試者使用八周含有β-葡聚醣（自燕麥中萃取出的β-葡聚醣）的皮膚保養品。此研究發現β-葡聚醣可以減少皮膚皺紋的紋路。

除了抗老化之外，β-葡聚醣另一個最大功用，便是對皮膚保水及保濕的特性。我們皮膚的角質層及皮膚表層中的脂質是影響膚質的重要因素，因為這關係到皮膚是否夠水潤，不會因為乾燥而引起小細紋。一般保濕霜的功用便在於減緩皮膚水分的流失及減少皮膚細紋的產生，同時也增加角質層的水分及改善皮膚的表面性質，讓皮膚保持濕潤及柔軟。保濕霜一般常見的功效成分有泛酸、玻尿酸等等。然

而，現今一些天然的食癒食材萃取物，如秋葵多醣、植物精萃物及β-葡聚醣也被發現具有高度保濕作用而常被用來作為天然來源的皮膚保溼劑成分。近幾年來，β-葡聚醣應用在保養品上的研究非常熱門及踴躍。不管是自燕麥中精萃出的β-葡聚醣，還是自菇類中獲得的β-葡聚醣，皆具有防止皮膚乾燥及減少因細菌感染而引起的皮膚搔癢問題。也因此，有一些醫學美容或醫藥級的皮膚保溼霜，會利用並添加β-葡聚醣來防止因皮膚乾燥所造成的皮膚問題，尤其是應用於異位性皮膚的乳液/霜中。另外，生活中對皮膚的傷害除了內在生理壓力及外在刺激之外，環境中的紫外線往往是造成皮膚損傷及發炎的重要因素。紫外線的照射會造成光老化並引起皮膚一些促進發炎的物質生成，例如細胞因子及前列腺素等，而造成皮膚細胞及組織的損傷。β-葡聚醣因可以保護皮膚細胞的抗氧化作用並可用來抵抗紫外線（UV-A）的傷害，因此對因為陽光日曬所造成的曬傷，亦具有治療的效果。

　　β-葡聚醣可以自燕麥、酵母或菇類中萃取獲得，是一個容易取得且不昂貴的食癒美容聖品。在平日的飲食中，不管是燕麥中，還是各種菇類中，也都有β-葡聚醣的存在。攝取β-葡聚醣可以幫助減緩血糖及血中膽固醇上升，同時可以幫助調節免疫反應能力。而外敷含有β-葡聚醣的保養品，長期使用之下則有幫助保濕、減少乾燥、減少細紋、粗糙度、幫助傷口癒合、抵抗紫外線及抗氧化的效果。也因此，β-葡聚醣確實也是個內食外用兼具的食癒美顏營養素。

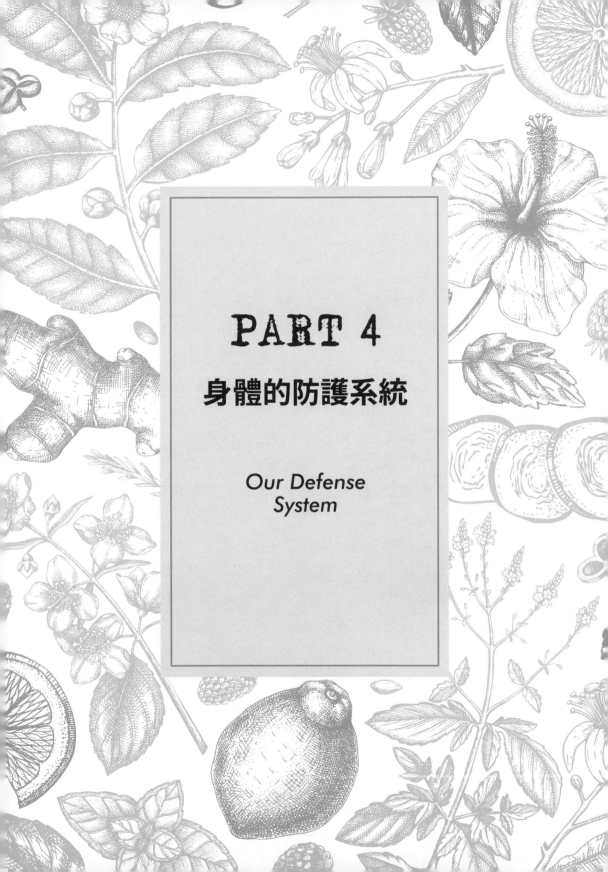

PART 4
身體的防護系統

Our Defense
System

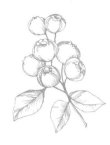

第一章

體內免疫大軍如何作戰

　　我的先生是個專注於應用異種細胞治療癌症的免疫療法研究學者。他總是以開玩笑的口吻告訴我，人類有可能是 " 外星人 " 演變而來的。當時，我暗自心想，你是電影看太多了嗎？還是太專注研究而沖昏了頭。不過，當聽他解釋完人體免疫系統運作的協調性與奧妙之處後，不免可以理解為什麼他會有這樣的想法了。人類之所以像外星人實在是因為人體細胞之間運作的方式，真的是太奧妙了。沒有外星人先進的智慧，那能做出人體細胞運作間之精細與協調性，也才讓人有了「人類是外星人演變而來」的聯想。人體為了維持生活基本的防禦作用，而有了一套複雜、精密、精細且協調平衡的免疫系統。 我們的身體簡直是完美建構出來的。到底誰才有這樣的智慧，發展出人類這樣複雜卻搭配完美無瑕的運作系統。關於人類的由來，有不少假說跟論述。不管是從女媧亞當變化而來的「神造論」，還是猩猩人猿的「進化論」，可能都有各自理論的擁護者。但，不管是演化論還是神造論，皆不是我們接下來要討論的重點，而是保護人體免於大大小小疾病侵害的人體精密系統——免疫反應（Immune responses）。

　　常常聽到很多保健食品都在強調，吃了保健品可以提升免疫力，但這句話，似乎只對一半。最佳的免疫防護系統，為處在一個完美平衡時為最佳的狀態，過與不及都會造成過度免疫或免疫低下的免疫反應。當人體的免疫反應處在一個平衡的狀態時，此時身體的「免疫細胞」會幫助我們對抗外來的病毒、細菌或異物的侵害，讓身體免於疾病或傷害。但是一旦這恆定狀態被破壞了，導致過高或不足的免疫反

應，都有可能引發疾病或是誘發發炎的產生。也因此，科學家早在20年前就已經研究利用身體自己的「免疫細胞」對抗癌症的可能性，也因此發展出目前全世界都在夯的「細胞治療法」（cell therapy）。細胞治療已成為近代國際上熱門的新治療方法，甚至連美國臉書的首任總裁，並且也是Plaxo，Causes和Airtime的聯合創始人的西恩·帕克（Sean Parker）也加入癌症細胞治療行列，成立帕克癌症免疫治療研究所（Parker Institute for Cancer Immonotherapy），專門負責免疫細胞應用於癌症治療的聯合研究與投資。甚至牽動美國好萊屋的明星及名人都一齊為帕克癌症免疫治療研究所募款，一起為癌症治療努力。顯然，身體的免疫細胞在人體健康上，扮演了相當重要的角色。

　　到底什麼是「免疫反應」？自我們出生的那一刻起，我們活著的每一秒，每一天，我們的身體都在遭受生活中各種細菌、病毒、黴菌、灰塵及毒性物質等的攻擊。成千上萬的細菌、病毒及各種微生物想進駐到人體中並把我們的身體改造成他們溫暖的家。而這背後的原因，其實就是因為人體實在是太適合當這些微生物成家立業的地方。即便如此，我們每天生活在充滿肉眼看不見得細菌及病毒環境中，但為何大部分的時間，我們都依然可以安然的過著日子，沒有被這些外來的入侵者（細菌及病毒）感染，而導致虛弱不堪或生病呢？原因就在於我們有一個非常複雜的系統在保護著我們的身體，而這系統便是我們身體的免疫系統。在這個免疫團隊裡，我們有保護鄉里的警察、有保家衛國的士兵及軍隊、有聯絡網絡的通訊系統等複雜且合作無間的免疫軍團隊。除此之外，免疫團隊裡也有可以製造武器的兵工廠得以製造各種武器。小如刀劍，大如先進的化學武器及戰車等，對身體的免疫團隊而言，都不是問題。也就是說，免疫大軍就是由我們的免疫器官、組織及細胞所組成的一個巨大的防護網絡系統。在這個系統裡，可以完美的協調出一個平衡的防護機制，來保護身體免於身體不

適、感染及疾病。也因此，身體有了免疫系統的保護，讓我們得以免於外界一天24小時，一年365天不間斷的灰塵、黴菌、細菌、病毒及各種環境中汙染物的攻擊。

　　試想，每天我們一起床，就開始接觸細菌，病毒或經歷生活中各種意外事件，例如，牙刷上的細菌，門把上殘留的病毒，鞋底踩過留下的細菌等等，或者是不小心被割了一個小傷口等大大小小的意外事件。而我們每天依然安然無事的活著的主要原因就是因為我們體內的免疫細胞，每天都在巡邏並做好防禦工作。如果沒有了這些免疫大軍，我們就會每天暴露在細菌、病毒及毒物中，就有可能觸發疾病，甚至可能小到連被紙割到的小傷口，被蚊子叮或者只是因為一個小感冒，都有可能造成嚴重的後果，甚至致命。所以，你看，免疫系統，重不重要？接下來我們就來簡單了解一下，體內免疫大軍的三大防護系統是如何運作的。

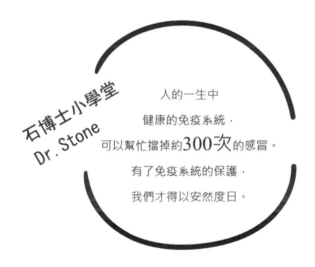

石博士小學堂
Dr. Stone

人的一生中
健康的免疫系統，
可以幫忙擋掉約300次的感冒。
有了免疫系統的保護，
我們才得以安然度日。

第一節　第一道防護系統──身體的萬里長城

身體的免疫大軍在面對外敵入侵時，會有主要三道防禦機制，來抵禦外敵的侵入。而免疫系統的第一道防護機制，便是透過生理屏障的保護作用來抵禦入侵者。簡單來說，身體的第一道天然的防禦屏障就像是人體的萬里長城一樣，專們用來阻擋外敵的入侵。在這個第一道防禦系統中，它會盡力阻擋任何想要入侵人體的敵人。不管你是長的胖的，還是瘦的入侵者，是個大壞蛋，還是只是一般路過的行人，身體的第一道免疫防護系統會盡力阻擋掉你的入侵行為。卽使不小心被入侵了，它會利用武器來中和掉你或阻擋住你的入侵，盡力不讓你對身體造成傷害。下面，我們就來看看，到底身體的第一道防護長城包含了那些生理屏障。

1. 皮膚防護系統

皮膚是身體的第一道防護器官。皮膚中的角質層可以協助隔離環境中的微生物，並且皮膚所分泌的物質，例如飽和脂肪酸，也可幫助抑制黴菌的增殖或生長。皮膚因為覆蓋了我們整個身體，而使得它成為人體最大的免疫防護軍。

2. 呼吸道纖毛防護系統

呼吸道的纖毛也是身體的第一道防護屏障。呼吸道中的纖毛因為可以規律地擺動，因此只要遇到外來物，就會嘗試以咳嗽的方式，將外來物排出，而達到物理驅逐的防護作用。

3. 眼淚及其他分泌物防護系統

眼淚中其實是含有溶菌酵素的，這些溶解酵素可以幫助分解細菌

的細胞壁，讓細菌無法逞凶惡鬥。而呼吸道中的黏液，則會捕捉這些試圖要通過的入侵物，例如呼吸道中的黏液會利用阻擋或捕捉來抵禦外來物的入侵。另外，胃部所分泌的胃酸，可以協助殺死病原菌，減少病原菌成功透過腸胃而感染身體。其他像生殖及泌尿道的分泌液，其實都具有天然的保護作用。

4. 正常的菌叢生態防護系統

我們人體的腸道其實是一個很獨特的體內環境，原因就在於我們的腸道中存在著多種一起共生的細菌及微生物，共同生活在腸道這個大城市中。如果我們把腸道環境想像成一個融合各種民族的大城市，這城市中有不同種族、性別、年齡的好人與壞人共同生存在這環境中。也就是說一起共生在腸道這個大城市內的微生物，有好菌，有壞菌，有本國菌，也有外來菌。但不管它們來自哪裡，也不管是好菌居多，還是壞菌居多，我們的腸道會盡力捍衛這城市的和平。也就是說，腸道中的免疫系統會盡力的去維護腸道環境的恆定/平衡（Homeostasis）狀態。而促使腸道環境得以維持恆定狀態的便是仰賴腸道中的環境因子（例如腸道菌相及微生物或食物的代謝物/產物等）及宿主身體本身的免疫防護能力。

在人體的腸道，泌尿道或者是像咽喉中，都有許多寄生的正常體內微生物。這些正常的腸道或泌尿道微生物會與外來的病原體競爭在腸道及泌尿道中的環境及食物。腸道環境，就如同我們的社會一樣，土地及資源（食物及水源）有限。如果居住在城市的正義之士居多，那麼社會環境得以維持並分配均勻。但若城市中的居民以壞人居多，那麼社會資源可能就會被搶奪而失去平衡，久而久之，這社會就會因此而腐敗並衰亡。因此如果我們都能維持腸道及泌尿道正常菌相環境的話，外來病原體就難以跟它競爭生活環境並且生存下來了。人體的

腸道中約有有300-1000種微生物種類，包含細菌、病原體、酵母等微生物，並且菌數量高達100~200兆個之多，相當於約人體1公斤以上的體重。這些微生物有厭氧性的菌，有益生菌，有中性菌，也有有害菌。不管是好菌或是壞菌，它們彼此在腸道中互相競爭環境，但卻又保持一個動態的平衡以維持腸道正常功能的運作。腸道中的菌相一旦失衡，此時就有可能造成短期傷害，如腹瀉或便祕，或者長期傷害如腸發炎等疾病出來。當然，我們的免疫系統協助腸道環境的平衡，而腸道環境平衡與否也影響我們的免疫系統。另外，某些特定的腸道微生物（例如益生菌）及代謝物（例如短鏈脂肪酸等）會透過誘導免疫細胞的活性及分化，進而影響宿主的免疫防護能力及健康。除此之外，也有越來越多研究認為腸道菌相所造成的腸道微環境跟許多疾病，如巴金森氏症、肥胖、心血管疾病等相關。一般而言，腸道的菌叢種類如能越多樣性，好壞菌比例平均，則比較容易維持腸道環境的平衡。但若是腸道菌叢比例不均或者是菌相種類太少，則可能誘發發炎反應及神經性的問題，如過敏、腦部的退化、腸道發炎、代謝性的或者是自體免疫上的問題等等。

　　影響腸道菌相的因素，主要原因有飲食營養習慣（例如高脂、高糖飲食造成好菌被驅逐並且構成有利於壞菌生長的環境）、飲酒過量、不良生活習慣（如熬夜打亂生理時鐘而影響菌相的穩定性）、壓力（壓力會使壓力賀爾蒙及腎上腺素增加，進而改變腸道菌相的活動及行為，而使得腸道中的菌相失衡）及使用抗生素等。抗生素的使用往往會造成短期腸道內菌相的失衡，使得好菌及壞菌皆可能因為抗生素的使用而失去平衡。不過，使用抗生素的影響通常是短暫的。只要停止使用抗生素數週後，腸道內的菌相便能慢慢恢復。由此可知，腸道中的菌相平衡與否，也關係著免疫系統的運作。

5. 酸，也是一種武器~酸鹼值偏低環境的防護系統

　　體內環境的酸鹼值也是生理防護機制的一種。例如我們胃部所分泌的胃酸，或者是像陰道低酸鹼值的環境中，都是因為低酸鹼值環境而能減少微生物的生存，進而達到防禦的效果。

　　上面所們所提到的皮膚、眼淚、腸道菌相、腸道絨毛及胃酸等，都是屬於身體的第一道防禦系統。這些免疫防護系統，有些是屬於物理性的，例如皮膚及呼吸道纖毛。而胃酸、眼淚或者是泌尿道的分泌，則是屬於化學性的。不管是物理性的，還是化學性的防護機制，身體的第一道生理屏障，基本上扮演身體初階的免疫防護作用，讓身體得以有初步的免疫保護。

第二節　第二道防護系統——
　　　　先天型免疫反應（Innate immune response）

　　剛我們們提到身體的萬里長城，當身體遇到外來物入侵時，身體的第一道防護牆，也就是生理屏障會發揮生理功能來加以防護，例如皮膚或眼淚這些生理屏障，是我們身體抵禦入侵者的第一道防線。但當身體的第一道防線無法應付時或是生理屏障被外來者擊破而侵入時，身體就會進入我們第二道的免疫防護反應系統，也就是先天性免疫反應的部分。這時，我們的身體就會出現對抗入侵者的各種警察，如巡邏警察及武裝警察出來。有別於生理屏障，這些警察、巡邏官及武裝警察會帶著不同的武器及戰略方式來對付各種入侵者，或者是找出入侵者的長相以便入侵者下次再次侵犯我們的國土時，可以快速辨識出入侵者的長相來，以便讓其他免疫軍迅速的做出各種應對措施，這就是所謂的「先天型免疫反應」。

先天型免疫反應會透過各種戰略及武器來對付入侵者，例如，入侵者進入人體內，而後進入到血液、淋巴循環及各個內臟器官中，就會被巨噬細胞所吞噬及消滅，這就是免疫反應中的吞噬作用。又或者白血球被大量活化後，對入侵者進行吞噬的作用時會產生紅、腫、熱、痛的局部性發炎反應，或產生全身性的發燒或發炎等。這些局部性的發炎及全身性的發燒，都是代表著體內正在對抗入侵者所產生的免疫反應。也就是說，體內為抵抗入侵者所進行的免疫反應已經發生。除此之外，體內也有一些蛋白質可以幫助免疫細胞來抵抗微生物的感染，例如溶菌酶可作用於細菌的細胞壁，讓細菌無法再增殖；干擾素可抑制病毒的繁殖及增強吞噬細胞的活性，乳鐵蛋白可與細菌競爭結合鐵離子，而抑制細菌的生長。

　　總之，先天性免疫通常是局部性的，會針對需要反應的局部發生像紅、腫、熱、痛的發炎現象這樣的防護反應來。也因此，先天性免疫反應是非專一性的，只針對入侵的局部部位做出免疫防護的反應來。

第三節　第三道防線──後天型免疫反應
（Adaptive immune response）

主動專一型的後天免疫反應

　　前面所提到先天性免應反應是屬於一種非專一性的保護機制及與生俱來的抵抗能力，像生理屏障或者是像發炎與吞噬這種不需接觸過抗原或入侵者（微生物或致病原）就可產生的免疫反應，也就是說先天性免疫系統只發出局部性的防護機制與反應。我們也可以說先天性的免疫反應，就是保護人民的區域型的警察，只要是人民，警察通通

會保護，不管你是移民過來的人，是老年人，還是年輕人，警察都得擔起保護人民的責任。

　　而第三道免疫防護則是具有專一性的免疫反應，也就是所謂的後天性免疫反應。這種免疫反應可以說是專一不花心的癡情漢了。一般而言，後天性免疫反應是指入侵者在跟抗原接觸後，再經過淋巴細胞及抗體的刺激以反應免疫的發生。或者是經由被動的發出專一性的抗體而產生抵抗入侵者的免疫反應。前者經由抗體及淋巴細胞而刺激免疫反應的，我們又稱它為主動免疫反應。後者為被動免疫反應。在此，我們先來說明主動免疫反應。這種主動的免疫機制最大的優點是當入侵者第一次入侵時，體內會自行產生保護作用，而這個保護作用是具有「專一性」及「記憶性」的。當下次如果再次遇到相同抗原的時候，這個記憶就會馬上發揮出來，並可立刻反應派兵攻擊入侵者。也因此，後天免疫是全面性的，且具專一性及記憶性的免疫反應。舉例來說，我們都有這樣的經驗，小時候遭到一般的感冒病毒感染並在當時發生發燒情況。但到了成年人時如再次遇到同樣的病毒，身體可能就完全或部分免疫，也就是說，成年時期再次遇到同樣的感冒病毒，身體可能就不會出現像小時候第一次感染時發高燒或嚴重生病的反應了，因為身體會啟動第三道防線的記憶。而從辨識此病毒入侵身體到喚起記憶而啟動第三道的後天免疫防護，約需7-10天。所以說，一般具有正常免疫功能的人在正常的情況下罹患感冒（此感冒病毒小時候已感染過），即使不接受治療及吃藥，7-10天後，也會因免疫系統的防護作用而自然痊癒。這就是後天免疫防護的特色。在主動專一型的後天免疫防護中，我們可以將之分為細胞免疫及體液免疫。

1. 細胞型的免疫反應

　　主動專一型的後天免疫反應為由T淋巴球所負責的細胞媒介免疫

反應，如輔助型T細胞（helper T cell）及毒殺型T細胞（cytotoxic T cell）。細胞型的免疫反應，就是這種當入侵事件發生時，身體會去找細胞來當媒介或檢察官來裁示而產生的免疫反應。這類的免疫反應主要經由產生抗體、吞噬、利用細胞的毒殺作用，或者是藉由輔助型T細胞辨識抗原，進而分泌細胞激素（cytokine）來調節吞噬細胞、自然殺手細胞及白血球的活化，而後將入侵者消滅的免疫過程。也就是說細胞型的免疫是以細胞為軍隊及武器，來發動對入侵者的攻擊。如剛前面所提到殺手T細胞，它可以攻擊並殺滅被病毒所感染的細胞。而輔助T細胞則會刺激B細胞產生抗體及各種細胞激素來對抗入侵者。現今利用免疫治療及細胞治療的新治療方法，就是利用免疫細胞作為媒介的方式來對抗體內的癌症細胞或不正常細胞的治療方式。不管是先天性免疫或者是後天性免疫，它們都是同屬保衛身體的作戰部隊，同心協力並分工合作以抵禦外敵。如果說細胞型免疫中的巨噬細胞、自然殺手細胞、T細胞或者是嗜中性球是能時時備戰並跑遍全身的軍隊的話，那麼B細胞，就是製造武器的兵工廠或另一支不同作戰策略的作戰部隊，兩者皆同心協力以抵禦敵人入侵。接下來，我們就來看看主要由B細胞參與的體液性的免疫反應。

2. 體液性免疫反應

所謂體液性的免疫反應，主要將領就是我們的B細胞所產生的抗體啦。它透過分泌大量的免疫球蛋白（immunoglobulin, Ig）來達到免疫防護的反應機制。而我們體內的免疫球蛋白主要有五種，分別為IgG、IgA、IgM、IgD與IgE（乳汁、呼吸道、腸道及生殖泌尿道中的主要抗體）。IgG是血液中的主要抗體，也是血清及細胞外體液中含量最多的免疫球蛋白。同時，IgG也是唯一可以穿過胎盤，為胎兒提供被動免疫力的免疫球蛋白，是幫助新生兒抵抗感染的重要免疫球蛋白。

IgA在血清中的含量僅次於IgG免疫球蛋白。IgA主要存在人體的黏膜組織中，例如淚液、唾液、呼吸道、消化道及泌尿道生殖系統中，所以又常被稱為黏膜免疫抗體。IgA雖然不像免疫球蛋白IgG那樣可以通過胎盤提供胎兒免疫力，但是在媽媽的乳汁，尤其是初乳中卻有高含量的IgA存在。也因此IgA 是一個存在母乳（尤其是初乳）中的免疫球蛋白，為透過母乳提供給胎兒免疫防護力。 IgM是一個會因接觸抗原後首先發出反應的第一個抗體，因此在臨床上通常會把它用來作為感染的指標。IgD為一個可以刺激一些跟免疫相關的細胞來生產抗菌因子的免疫球蛋白。最後的第五種免疫球蛋白為IgE。IgE雖是血清中含量最少的一個免疫球蛋白，但卻是跟過敏反應最相關的免疫球蛋白了。當身體有寄生蟲或過敏原入侵時，血清中IgE的含量就會明顯上升。IgE會與致敏原結合，並刺激一些免疫細胞釋放出組織胺，因此若人體的IgE含量異常的話，會引起一系列的過敏反應。如幼兒體內的IgE含量異常，可能就會引起像濕疹等過敏性疾病的免疫缺陷問題。另外，當身體遭受寄生蟲攻擊時，IgE可以保護身體免於受寄生蟲的威脅。 綜合以上所述，體液型的免疫反應主要是利用B細胞所產生的抗體，並經由分泌大量的免疫球蛋白來進行各種防護的手段，這些手段不外乎透過各種抗敵策略及武器，例如活化、中和作用、微生物的吞噬及阻止微生物的感染。

第四節　被動型免疫反應——疫苗提供的免疫反應

　　前面提到的都是利用身體本身的能力所產生的免疫反應來保護及抵禦外來者的入侵，我們都稱之為主動的免疫反應。隨著醫療的進步，很多病菌所產生的疾病，現在都已有疫苗可以施打以幫助身體對

抗疾病。例如，一到冬天，醫生會建議許多老年人及兒童施打流感疫苗等流行性疾病疫苗。這種利用外來的抗體來抵抗病菌，因而激發免疫反應的方式，我們稱之為後天性免疫反應（利用疫苗激發後天性免疫反應）。我想，當過父母的都知道，新生兒出生後都有一本記錄著小寶貝何時該接種疫苗時間的寶寶手冊。小寶寶因為剛出生，免疫系統還未成熟，所以寶寶體內的免疫保護作用主要是來自媽媽的免疫球蛋白，這些免疫球蛋白可以透過胎盤獲得（主要是免疫球蛋白IgG），也可以透過媽媽的母乳中獲得（主要免疫球蛋白是IgA），以保護小寶寶避免呼吸道及腸道的感染。但是，當母體不再提供這些抗體時，寶寶體內的抗體就會消失，此時嬰兒被感染的機率就會較成人高。而疫苗的接種目的就是要減少新生兒成長及成年後某些疾病的發生。不管是媽媽母乳中的免疫球蛋白或者是施打疫苗，都是屬於後天型免疫（疫苗為激發後天免疫反應，而母乳則為透過媽媽傳給嬰兒）。也因此，疫苗就是針對特定疾病而先行施打該疾病病毒（低病毒量）或類似物到人體裡面，以便讓免疫大軍先有機會辨識它、記憶它是個入侵者並做出未來攻敵的準備。萬一將來不小心感染此病毒了，身體的免疫大軍已經有防範能力來對付這個病毒，以減少疾病的嚴重性及致命性。這也是為什麼有些人在施打疫苗後，會有輕微發燒等現象，這就是體內的免疫大軍所做出的反應措施之證明。另外，直接將血清或者是抗體注射到體內以產生免疫力的方式，也是一種被動型的免疫反應，例如被毒蛇咬傷後注射血清來中和蛇毒的方式。不過這種人為方式使身體產生抵抗力的大多有時效性，部分也有可能造成過敏的反應喔。

第五節　強強滾，免疫力越強越好？

　　相信大家一定都有聽過這樣的廣告台詞：一天一粒，讓您「提升免疫力」、補充XX「增強人體免疫力」、「讓免疫力不再下降」等的廣告詞，不斷的提醒大家要「提升」或「增強」免疫力，似乎只要「提升」或「增強」免疫力，人體就可免於疾病。但是，免疫力真的越強越好嗎？如果我們了解免疫反應，其實不是免於疾病，而是身體抵禦侵入者的反應系統，也就是人體的免疫大軍看到入侵者（如細菌或病毒等）的威脅而產生的抵抗，抑或是處理身體非正常細胞（如變異、損傷或被感染的細胞）而產生排除異常的能力。也因此，從這樣的機制看來，我們可以合理的解釋免疫反應是我們身體去抵抗或排除入侵者或異常者的能力。因此，免疫反應如果太弱，則起不了抗敵作用，若太強，則可能引火自焚。因此，為避免太弱或太強的的免疫反應，平衡的免疫機制才具有最佳的免疫防護能力。免疫力就像蹺蹺板，太低，會觸地，太高又離地太遠，會失去平衡，因此過與不及，對免疫反應來說，都是一件壞事。雖然仿間有很多保健食品標榜可以提升免疫力或增強免疫力，我認為追求好的免疫力，均衡的飲食與營養為重要的環節，不過也應避免補過頭而造成免疫力過強，或者是選擇成分太過複雜反而讓免疫力失衡的狀況。

過度免疫反應

　　人體的免疫反應，本來就是一種保護身體的生理機制，以便讓身體面對外來的侵入者或者體內不正常的細胞（如腫瘤細胞）時，進行攻擊與清除的防護機制。但在一些情況下，免疫反應在該弱的時候不弱，反而反應過度的話，就會造成原本只是無害的物質接觸到身體，卻產生過度的免疫反應，例如像過敏這樣的免疫反應來。又或者

是過度的免疫反應，導致身體對自己正常細胞的抗體攻擊，造成不正常的過度發炎反應或自我傷害的話，就會造成如免疫失調，類風溼性關節炎、全身性紅斑狼瘡症等自體免疫疾病的出現。也就是說，免疫大軍在攻擊外來入侵者時，所發動的攻擊力道過強，反而導致自己傷害到自己的現象，這些都是屬於過度免疫反應。例如，免疫細胞對在肺部的病毒發動攻擊時，可能因為血氣方剛殺紅了眼，而發動太強的攻擊，導致免疫細胞傷害到自己的肺部組織或細胞。此時，若是免疫軍無法被抑制下來而持續攻擊肺部組織或細胞的話，這樣強烈攻擊的免疫反應就會造成身體自行性的傷害，而引起過度免疫反應（所謂的免疫風暴（Cytokin storm）跟這些情況類似）。就如同為了對付地區性的一個小混蛋就投下足以炸掉整個城市的原子彈而引發大爆炸一樣。相反的，如果此時身體其他的免疫調節軍，例如調節性T細胞（T-regulate cell），或者像骨髓來源的抑制細胞，能適時發出訊號讓過強的免疫反應給抑制下來，告訴它，嘿，年輕人，你要克制一下你的攻擊力道，開槍打壞蛋即可，不需要投下原子彈，以免傷害到其他居民。當免疫攻擊軍隊因受到調節軍發出的指令而把攻擊力減弱或是停止，這時，免疫反應就能達到平衡，而不會產生過度的免疫反應了。

過敏

　　前面我們提過身體的發炎反應，往往是免疫反應的一種過程。通常我們體內的肥大細胞（mast cell）擔任巡邏者的角色，它常常在體內尋找不尋常的外來物。當發現有外來物時，它們就會釋放出組織胺分子形式的訊號。這些訊號會通知身體發出警告並釋放血液到被入侵的區域去，這時便會造成這些區域的發炎反應。同時，這些訊號也會把細胞運隊中的阿兵哥（白細胞或白血球）一併帶過來。當這些細

胞軍隊中的士兵來到被入侵的區域後，不管是大壞蛋，還是小壞蛋，它通通會殺個片甲不留，全面斬除妖害。然而，有的時候，這些入侵者，其實不是什麼大壞蛋（細菌），而是只是像一些灰塵顆粒這樣不具殺傷力的路人，並不是什麼大反派的角色。但我們的身體卻還是派出高陣仗軍隊的完整免疫反應來應付這路人的話，就會造成所謂「過敏」反應的發生了。簡單來說，當身體的免疫機制太大驚小怪，用軍隊大陣仗的方式來對付個路人的話，就會造成過敏的現象。例如，當我們遇到一些小小塵埃顆粒時，身體卻以嚴重打噴嚏或流鼻水的免疫機制來反應的話，即為過敏現象。而若發生在皮膚，就很有可能出現異位性皮膚炎等現象。概括而言，當人體免疫反應系統對原本不是什麼大害的物質，產生過度的反應時，就會發生過敏的現象。這就是該弱的時候不弱的過度免疫反應例子。

　　但是為何過敏會演變成常生病、長期過敏、鼻水總是流不停及皮膚常泛紅脫屑呢？前面提過身體的第一道防線是「生理屏障」，像人體的皮膚就是身體的萬里長城屏障。當有入侵者或外來物突破第一道防線後（例如皮膚或腸道黏膜後），就會開始啟動我們的免疫系統，也就是進入「先天免疫」反應中。在進入「先天免疫反應後」，身體只要發現外來者，不管你是路人還是真正的壞蛋，先天免疫反應就會無差別待遇的通通派出軍隊來對付你（造成發炎反應）。如果這些外來者或入侵者曾經入侵過，我們身體就會發動「後天免疫反應」。這時，免疫細胞會憑著記憶找出你是曾經來過的異物，二話不說，直接派出軍隊來對付你。也因此，因為免疫反應的小題大作，我們往往只是因為一粒小灰塵或者天氣變化，身體就啟動整套免疫反應來做應對，也因此才會出現鼻水流個不停或皮膚泛紅的現象，這些都表示身體已經因為一個小粉塵或溫度變化便啟動了整套免疫系統，而演變成過敏體質或體質弱常生病了。

免疫反應不足

　　一般而言，我們身體的免疫防護機制可以對抗每天生活中的各種細菌及微生物，例如門把中的細菌，皮膚屑中的寄生蟲或者廁所中的黴菌等，而不會出現發燒的免疫反應出來，這就是平衡的免疫反應。也就是說，我們靠著身體內的免疫軍隊就足以應付生活中的這些入侵者及外來物。但，大部分的人在面對各種病毒感染時，都會有些症狀出現，例如，感冒所引起的發燒，就是個免疫力不足的情況。也就是「該強的時候不夠強」，就會有症狀出現。尤其當身體面對比較強的入侵者，或者是遇到從沒遇過的新病毒或細菌時，免疫反應往往不足以應付強大或新的入侵者。又或者，不健康的生活型態，例如飲食營養不足、缺乏運動、睡眠不足等皆是誘發身體長期處於慢性發炎的狀態，造成免疫反應下降，而出現「容易生病」及「常常覺得疲倦」的免疫力不足的現象。

第六節　癌症的免疫反應過程

　　其實，癌症的發展過程是一個很明顯的免疫軍隊從抗戰成功，到努力奮戰及最後寡不敵眾而出現癌症的一個免疫反應過程。我們每個人身上每天都有可能因為不良的生活環境及飲食型態，例如輻射、紫外線、抽菸及長期不良的飲食營養等讓成千上萬個潛在的癌細胞產生。但是，因為身體的免疫防護機制消滅了這些潛在的癌細胞，讓這些潛藏體內的癌細胞，並不會有立即的臨床症狀出現。我們常用3E來解釋在癌症的發展過程。這3個「E」分別代表著消除（Elimination）、平衡（Equilibrium）及脫逃（Escape）。亦即代表著體內的癌細胞出現時，我們的免疫軍從消滅癌細胞，接著兩軍（免

疫細胞對抗癌細胞）勢均力敵，不分千秋到最後戰敗並出現癌症的身體臨床症狀的過程。下面我們就來看看免疫軍大戰癌細胞的三個關鍵時期。

1. 消滅時期（Elimination）

當人體內有潛在癌細胞出現時（此時癌細胞數量還不多），我們身體便會啟動免疫反應。免疫軍會先派出巡邏大隊找到這些潛在的癌細胞/壞細胞，而後派出免疫軍隊（自然殺手細胞、T細胞）來消滅這些潛在的壞細胞/癌細胞。所以在這階段，我們身體的免疫機制便足以偵測到並打敗這些潛在的癌細胞，也因此尚不會出現癌症的臨床症狀。此時癌細胞也不會在臨床上被診斷出來。

2. 平衡時期（Equilibrium）

當在消滅時期時，免疫大軍以「多敵寡」或者「以強抗弱」的擊退潛在癌細胞。同時間，潛在的癌症細胞繼續增生並且仍存在身體內。當免疫大軍能擊敗潛在癌細胞的數目與癌細胞生長數目相當勢均力敵的時候，也就是說免疫系統可以應付這些潛在癌細胞，但癌症細胞並未全部被消滅，仍然存在體內時，這就是免疫的平衡時期。這時身體尚不會有明顯的臨床病徵出現，尚屬亞臨床時期。

3. 逃脫時期（Escape）

在平衡時期時，癌症細胞與免疫大軍勢均力敵。這時，如果條件適合，癌症細胞繼續增長，並且狡猾的用了各種策略逃脫了免疫大軍的偵測與攻擊。免疫大軍可能因此被蒙蔽而無法偵測及攻擊到癌細胞。在此時期，癌細胞便無法再被免疫軍壓制住了，身體就會出現病徵及臨床症狀，就是所謂的脫逃時期。癌症細胞逃脫了免疫系統的防護後，便會開始攻擊身體，緊接著身體就會出現各種臨床症狀出來。

簡單來說，癌症細胞其實是非常聰明狡猾多詭的細胞，他會透過各種手段來躲過身體免疫系統的攻擊，並且癌細胞也會主動出擊攻

擊體內的免疫防護系統，例如它會變異、會僞裝、會放毒氣或者讓免疫大軍的武器失能等等各種多變的攻擊手段，是個深具謀略的高手。因此，如果身體的免疫系統防護因爲遭受癌症細胞攻擊後而無法穩定下來進行防護與攻打的話，宿主就很容易遭受癌細胞攻擊而造成區域性傷害。當區域性傷害也無法防守住的話，癌細胞會慢慢擊破各城牆（組織及器官），身體便會漸漸失去防守而被擊潰。

人體在面臨從把癌症細胞消滅的消滅時期，進展到免疫與癌症細胞共存的平衡時期到最後出現病徵的逃脫時期，這三個時期的演變並非一日的失守所造成，而是經過多年歷程演變成癌症疾病的過程。而造成癌細胞能擊潰身體的因素是多重而累積的。這因素，不外乎是環境因素、飲食營養、生活型態及本身身體基因等因素所導致。也因此，保持身心健康與健康飲食就能維護免疫系統的防護能力。而保持健康體態，開心與健康的人生，不外乎是由均衡飲食與營養、睡眠、適度運動及適度陽光照射所集合而成。然而，健康的生活型態卻是當今社會人人爲做好自我保護力所需重新建立的生活模式。

第七節　運動與免疫力

過去我們常說，運動有益健康。但其實，眞正要說有益健康的運動，是要以「適度適量」來考量。根據研究指出，運動對免疫的調節是有正面及負面的影響的。而這影響其實是依據運動的頻率、長度及強度而有所不同。如果是適度適量規律的運動（例如騎腳踏車30分鐘或瑜珈……等等），有提升整體免疫的效應。適度及適量的運動可以提高細胞激素（cytokine）及殺手細胞（Natural Killer cell）的含量，因而讓身體對病原菌有較強的防護反應，同時可協助減少過敏反

應及感冒的發生。但如果是劇烈的運動，例如在高地不平地騎腳踏車2小時，或者是短期、不規律且運動強度高的運動，如進行運動賽事，則會誘發白血球及淋巴細胞的含量的下降，造成短暫性的免疫力下降的。同時短暫強度高的運動，在運動當下，也會造成壓力性荷爾蒙分泌的釋放（如糖皮質素及腎上腺素）及調節生理健康的荷爾蒙失衡，導致免疫反應被抑制。在這些條件下更可能誘發發炎的發生。不過，也別太擔心，因為這些暫時性的免疫失衡，通常會在激烈運動一至三天後漸漸恢復的。因此，提升免疫功能的運動方式是採用規律適中的運動，每次運動不超過60分鐘。另外，如果是經過比較負重或激烈的運動後，如能給予身體足夠的恢復時間，例如被動式的恢復方式（即完全不運動的方式讓身體恢復，可透過休息、按摩、熱敷或冰敷的方式讓身體恢復），或者是採用主動式的恢復（即不做強度高的運動，改以低強度且緩和的運動方式，如用走路或打網球的方式），讓身體肌肉有足夠恢復時間。如此，身體的免疫反應就能漸漸恢復。也就是說高強度運動後，身體需要約三天的恢復期。恢復期可以是採取完全不運動的休息方式，亦或者改採取輕度緩和運動的方式，爾後再來進行下一次高強度運動。如此不但能幫助免疫的調節與提升，同時可以減少慢性發炎的發生。

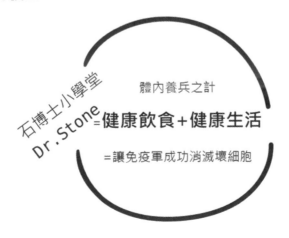

石博士小學堂 Dr. Stone

體內養兵之計

＝健康飲食＋健康生活

＝讓免疫軍成功消滅壞細胞

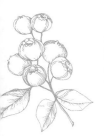

第二章
免疫與營養

　　1939年至1945年世界第二次大戰期間，南義大利（South Italy）及克里特島（Crete Islands）的居民，因為居住的地理位置及環境資源不利食物運送，居民因此靠著當地栽種的蔬果自給自足，並且也自植物中榨取油脂作為食用油脂的來源。也因此，就這樣發展出地中海型飲食（Mediterranean diet）之飲食型態及生活方式。地中海飲食，是目前全世界公認最健康及最長壽的飲食方式。地中海飲食結合了營養與生活的健康模式，它是一種在心靈祥和安定的狀態下，與你親愛的家人或好友享用簡單但富含營養的飲食。占希臘文形容地中海飲食為「ataraxia」，意思是說它是一種「可以令人心神安定的飲食生活方式」。這樣遐逸的飲食與生活方式像極了我的老家「市仔尾寮」農莊裡的田園生活。一個暇意自在的周末午後，任憑陽光咨意任性的灑進農莊裡。山中純淨的空氣裡，夾雜著經過早晨露水洗禮的芬芳，並點綴著幽幽草香，使得這裡的生活瀰漫著清新自在的時光。我與家人就在大自然的餐桌上共享簡單卻新鮮的萊姆烤鯖魚、番茄洋蔥沙拉及藜麥飯……等攪和著紅色、綠色、黃色及白色在地種植的當季蔬果。不管是地中海飲食，還是食癒飲食，食癒人生，就該如此。

　　是的，身體健康也是一樣的。為建立一個健康平衡穩定的免疫系統，其實所需的原料不外乎就是陽光（環境），安定（生活習慣）及健康營養的飲食，加上充足睡眠及適度適量的運動。如此條件之下，我們體內自然有良好的免疫防護系統來保護我們的身體。我想這也是世界上最長壽飲食——地中海飲食所想要傳達的身心平衡的健康狀

態。但是，生活在都市化社會的我們，步調緊促的上班族，早出晚歸的學生族群（一早出門上學，課後補習或安親班的晚歸生活），導致大部分的人都傾向快速又簡單的外食及便當，因而造就三高一低（高油、高鈉、高糖及低纖）的飲食型態。我們不得不承認，在現代快速及高壓力社會模式下，不容易達到吃的營養又均衡，更別說是放鬆悠閒的吃一頓飯。然而，正因為這樣高壓的快速生活步調及充滿看不見汙染物的環境，我們對營養素的需求不減反增，但是又有多少人可以達成營養又均衡的飲食生活呢？

　　記得前面我們提過，免疫大軍在面對侵入者時，會有不同對抗敵人的手段、武器及攻敵方式。免疫大軍天天得面對生活中大大小小的細菌與病毒，如果我們沒有把自己保持在好的狀態及提供身體足夠的營養素，如何能養好我們體內千百個免疫大軍，如何去攻敵呢？試想，一個瘦弱且缺乏營養的30萬瘦弱士兵軍隊，即使面對一個僅有1萬士兵但卻強而有力且有精良武器的的小軍隊，30萬的瘦弱軍隊即使不敗，也會輕易被擊潰，失去大部分士兵。而存活下來的士兵，也因為沒有足夠營養及體力去修復損傷，導致兵力不振，一但遇到具侵略性的的外敵時，就很容易被擊潰而潰不成軍。我想這樣的解釋，不難理解營養與免疫系統其實就是互助互惠的關係。人體的健康與身體的免疫反應能力，是日常生活一點一滴累積起來的，免疫大軍也是一兵一士，一將一領培養起來的，無法一蹴可幾。下圖說明了營養與免疫的關係，為參考2011年發表於病原體醫學雜誌（PLoS）[註一]所整理，說明營養與免疫的關係就像是一個齒輪轉動另一個齒輪，互相牽扯而影響彼此的運作。一個齒輪不動，生鏽了或匱乏了，就會造成整體動力的下降。

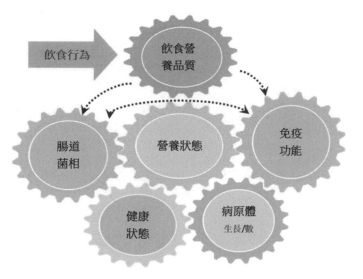

營養、腸道健康、健康及個人衛生是推動與免疫功能的齒輪

註一：參考出處：Fleur Ponton and others, Nutritional Immunology:
A multi-dimensional approach, Vol.7 2011

第一節　航海員開啟了食癒免疫力

　　依稀記得，當年上第一堂營養學課時，老師提到飲食營養的重要及缺乏營養素所導致的嚴重後果。猶記當年老師提到長期駐守在海上的水手及海軍因為缺乏維生素C而造成俗稱「水手病」的疾病發生。直到營養科學出現後，我們才得以證實當時的「水手病」就是體內缺乏營養素～維生素C所造成的壞血症（Scurvy）。事情是這樣發生的，約在十七及十八世紀時期的歐洲，海軍、海盜及長期在海上作業的人員，甚至是居住在比較寒冷地區的人民常發生身體虛弱、牙齦變得脆弱、出現口臭、皮膚長疹子及肢體疼痛的現象。為了解決這樣的怪病，當時的英國皇家海軍醫師詹姆斯・林德進行了調查並發現，這些航海人員及居住在寒冷地區的居民因為工作及居住環境之因，他們的飲食大都是以醃漬過的蔬菜水果、豆類及奶製品為主，並且嚴重缺乏

新鮮蔬菜及水果。後來詹姆斯林德對船員做了飲食上的實驗，發現給予這些航海員及居民新鮮水果能幫助他們緩解這怪病的症狀。到了約1790年代，在英格蘭探險家詹姆斯庫克幫助下，他發現讓船員喝下檸檬汁或橘子汁之後，可以解除這怪病的症狀，並從中了解檸檬汁或橘子汁中的營養素——維生素C。爾後發現缺乏維生素C會導致此疾病，並稱之為「壞血病」。一直到1990年代，許多維生素C的相關食療研究紛紛出爐。在1937年，匈牙利的聖捷爾吉（Albert Szent-Györgyi）更因為研究維生素C而獲得醫學研究上的至高榮耀——諾貝爾獎。如果我們回溯歷史，蔓延於歐洲十七世紀海上船員的怪病，卻僅是單純飲食上缺乏維生素C。而治療該怪病（壞血症）的並非是化學合成而來的藥物，而是生活中新鮮的蔬果。我們從歷史事件中儼然已經證實食療營養的重要性。飲食中的營養素關係著一個人的免疫防護能力，更牽動著社會進步力，乃至國家發展動能。要有強健的體魄，成功的人生，飲食營養是重要根本。

　　根據流行病學的統計，越貧窮的國家，除衛生條件越差外，在營養與熱量的攝取上也明顯不足。營養不足更是促使感染的發生，同時也造成疾病治癒力不佳的狀況，因此死亡率也特別高。而越富裕的國家，除衛生條件較好外，人民也越有能力接觸並保有健康的營養與飲食。人體的免疫系統會因為身體所得到的營養素來進行自我調整免疫反應能力及方式。這也是為什麼營養師常喜歡告誡大家「You are what you eat」「人如其食」，你的飲食習慣造就你的健康型態。也因此，營養素對於人體免疫防禦及抵抗力的建立是非常重要的。而我們身體所需的營養素來自每個人的生活飲食

第二節　不同時期營養與免疫

幼兒營養與免疫

　　從媽媽懷孕開始，媽媽跟胎兒都會開始經歷免疫的變化，例如懷孕期間，最明顯的免疫變化就是T細胞會轉而傾向用T輔助細胞（Th-2）及調節性T細胞等來面對孕期並接受胎兒在體內的成長的過程，以避免胎兒與母親之間產生免疫排斥。另外，對寶寶而言，寶寶出生過程中到離開媽媽肚子後就開始接觸外界環境中的細菌與微生物。出生後，寶寶可以自媽媽的母乳中得到一些免疫因子，使寶寶身體有部分的抵抗力。而寶寶自母體出生到接受母乳哺餵的過程促進了寶寶的腸道及腸道中先天免疫系統的成熟化。之後，寶寶因為配方奶及副食品進入他們的飲食中，讓他們開始接觸食物的抗原進而影響他們的腸道中微生物的種類及菌相。從我們人體開始接觸食物及營養開始，我們的免疫系統必需「自我調節」以適應及耐受這些食物抗原（抗原：指會引起身體產生免疫反應的物質）。而食物也提供了營養素以調節我們免疫系統的成熟與反應。也因此，小寶寶自出生後至成長階段過程中的飲食與營養，不僅影響他們日後的腸道菌相發展，也影響了寶寶日後的免疫能力。更甚者，這個階段的飲食與營養讓寶寶產生「自我」免疫耐受性，並建立起良性環境抗原及免疫系統的發展。

　　近幾年來有關幼兒營養與免疫力發展的研究更是認為，如果我們的免疫系統在早期發展「自我」的免疫耐受過程中受到破壞了，未來就很容易導致許多發炎疾病的發生，例如異位性皮膚炎等免疫失調的狀況。因此，從幼兒時期副食品的導入，到兒童成長發育時期，飲食營養對寶寶日後的免疫能力及自我免疫調節耐受性，扮演著非常重要的角色。在後天型免疫反應方面（也就是體內有記憶的特異型免疫反應），在新生兒時期，後天性免疫反應會漸漸緩慢的形成，但因為後

天免疫反應尚未發展完成，此時會以輔助T細胞來對抗病原。當寶寶出生後，因先天性免疫反應及後天性免疫反應皆尚未正式成軍，此時先天性淋巴細胞會在皮膚、呼吸道及腸胃道之間，暫時作爲主要的免疫防護軍角色以調節免疫及對抗發炎反應。因此先天性淋巴細胞成爲寶寶出生後的主要免疫大軍。隨著兒童成長，免疫防護系統漸漸成熟，且因開始接觸外界環境及外來物的多重挑戰（例如病原、食物、環境的暴露及疫苗，都屬於外來物），因此建立了免疫反應的記憶，而漸漸開啟了後天性免疫反應機制。直到兒童期結束後，淋巴組織發生改變並開始製造淋巴細胞及抗體來支持身體所有的免疫防護的反應。而這些免疫系統的發展過程中，寶寶及兒童若未能在這些階段中獲得足夠的營養，則將嚴重影響免疫系統的發展。免疫系統的發展與飲食營養的提供是相輔相成的。

老年人營養與免疫

營養對老年人的免疫系統其實是有很大的影響力。我們知道，營養不足其實在老年族群裡是滿常見，不管是因爲腸胃機能變差、咀嚼能力變差、味覺變差導致食慾不佳，或者是因生活不便，造成烹調或取得健康新鮮的食物有困難等因素，都會影響老年人的營養狀況。當人面臨老化時，老化會使得免疫系統功能失調，主要是因爲以細胞爲媒介的免疫反應產生變化了。而這些變化包含成熟及非成熟T及B淋巴細胞的比例改變、輔助型T細胞 Th1及Th2的比例失衡等改變。也因此造成以細胞爲媒介的免疫反應變弱進而影響後天型免疫反應及防護機制。

過去我們就知道，營養不足的人會比營養足夠的人更容易免疫力低下的狀況，尤其是以細胞爲媒介的免疫反應會更弱（細胞型免疫反應），也因此，營養不足的人較營養足夠的人容易受到感染。尤其是

熱量及蛋白質皆攝取不夠的營養不足。營養不足不只會影響被動性免疫（例如T及B淋巴細胞），也會影響特定性免疫反應。除此之外，熱量及蛋白質營養不足會釋放較少的單核因子（monokines），造成對淋巴細胞的刺激降低，因而減少了免疫反應的應對能力。當老年人面臨老化並加上營養不足時，兩者因素互相加乘之下，更會導致老年人免疫力變差的情況，進而容易受到感染而產生疾病、發炎、身體虛弱或久病不癒的狀況。也因此，充足營養及充足的熱量攝取（吃夠食物）是老年人保持健康及減少生病的重要因素。對於老年人，免疫力與飲食營養是絕對的因果關係。營養好，免疫力也會變好；反之，營養差，免疫力也變差，身體也變得更容易生病，而常生病又促使免疫力下降。唯有良好的飲食營養，才可減少此惡性循環的發生。

體重與免疫

　　體重，一直是每個人一生的課題。維持曼妙無贅肉的體態，更是人人的夢想。而肥胖與正常體重之間的差異，難道僅止於外表體態的美感而已嗎？記得在2020年有關新冠狀病毒（COVID-19）確診病人的治癒率的報導中，醫師專家們有討論到，他們在新冠狀病毒（COVID-19）及流感患者身上觀察到，肥胖者疾病恢復力較正常體重者差的情況，並且有看到死亡率有偏高的現象，不過仍需更多科學數據的驗證。但是，這樣的推論，不僅讓我們思考，體重會影響人的免疫反應能力嗎？體重過重的人，會影響疾病的治癒力，而體重輕的人，就不會嗎？

　　針對這樣的問題，我想我們就先從體重過輕談起。體重不足，意謂著熱量攝取不足，其實是會讓身體免疫細胞軍力不足的。而在熱量攝取不足及又缺乏蛋白質營養素的話，便會造成熱量暨蛋白質營養不良。如前一段老人營養與免疫所述，熱量暨蛋白質營養不良

會讓免疫反應能力變得更弱，而容易誘發發炎及感染現象。反之，體重過重或肥胖意謂著「營養過剩」，也就是吃進去的能量多於被消耗的。簡單來說，肥胖就是吃太多身體不需要的營養素，卻又吃太少身體需要的營養素。體重過重及肥胖的人通常會伴隨有「代謝症候群」（Metabolic Syndrome）的發生，也就是我們所說的三高：高血糖、高血脂及高血壓。過去臨床研究就曾看到這樣的現象，同時患有三高的肥胖者成年人罹患流感時會較正常體重者來的嚴重，例如呼吸道症狀可能會更明顯且嚴重些。同時，當因流感造成肺部問題時，出現呼吸困難的狀況也會較正常體重者更明顯，死亡率也較高的現象。研究推測其主要原因為肥胖者對氧氣的需求較體重正常者高，而容易發生呼吸困難的現象，進而影響罹患流感後的病程與恢復狀況。事實上，許多研究已證實肥胖會改變人體的免疫反應，並且會導致容易有慢性發炎的發生，而這慢性發炎的程度，會隨著年齡增加，越加顯現出來。試想，當我們體內的免疫軍隊，在體內發號施令，行軍或者攻擊入侵者時，受到較多的脂肪細胞包圍及阻礙而無法正常發揮戰鬥力。也因此受到阻礙的免疫大軍，在面對外敵入侵時，其作戰能力、攻擊力道及攻擊策略皆會受到影響進而導致免疫反應不足的現象。

另外，肥胖通常伴隨著代謝症候群的出現，除了「三高」：高血糖、高血壓、高血脂外，也包含高密度脂蛋白（HDL）的不足（好的膽固醇太低：男性<40mg/dl、女性<50mg/dl）及中廣型的體態（腰圍太大的腹愁者：男性腰圍>90公分、女性腰圍>80公分者）。（以上五項，有三項者，就算是有代謝症候群）。代謝症候群會導致身體組織中的免疫反應被發動起來，尤其是在脂肪組織、肝、胰臟及血管中的免疫反應。被發動的免疫細胞在這些組織中會釋放一些化學物質，導致該地區輕度發炎的發生。也因此從這些人的身體檢查報告上，我們都可以觀察到輕度的發炎現象。然而，即使面對這樣低程度的發炎，

我們身體的免疫反應還是會被誘發起來以便應付長期慢性發炎的情況，而使得身體處於促進發炎的狀態。同時因為體重過重或肥胖所帶來的身體組織代謝性的壓力、脂肪組織的擴張及脂肪在淋巴組織器官上的堆積，使得淋巴組織及器官的結構與完整性受到改變。也因此體重過重的免疫負擔再加上輕度發炎的不斷循環之下，免疫持續失調，低程度的發炎最後就會演變成慢性發炎及免疫失調。雖然，此時身體可能只是容易感到疲倦或身體某些部位的痠痛等身體不適的現象，但隨著年齡的增長，到了中老年時期，身體肌肉減少，脂肪的累積加劇，更加加速免疫功能的失調。也因此，我們可以說，肥胖真的會讓我們的免疫功能，提早老化。保持正常的體重體態，不但能減少代謝性症候群的發生，也可以避免免疫功能過度被誘發。食癒上的研究建議，一周適度的輕食，減少熱量的攝取，其實長期下來，不但對維持體重有幫助，同時也可以提高免疫的反應能力及延長壽命。

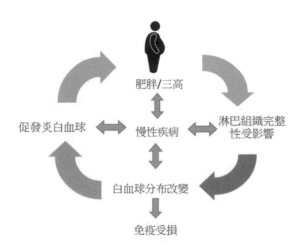

肥胖會增加免疫受損及慢性發炎的發生

PART 5

免疫力的食癒
基礎建設

Fundamental
Food Cure
for Immune System

食癒基礎建設（熱量、蛋白質、碳水化合物、脂肪、微量營養素）

記得小時候，家裡的餐桌上固定的菜色必定有白飯、二道菜，一道肉及一碗湯。每次吃飯時間，小孩總是推託不想吃飯，只想草草吃下幾口肉及幾口菜後就離開。但是媽媽一定會叮嚀著「不行，飯一定要吃完才可以走」。小孩總是抗議的問大人們「為什麼要吃飯」，而大人總是這樣回答：「要吃飯才有力氣」。

是的，人活著，首要件事，就是要有能量。要有能量，有動能，才能活著，器官才得以運作，就如同機械需要能源，有能源才能順利發動。人體也一樣，需要燃料來啟動身體的運作。而飲食中提供人體動能的營養素，也就是身體的基礎四大營養，便是來自醣類（碳水化合物）、蛋白質及脂肪所提供的熱量及營養素了。而這四大基礎營養素是身體的動能來源，那麼它跟免疫力又有何麼關係呢？接下來，我們就來說明身體所需的四大食癒基礎建設有哪些營養素及其與免疫力的關係。

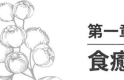

第一章

食癒基礎建設一——蛋白質（Protein）

第一節　身體的肌肉美學營養素

　　在身體所需的主要營養素裡面，蛋白質算是首要重要的了。所謂蛋白質，指的是像動物來源的肉、魚、蛋類及植物來源的大豆、黃豆、碗豆等豆類及其製品，例如豆腐等。蛋白質的英文Protein，在希臘文裡面指的就是「首要、重要的」營養素之意。這樣的字義在營養學上，其實是非常貼切的形容，因爲蛋白質確實是人體最重要的基礎營養素。因此，我們在這裡，特別把蛋白質放在營養基礎建設的第一位。蛋白質除了可以幫助身體生長及修補組織（例如肌肉修補及長頭髮等）之外，另外它也參與血液及循環並且可以作爲身體能量的備用來源。然而，飲食中的蛋白質，若沒經過人體消化道內腔蛋白酶及胜肽酶（酶意指酵素）分解成胺基酸、二胜肽或三胜肽的話，其實是沒有營養價值的。換句話說，蛋白質就是由胺基酸所組成，我們可以把胺基酸想像成一個一個的迴紋針，二個迴紋針就組合成一個胜肽。而蛋白質通常是由22個迴紋針（22種胺基酸）所組成的一長條迴紋針鍊。這22種胺基酸中有9種是人體爲了生存而必定需要的營養素，我們稱之爲必需胺基酸（Essential Amino Acid）。必需胺基酸是提供身體基礎建設的最大要角，因爲必需胺基酸在體內代謝所提供的氮、硫及碳氫化合物這類骨架是無法被其他醣類或脂質類營養素所取代的。因爲我們人體無法利用其他營養素製造出這些氮或硫的物質出來，而這些物質又是身體組成所需，也因此必需靠我們飲食中的攝取，才有辦

法得到這些營養素。

　　那麼接下來我們就了解一下，飲食中到底有什麼樣的蛋白質及食物來源。唯有先知道蛋白質的來源後，我們才有辦法在我們的日常飲食中，選擇適當的蛋白質種類食物。前面提過，蛋白質在人體被分解消化後，會被分解成胺基酸。也因此，蛋白質的分類就是依據它含有的胺基酸的品質來作為判斷它是100分的蛋白質，還是50分的蛋白質依據。我們藉著這樣的依據標準，可以把蛋白質食物分為：

1.完全蛋白質：

　　這類的蛋白質含有完整身體所需要的胺基酸，並且這類的胺基酸無法透過任何營養素自行在身體內被製造合成出來。完全蛋白質是身體組織及生長所需的，身體若缺乏這類蛋白質，將會影響身體生長及壽命。

　　食物來源：
　　動物來源的有魚類、雞肉、豬肉、牛肉、雞蛋、海鮮類、奶類
　　植物來源的有黃豆、碗豆..等豆類及豆類製品，如豆腐。

2.部分完全蛋白質：

　　此類的蛋白質只含有部分身體所需的必需胺基酸，是生長發育所需，若是飲食中缺少了這類蛋白質，生命仍可維持。

3.不完全蛋白質：

　　這類蛋白質缺少身體所需的必需胺基酸，如只靠這些不完全蛋白質，則無法應付身體成長及維持生命所需的根基。

食物來源：稻米、玉米、小麥及其相關製品。我們的澱粉質食物中，如米飯、麵食、玉米及麥片等中所含有的蛋白質就是屬於不完全蛋白質，也就是說雖然這些食物含有部分蛋白質，但不足以供應身體所需要的。

　　不過，為了避免混淆，在日常生活中，我們還是把動物性的肉類、海鮮與蛋類及植物性的豆類當成主要能提供蛋白質的食物。在食癒生活裡，蛋白質可是身體的基礎建設營養素，飲食裡絕對少不了它。

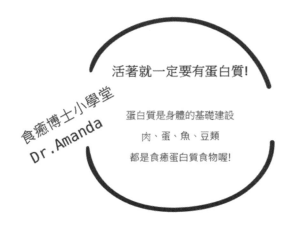

第二節　維護身體自癒力的必需胺基酸

　　上面我們簡單介紹了蛋白質的來源、種類及對身體的重要性，但到底蛋白質營養是如何影響我們的免疫系統及反應呢？我們知道，營養不良會提高感染的風險。而我們身體的防禦能力，會因營養不足而無法有效製造或輔助調節免疫系統所需的原料。換句話說，不管是製造免疫軍隊所需的攻敵武器，或是讓身體看見外敵時能發出強烈的訊號，以通知將士們保衛國土的通訊設備，都會因為營養不良，而造成身體無法有效維持免疫軍隊及設備的基本機能。營養不良，尤其是蛋白質營養不足的時候，不但會提高感染的風險，同時也會造成身體抵禦力及自我修癒能力下降，此特點在老年人身上尤為明顯。當蛋白質營養不足時，我們體內血液中大部分的胺基酸含量也隨之下降。而

人體內胺基酸的含量與身體先天性免疫反應及後天性免疫反應中的免疫軍培養及製造息息相關。胺基酸是免疫大軍養兵任務裡的重要食癒營養素。所謂養兵千日，是爲了用於戰爭一時。胺基酸參與並協助防禦殺敵的陸軍（T細胞）、海軍（B細胞）、（自然殺手細胞）及戰車（吞噬細胞）的激發。同時胺基酸也參與巡邏隊的培養（白血球增生）、憲兵、巡邏警察（抗體及細胞激素及其物質）的養育及協調細胞的根本──DNA的表現以便幫助其應付瞬息萬變的戰場環境。當然，不管是陸軍還是海軍，各軍種裡面都有其不同職責的單位，例如陸軍裡面，也有負責通訊的通訊官（T helper 細胞）等等。接下來，我們就看一下，到底胺基酸對免疫大軍發揮的功用有哪些。

人體不可缺少的必需胺基酸（Essential amino acids）

在蛋白質的22種胺基酸中，其中有9種是人體無法透過其他方法而自行在體內合成或製造足夠需求量的胺基酸，我們稱之爲必需胺基酸。這9種必需胺基酸分別是組胺酸（Histidine）、離胺酸（Lysine）、色胺酸（Tryptophan）、羥丁胺酸（Threonine）、甲硫胺酸（Methionine）、苯丙胺酸（Phenylalanine）、支鏈胺基酸（Branched Chain Amino Acid簡稱BCAA，並由白胺酸Leucine、異白胺酸Isoleucine及纈胺酸Valine所組成）。上述這些必需胺基酸的主要來源食物有魚類（鮪魚、鮭魚等）、肉類（雞肉、豬肉、牛肉）、蛋類、奶類及海鮮等。在此先離題一下，這些必需胺基酸的食物來源的舉例是方便讓大家有個概念，並不代表就只有這些食物存在這些胺基酸。話說回來，我們的免疫反應，就如同一個國家社會的組織。免疫軍是個複雜且具有多層組織層級的單位，就如同一個軍隊內，有負責打戰的、有負責通訊及負責發動砲彈的等多重細節分工的單位。胺基酸對免疫大軍作用亦是如此，層層關卡及不同的輔助作用。而這輔助

的效應，正是長期的生活及飲食習慣所累積下來的成果。下面，我們就來看，到底這些胺基酸如何參與我們的免疫軍裡面的工作職責。

組胺酸（Histidine）

我們的身體血漿有高含量且富含組胺酸的醣蛋白。這些醣蛋白參與了身體許多的生理作用，包含參與免疫中抗原抗體複合體的清除、血管擴張及神經傳導物質（體內與情緒及感知有關的化學物質）的分泌。組胺酸也是合成組織胺（與局部過敏發炎有關的物質，尤其是跟過敏所造成的搔癢有關）所需的原料。而抗組織胺則是常用在過敏性鼻炎及異位性皮膚炎的藥物原料之一。組胺酸一方面被認為跟過敏的激活有關，另一方面它也參與了調節皮膚的免疫反應。有時，營養素是一體兩面的物質，一方面它參與了過度免疫反應的基活，但另一方面，又極力參與免疫反應的過程。

食物來源：魚類、蛋及堅果中有較高含量的組胺酸

離胺酸（Lysine）

離胺酸是身體內合成各種蛋白質物質所需要的重要骨架之一。如果飲食中缺乏離胺酸，就會影響身體內蛋白質的合成，包含免疫大軍中的士兵軍官成員的形成，例如通訊官（細胞激素Cytokin）及新兵（淋巴細胞的增加）的增加。飲食中若長期缺乏離胺酸可能誘發慢性發炎的發生。另外，離胺酸跟體內一氧化氮（NO）的調節有關，具有抑制發炎輔助效應。

食物來源：乳製品、魚類及家禽類、豆類中有較高含量的離胺酸

色胺酸（Tryptophan）

人體攝取色胺酸後，其在人體內代謝後的產物包含5-羥色胺酸

（5-HTP）、血清素（5-HT）及退黑激素（Melatonin）等神經傳導物質。也因此色胺酸的代謝物，例如血清素及退黑激素，已被建議用來作為安撫神經、幫助睡眠及抗憂鬱治療用途的保健食品及藥品。色胺酸代謝後的產物血清素及退黑激素等神經傳導物質可以抑制我們體內自由基及一些促進發炎因子的產生，因此間接有幫助提升免疫反應的效果。目前，歐美部分國家已把血清素及退黑激素歸類為可用於保健食品的保健原料，但在台灣，退黑激素及血清素仍被歸為藥品。台灣保健食品尚不被准予使用這兩種成分於保健食品中。對於想要幫助睡眠及情緒的朋友們，記得您的飲食中別忘了色胺酸這個食癒鎮靜營養素喔。

食物來源：香蕉、奶類（牛奶、起司），五穀雜糧及豆類、家禽瘦肉及魚類、堅果類、黃豆等。

羥丁胺酸（Threonine）

羥，讀成「ㄑㄧㄤ」。羥丁胺酸是覆蓋在我們腸黏膜上皮細胞中黏液膠質——黏液素及血漿中球蛋白合成所需的胺基酸。因此跟刺激身體細胞的生長，讓免疫大軍有新士兵的加入（招兵買馬）、增加抗體的生成及抑制細胞死亡有關。羥丁胺酸是幫助免疫功能的重要食癒營養素，也是免疫大軍中不可缺乏的胺基酸。

食物來源：豆類、牛奶、肉類

甲硫胺酸（Methionine）

飲食中有足夠的甲硫胺酸對我們的免疫系統而言，其實是非常重要的。主要因為，甲硫胺酸這個營養素身上有兩件寶物。一個是「甲基」，另一個是「硫醇基」。身體許多的系統中，都需要甲基這個寶物，有了甲基，便可以協助基因表現，蛋白質合成及DNA的甲基化等

身體的根基建設。可見這個寶物，還真管用。另外，甲硫胺酸中的「硫醇基」則間接的提供硫醇並製造出另一個胺基酸營養素——半胱胺酸。半胱胺酸並非我們前面所提到的9種人體必需要有胺基酸中的一種。原因就在於它可以藉由甲硫胺酸等在體內合成而得到。即使飲食中缺乏半胱胺酸，人體還是可透過甲硫胺酸來製造得到。不過，新生兒因這樣的合成機制尚未成熟，所以對於新生兒而言，半胱胺酸其實為必需胺基酸，是一個不可或缺的營養素。雖然半胱胺酸對於成人而言，不被歸類為必需胺基酸，但因為半胱胺酸在體內是用來合成製造出牛磺酸（Taurine）的材料之一，可說是牛磺酸的前身，因此具有其重要功用。牛磺酸跟甘胺酸（Glycine）是我們體內製造膽汁所需，而膽汁是負責脂肪消化的重要成分，少了膽汁就無法順利幫助脂肪的消化，可是會造成身體無法正常代謝脂肪而出現嚴重健康問題。所以說，營養素間雖彼此獨立，但對於身體的影響卻是環環相扣的。除此之外，甲硫胺酸跟身體一些維生素及磷的合成有關，對腦部、神經作用及白血球的代謝，都有其舉足輕重的地位。而患有遺傳性疾病——高胱胺酸尿症的人，則需限制甲硫胺酸食物的攝取量。

食物來源：肉類、魚類

苯丙胺酸（Phenylalanine）

苯丙胺酸在免疫系統中發揮最大的功用，便是它藉由白血球參與了一氧化氮（NO）的合成了。苯丙胺酸因可提供一氧化氮在體內合成所需的零件，因此有助一氧化氮的生成。那又為什麼我們需要一氧化氮呢？一氧化氮是啟動免疫大軍中的戰車（吞噬細胞macrophage）及士兵（白血球Leucocyte）重要的物質。而苯丙胺酸因為輔助體內合成一氧化氮，因此也是啟動戰車及協助士兵的重要營養素。當然啦，所有戰役的成功，絕非只靠一人或一個團隊，而是數以千計的人所結合

的大團隊經過長年累積來的實力與戰力。所謂，台上一分鐘，台下十年功的意境也同樣套用在飲食營養與免疫防護力上。

食物來源：肉、魚、蛋奶、豆類

支鏈胺基酸（Branched Chain Amino Acid簡稱BCAA）

相信大家對BCAA應該不陌生，不管是在健身產品或是運動飲料上，我們都曾看過它的身影。BCAA之所以成為運動健身者喜愛補充的胺基酸，主要是因為它具有一些特性，能在體內肌肉、肝臟及小腸幫助其他胺基酸的合成，也因此被認為可以用來快速補充健身運動所流失的蛋白質，以作為增加肌肉的保健補充品。所謂BCAA指的是支鏈胺基酸。這支鏈胺基酸分別由三位成員組合而成，它們分別是白胺酸（Leucine）、異白胺酸（Isoleucine）及纈胺酸（Valine）。

過去，營養師們常在臨床上觀察到，通常蛋白質攝取不足而引起蛋白質營養不良的病人身上都有免疫力下降的情況，主要是因為免疫軍的供糧不足（白血球增生受影響）等，而導致免疫反應能力下降。支鏈胺基酸對人體免疫有其重要地位，是體內參與製造這些訊號及免疫軍的元件之一。人體內若缺乏支鏈胺基酸，可能會造成用來發動免疫軍的通知訊號不足。也就是說，發動戰爭前的號角吹的不夠響，無法完整通知免疫軍的啟動或是發出的訊號太弱以致無法偵測到有外敵入侵，也就無法發動動員來保衛國土了。另外，支鏈胺基酸之所以為身體不可缺乏的胺基酸，最主要的原因是它跟甲硫胺酸一樣，也有個名為「胺基」的寶物。這個「胺基」寶物，可以在體內用來合成製造成其他的胺基酸，例如在骨骼肌合成麩醯胺酸（Glutamine）及丙胺酸（Alanie）。而這些胺基酸又進一步的在腎臟及肝臟中參與精胺酸（Argine）及穀胱甘肽（Glutathione）的合成。環環相扣之下，營養素間彼此相互影響及牽絆。有關精胺酸及穀胱甘肽的功能，我們在後

面會再進一步的說明。

BCAA是半必需胺基酸（Semi-essential amino acids）的合成材料

前面，我們提到身體為了維持生命健康一定要有的9種必需胺基酸，分別為組胺酸、離胺酸、色胺酸、羥丁胺酸、甲硫胺酸、苯丙胺酸及支鏈胺基酸——BCAA。然而人體有時因面臨多種生理壓力或疾病的情況下，對胺基酸的需求會因此而提高。同時，原本可能不是身體必需一定要有才足以維持生命的胺基酸，也可能因為疾病、生理壓力或因部分必需胺基酸攝取不足的情況下，而變得有條件性的需要它了，這就是所謂的「半必需胺基酸」。意即在正常情況下，這些胺基酸不是人體為維持生命而必定要攝取的胺基酸，只有在某些情況下，這些胺基酸才是必需的。麩醯胺酸為半必需胺基酸的一種。

相信大家在市面保健食品中也看過不少麩醯胺酸的保健補充品。前面我們提到身體9種必需要有的胺基酸種類中並無提到麩醯胺酸，主要是因為麩醯胺酸可以透過BCAA在體內合成，也因此麩醯胺酸被列為半必需胺基酸。事實上，麩醯胺酸在免疫反應中，也佔有重要地位。麩醯胺酸是免疫系統裡細胞的主要能量物質，我們可以把它視為免疫軍的糧食之一，同時它也是免疫軍中的陸軍新兵的招募（白血球增生、T細胞的分裂）及活化一些蛋白質酵素所需的營養素之一。因此對免疫反應有其影響重要地位。許多研究指出，手術前補充麩醯胺酸可維持體內氮平衡（表示體內有足夠蛋白質可應用）、提高淋巴細胞的數目及功能（防禦能力提升），同時降低感染併發症及住院時間。另外，麩醯胺酸亦參與穀胱甘肽的合成。穀胱甘肽是一個三胜肽，在體內對細胞氧化性壓力的防護具有重要地位。近年來，我們也常在藥妝店看到它的蹤影，主要是因為它被用來當成保護肝臟及美容淡斑的保健食品。穀胱甘肽之所以沒被列為必需胺基酸，主要是它可由BCAA

間接在體內合成，因此，在正常情況下，體內會自行製造合成它。但就如同我們一直在強調的，身體如果處於疾病、生理壓力或飲食蛋白質不足情況下，我們對它的需求狀況就會改變，這也是爲什麼營養師一直強調飲食要多元及均衡的原因之一。蛋白質的食物來源，不單單只是從肉類中取得，魚類、植物性來源（大豆、黃豆、豆類）、蛋類及奶類都可從中得到不錯的蛋白質，飲食常變換，不要長期偏好或單一選擇某種食物，保持多元性及均衡性的原則，才能讓身體能得到更多元的食癒營養素。

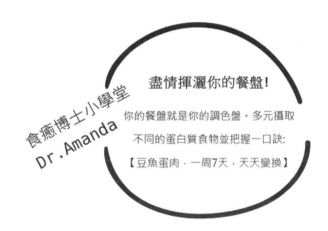

食癒博士小學堂
Dr.Amanda

盡情揮灑你的餐盤！

你的餐盤就是你的調色盤。多元攝取

不同的蛋白質食物並把握一口訣：

【豆魚蛋肉，一周7天，天天變換】

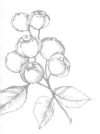

第二章
食癒基礎建設二──醣類（Carbohydrate）

第一節　「粗食淡飯」，還是「精緻美味」呢？

　　醣類食物，我們又稱爲碳水化合物（carbohydrate），對人體最主要的功能就是提供能量及生理運作所需的碳水化合物。在免疫系統的運作中，醣類/碳水化合物扮演著重要角色，例如碳化合物與蛋白質及脂質形成的醣蛋白（glycoproteins）及醣脂質（glycolipids），可作爲人體內有如細胞身分證上的編碼（就像QR code概念的辨識系統）及吹哨者（interferon 干擾素）的媒介物。不要小看這有如身分證一樣的辨識功能，它就如同指紋一樣，是可作爲辨識個體差異的的獨特系統。除此之外，醣類對於人體，也是維持健康不可或缺的巨量營養素，因爲人體的大腦只能藉由碳水化合物獲得能量。嬰幼兒的飲食中，更是不可缺少碳水化合物。

　　在營養學上，我們通常會把碳水化合物做四大主要分類，分別爲單醣類、雙醣類、寡醣類及多醣類。單糖跟雙糖類其實是最簡單的醣類，指的是像水果中的果糖及澱粉被分解後的葡萄糖，都是單糖。而雙醣類則是像廣泛存在水果中的糖──蔗糖（我們又稱它爲桌上糖（table sugar））及牛乳中的乳糖。一般大家口中的少吃的「糖」，指的便是單糖及雙糖類的碳水化合物。寡醣類就是大家常聽到的，如菊醣、果寡醣、半乳寡醣及木寡醣等。請注意喔！寡醣不是大家口中的「糖」。寡醣在人體內不會被消化及吸收，因此可以在腸道中被腸道細菌分解，並被作爲腸道菌的能量來源，是益生質（Prebiotics）

的一種。在天然食物中，寡醣大多存在於植物種子中，例如甘藷、碗豆、蠶豆及小扁豆等。而蔬菜中的菊苣、朝鮮薊、洋蔥中也都有寡醣的蹤跡。寡醣因為可以幫助腸道好菌的生長，幫助腸道菌相環境，因此有助免疫功能的調節。碳水化合物的最後一種為多醣類。多醣類的種類就比較廣泛了，簡單說就是大家吃得澱粉類及纖維質的食物，例如米飯、麥片、麵粉、麵條、馬鈴薯、饅頭、芋頭、各式穀物麥片等及動物來源的肝醣都是屬於多醣類。另外，蔬菜水果、根莖類及全穀物中的膳食纖維，也屬多醣類。膳食纖維已被世界公認為對降低膽固醇、預防大腸癌及肥胖具有食癒的保健效益。如果我們以食物的種類來看的話，在食物中，所有用澱粉製成的食品，大多是屬多醣類，也就是我們較為熟悉的澱粉食物。

　　人體吃進這些澱粉食物後，會被分解成葡萄糖並被血液運送到各組織器官使用，我們稱之為血糖，也就是血中的葡萄糖含量之意，高血糖意即血液中有較高濃度的葡萄糖，反之則較少。加拿大多倫多大學的大衛・詹金斯（David J.Jenkins）博士及澳洲雪梨大學的珍妮米勒（Jennie Brand Miller）教授就研究出不同的澱粉質食物在體內會被分解並被代謝成不同濃度的葡萄糖，造就不同的血糖變化。有的食物會被分解成較多的葡萄糖，有的則較少。不同的澱粉食物因其組成不同，而被代謝成葡萄糖的速度也不同，有的快，有的則慢，因此也造成體內不同血糖變化。而對於這樣把不同的澱粉食物依據它們在體內代謝成葡萄糖的高低及快慢做分類，我們稱之為「食物的升糖指數（Glycemic index；簡稱GI）」。我的碩士論文，就是在澳洲雪梨大學的營養研究所接受Jennie Brand Miller 珍妮米勒教授指導而進行跟食品升糖指數相關的研究。珍妮米勒教授是澳洲雪梨大學備受尊崇的榮譽教授，在國際間更是升糖指數的首席重要學者。她在升糖指數方面的研究更是獲獎無數，例如在2003年她獲得克魯尼科學技術羅斯獎

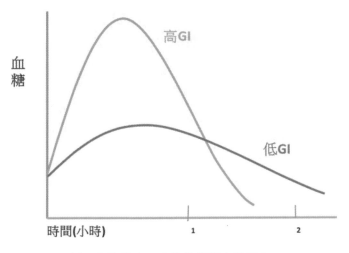

低GI食物與高GI食物的飯後血糖變化

章、2009年獲得肯普森‧馬多克斯爵士獎、2011年獲得女王生日榮譽並被任命爲澳大利亞勳章（AM）成員及2018年當選爲澳洲科學院院士等（資料來源：雪梨大學網站www.sydney.edu.au）。這不禁讓我回想起在雪梨大學留學的時光眞是艱辛又令人難忘。尤其是進行實驗期間，每天在珍妮老師的升糖指數研究中心徹夜未眠，熬夜做實驗的日子。如今現在回想起來，只覺得年輕時的「肝」眞耐操。

　　好了，好了，似乎離題了。話說回來，所謂高GI的食物，是指攝取後，會使血糖在2小時內快速上升的食物，例如白米飯、吐司麵包等含有精製糖（蔗糖、果糖）且纖維含量低的食物皆屬於高GI食物。而低GI的食物，例如五穀飯，指的是攝取後可使血糖緩慢上升的食物。上圖說明了攝取高及低GI食物後兩小時的血糖變化。攝取低GI的食物可使血糖被緩慢釋放，血糖上升弧度較低，因此除了對血糖控制比較好之外，對三高（高血糖、高血壓及高三酸甘油脂）及體重控制也有很大的助益。研究指出，如果早餐攝取低GI的飲食，可使血糖緩慢上升，大腦及身體因而長時間有血糖可運用，因此容易感到有飽足感，

白天注意力會比較集中，除有助提高專注力幫助學習及工作效率外，長期下來也有助血糖的穩定及體重控制（血糖低就會想吃東西，而血糖穩定時較不易有吃東西的慾望）。而高GI的澱粉質食物，因為容易引起較高血糖，對專注力、血糖的穩定及體重控制也較差。同時，早上攝取高GI的早餐，會促使血糖一下飆到高峰後，血糖隨之低下，不但容易感到肚子餓，也因為血糖下降，反而容易感到昏沉而導致注意力不集中。

也因此，我總是鼓勵大家，不管是學童還是上班族，早餐以選擇低GI的食物為主，不但能有較高的飽足感，身體緩慢應用血糖的過程中，也較能集中注意力，因此學習力及表現力也會提升，同時對身體有較穩定的血糖，長期下來可以降低造成胰島素耐受不佳的風險。

第二節　低GI、高GI食物與免疫防護力

好了，我們剛提到高GI及低GI的澱粉質食物，大家一定很迷惑了，到底要怎麼分辨高及低GI的食物。其實，有一個很簡單的準則就是，越粗糙的食物、加工程度越低的及纖維質越高的食物，越是傾向低GI值。越是低GI的食物，人體攝取後越不會引發飯後高血糖的現象。例如精白米跟糙米飯兩者比較，精白米為把稻米外面一層富含纖維質及部分維生素的麩皮與胚芽去除，我們就稱它為「白米」。若保留外面那一層麩皮的米，我們稱之為「糙米」。糙米比精白米有較多的纖維質且加工程度也較低，其所保留的營養價值也較高，因此GI質較白米低。另外若拿糙米飯跟糙米粥比的話，糙米飯的升糖指數會比糙米粥來的低，主要是稀飯中的米粒已經經過長時間烹調而煮的熟爛了，澱粉顆粒已經變得更好吸收，因此變得更易消化，食用後的血糖

波動自然變高。這也說明爲什麼加工程度越低及越粗糙的食物，其升糖指數就越低。若以吐司來看，含有全穀物的土司會比白吐司的升糖指數來的低；同等量的地瓜，含皮一起吃有較高的纖維，所以含皮地瓜的升糖指數會較不含皮的低。另外，飲料中的果糖（單醣類）及加工食品中的蔗糖（雙醣類），都會直接快速代謝成葡萄糖，因此更會引發飯後高血糖的現象，屬於高升糖指數食品。所以，以升糖指數的角度來看的話，越粗糙的食物除了有較低的升糖指數外，同時對血糖的影響較小，食物本身通常有較多的纖維素。也因此，越粗糙的，越少加工的澱粉質食物，越是屬於我們的食癒食物。而越精緻，越是加工的澱粉質食物，越會引起較高的飯後血糖值。長期高GI飲食可能會帶來高血糖、新陳代謝症候群及肥胖等症狀與疾病。

而高GI飲食又是如何影響人體免疫力的呢？我們已經知道，越是攝取過量會誘發高血糖反應的高升糖指數食物，如蔗糖、果糖或是缺乏纖維的精緻澱粉食物，這些高升糖指數的食品會造成飯後高血糖的現象，同時漸漸誘發慢性發炎、代謝症侯群（三高）、腹部脂肪堆積（蘋果型身材）及第二型糖尿病的發生，而使得免疫反應失調。而造成免疫反應失調的原因爲血中的葡萄糖（血糖）及它的代謝物在體內會跟身體組織中的蛋白質聚合而產生「糖化」反應。糖化反應後會產生一些「糖化終產物」（AGEs）及活性氮類（自由基的一種）的毒性物質。舉例來說，血紅素，是血液中紅血球的色素蛋白。血紅素是由鐵及血球蛋白形成，在體內擔任氧及二氧化碳的輸送任務。而血紅素被糖化的話，就會變成糖化血色素（HbA1c）。糖尿病病人其糖化血色素都偏高異常就是因爲血糖控制不佳，導致身體長期處於高血糖的狀態，因此促使身體產生更多的糖化血色素。也因此，因爲過量攝取高糖分或是高升糖指數食物，導致糖化終產物及活性氮物的生成，這些物質在體內會促進一些促炎因子的生成，而使得免疫系統中的成員

受到影響，進而又促進發炎的發生。另一方面，過多的糖或精製澱粉攝取（高升糖指數食物）引起免疫反應受損的另一個因素爲，高糖或精製澱粉的食物容易造成腹部脂肪堆積及脂肪細胞的增生或增大。同樣的，腹部脂肪及脂肪細胞會促進促炎因子的生成，這些促炎因子會傳遞錯誤訊息給我們的免疫系統而發動不必要的攻擊行爲，造成身體即使在沒有外敵的情況下也胡亂攻擊，進而演變成自己人打自己人的自殘行爲。長期下來，免疫大軍除了攻防能力會減損之外，同時也會延遲對眞正的外敵發起攻擊或抵禦的能力。除此之外，身體被攻擊的部位發生局部發炎現象，進而演變成一個體內輕度慢性發炎的狀態。而慢性發炎就像是星星之火，但在長期的高糖或精製澱粉的攝取下，星星之火也可能燎原。

　　反之，若我們生活中若能盡量採取低GI的飲食並減少高GI食物的攝取，澱粉或碳水化合物的食物依然是個有益健康的食癒食物。我們不能把所有澱粉或碳水化合物給汙名化了。澱粉或是碳水化合物是身體獲得能量的快速來源，長期缺乏碳水化合物的飲食會造成營養不均及營養不良，反而是對身體嚴重的傷害。也因此，選擇品質好的碳水化合物便是能避免「糖化」及體內慢性發炎的最佳飲食方式。除此之外，低GI飲食也有助於免疫大軍抵禦敵人的能力，同時幫助軍備武器的提升。如前面所說的，低升糖指數的食物通常爲保留食物原型及少經過加工的程序的食物。而這類食物包含有「原型食物」、多醣類或經是由生物技術把特別有益減緩血糖上升的營養成分，提煉萃取出的保健成分。通常，低升糖指數的食物有幾個特徵，例如，它們通常含有豐富纖維並伴隨有其他營養素。舉例來說，以米飯來看的話，白米飯是高升糖指數，含有麩皮的糙米飯則是較低升糖指數。即溶燕麥片通常經過蒸煮及輾壓，因此較容易被快速消化吸收，是高升糖指數。而鋼切燕麥片（steel-cut oats）又稱爲愛爾蘭燕麥，爲將整粒燕麥

經過刀切，無其他蒸煮輾壓的加工過程，因此在體內可以被緩慢消化分解，是低升糖指數食物。另外，白吐司是高升糖指數，含有全穀粒的土司相較而言則升糖指數較低，而義大利麵條和麵管的升糖指數通常比由小麥製成的白麵條低。總之，低升糖指數的澱粉質食物通常伴隨豐富纖維及較少的加工製造程序。這些含有豐富纖維的多醣類的食物，在體內其實會透過調節免疫系統，例如，幫助強化發出警示訊號的細胞激素（cytokine）、降低促炎因子或者是藉由強化免疫大軍中坦克車（macrophage 吞噬細胞）去吞噬入侵者等免疫防護的能力。

在營養學研究中，就有許多具有膳食療養效果的營養素，如抗性澱粉、葡聚醣等等就具有低升糖指數及輔助免疫調節的食癒功能。在前面的PART 3食癒營養素中，我們已針對一些具有高度營養價值的食物及保健食品原料，例如黎麥、奇亞籽等穀物做說明。綜觀以上所述，碳水化合物類的食物，在我們平日均衡健康的飲食中為不可或缺的營養素。當在選擇碳水化合物/澱粉食物時，盡量選用較低升糖指數的澱粉食物並採取健康的低GI飲食。

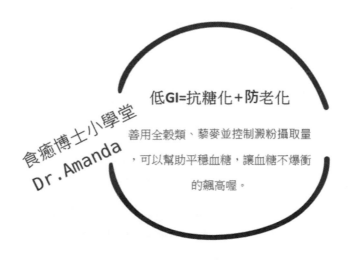

食癒博士小學堂
Dr.Amanda

低GI=抗糖化+防老化

善用全穀類、黎麥並控制澱粉攝取量，可以幫助平穩血糖，讓血糖不爆衝的飆高喔。

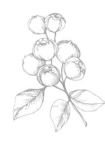

第三章
食癒基礎建設三──
脂質類（Lipids）與熱量（Calories）

第一節　肥脂、瘦油，大不同？

　　免疫系統及其功能的發展是直接受我們飲食影響。過多或缺乏某種特定的營養素都會影響免疫大軍的活動與功能。在眾多營養素中，脂肪消化後所得到的脂肪酸被認爲對人體免疫系統有重要的影響力。一提到脂肪，大家馬上想到的應該就是那肥滋滋，白花花的肥肉，使炸雞排香酥脆的油及一塊塊滑嫩的奶油。不管是來自肥肉的脂肪，還是炸雞排中炸油，爲了更清楚了解脂質（Lipid）這個營養素，我們必需把它拆成脂肪（Fat）及油（Oil）來看，會比較貼切。脂質跟蛋白質一樣，有動物來源及植物來源的，也有分**肥脂的（飽和脂肪酸Saturated Fatty Acids）及瘦油的（不飽和脂肪酸Unsaturated Fatty Acids）**。動物來源的脂質較常存在動物脂肪中的可見油脂，例如肉中可見的白色的脂肪部分，豬油及肉皮上可見的白色肥肉部分。另外，牛奶及牛乳製品中的乳脂肪（例如奶油、鮮奶油及起司）、蛋及海鮮中的脂肪亦是屬於動物性脂肪。植物來源的有堅果、蔬菜/植物籽及酪梨中的脂質。當然啦，飲食中大部分的加工食品，都隱藏著高量的油脂，例如糕餅、蛋糕、餅乾及所有炸物都是含有高脂肪的食物。這些食物中有了油脂的加持，才得以變得如此美味、香醇及可口。油脂，到底是使食物變美味的靈丹還是健康的萬惡之源？爲了釐清這個問題，我們必需先把飲食中的油脂依照它對身體的貢獻，分爲

好油及壞油。所謂萬丈高樓平地起，脂肪跟我們前面所提的蛋白質一樣，蛋白質是由許多胺基酸建構成的地基與樓層，一層層的蓋起而成蛋白質這個高樓。人體內需要這些胺基酸來調節生體機能，同樣地，我們也需要脂質來建構身體組織及器官以維持生命的健康。而這個樓層便是「脂肪酸」了。脂質是由許多脂肪酸（Fatty acids）結合而成一長串的結構，與先前我們提到一個個迴紋針（胺基酸）結合成蛋白質的道理是一樣的。事實上，免疫細胞膜上脂肪酸的組成，受到我們每天吃進去的脂肪的種類影響，主要是因爲人體的免疫細胞膜是由不同脂肪酸所組成，而這些脂肪酸組合的種類，影響了免疫的功能及反應力，例如：多不飽和脂肪酸（好油/好的脂肪酸）具有對抗發炎的作用等。也因此，脂質的種類會影響到免疫大軍的發展及生理功能，因此接下來，我們就先來簡單的了解一下脂肪的分類吧。

1. 飽和脂肪酸（Saturated Fatty Acid）

　　飽和脂肪酸是由一群不太友善的人排列在一起的隊伍。這群人手上各自拿了武器。不友善的原因是因爲他們手上總是攜帶著武器，所以從不跟人握手做朋友。它們以自我爲中心，剛強傲慢，不輕易被惡劣環境破壞，當然也不希望他人介入他們的群體中，這就是飽和脂肪酸的最佳寫照。在我們生活中，含有高度飽和脂肪酸的脂質其實有個特色，讓我們很容易辨識它的存在。這個特色便是飽和脂肪酸在一般環境下（室溫下），大部分都是呈現固體狀的，例如豬油、奶油及椰子油。五花肉或肉類中那白色的肥肉部分，也大多屬於是飽和脂肪酸。過多飽和脂肪酸攝取，尤其是反式脂肪酸，會使體內壞的膽固醇——低密度膽固醇（Low Density Lipoprotein Cholesterol，簡稱LDL）上升。另外，飽和脂肪酸會促使體內某些免疫細胞中的發炎因子及發炎訊號的產生，因此對於成年人而言，過多攝取飽和脂肪酸會

使得身體發生發炎反應。

2. 不飽和脂肪酸（Unsaturated Fatty Acid）

若以結構跟特性來看，不飽和脂肪酸剛好跟飽和脂肪酸相反。若說飽和脂肪酸是一群不友善的團隊，那麼不飽和脂肪酸便是一群較友善的群體。這群體中有一人或二人以上是友善且含蓄的，它們往往願意騰出一隻手與人握手交好，是個比較好相處的一個群體。相較於飽和脂肪酸而言，不飽和脂肪酸對其他營養素也友善許多，願意跟其他營養素牽手一起遨遊人生。也因為這樣的特性，我們可藉此把不飽合脂肪酸分為單不飽和脂肪酸及多不飽和脂肪酸。

單不飽和脂肪酸（Monounsaturated Fatty Acids/簡寫MUFA）

單不飽和脂肪酸就是願意騰出一隻手與人手牽手的脂肪酸。單不飽和脂肪酸因為友善且含蓄的特性，所以通常含有這類脂肪酸的食物，他的脂質不像白色脂肪一樣顯而易見，反而單不飽和脂肪酸是含蓄且不容易察覺的。我最常舉例的單不飽和脂肪酸代表性食物種類，莫過於是可以用來做沙拉或是取代果醬塗在麵包上的酪梨（Avocado）了。酪梨堪稱是單不飽和脂肪酸最佳的食癒食物代表了。除此之外，尚有其他含有單不飽和脂肪酸的食物，例如魚及肉類中也可找到單不飽和脂肪酸的蹤跡。單不飽和脂肪酸對人體具有幫助降低膽固醇的功用。

多不飽和脂肪酸（Polyunsaturated Fatty Acids/簡寫PUFA）

如前面所述，多不飽和脂肪酸這一群人中有二人以上願意騰出另一隻手與其他人/營養素手牽手，度過美好人生。也因為它友善的特性，讓它成為我們體內不可或缺的重要群體。在多種多不好飽和脂肪酸中，其有幾類是人體為了生存及維持正常生理機能，必需一定要有的脂肪酸，我們稱它為必需脂肪酸（Essential Fatty Acids）。這其實

跟前面我們提到蛋白質一樣，不管是來自蛋白質的胺基酸或者是來自脂肪的脂肪酸，它們都有一些成員，是身體為了維持生命及機能一定必需要有的營養素。前面提到的飽和脂肪酸及單不飽和脂肪酸其實可以在體內透過碳水化合物（食物來源舉例：澱粉食物）及蛋白質（食物來源舉例：肉類食物）合成而取得。不過前提之下是攝取過多的碳水化合物及蛋白質時，我們的身體才會透過他們來合成脂肪酸，意思就是說，攝取過多的糖、澱粉及肉類食物，在人體內還是會被轉變成脂肪儲存起來的。如果碳水化合物及蛋白質吃得剛好或不足、熱量吃不夠（熱量攝取不足）或者是飲食多以高油脂的情況下，體內因平衡機制，是不會透過這個方式來合成飽和脂肪酸及單不飽和脂肪酸的。

　　人體為維持健康必需攝取的「必需脂肪酸」（Essential Fatty Acids）有來自歐米加-3（Omega 3）的α-次亞麻油酸（α-Linolenic acid；ALA）及來自歐米-6（Omega 6）的亞麻油酸（Linoleic acid：LA）。α-次亞麻油酸及亞麻油酸是人體為維持健康而必需一定要有的脂肪酸，人體若缺乏這兩種脂肪酸便會引發健康問題。然而，一般民眾對這兩種脂肪酸的認知不是很高，反倒是對另二種的歐米加-3脂肪酸，也就是DHA（二十二碳六烯酸）及EPA（二十碳五烯酸）比較熟悉。也因此，在我們還沒進入必需脂肪酸的討論之前，我想，我們先來介紹一下DHA及EPA好了。相信很多讀者應該曾經從電視廣告和媒體中看過DHA及EPA的介紹。DHA及EPA主要存在深海魚及魚油中。保健食品市場歷久不衰的魚油，主要的補充目的就是為了DHA及EPA這兩種歐米加-3脂肪酸。一般而言，保健食品市場中的魚油普遍指的是我們俗稱的「1812」魚油。所謂「1812」指的是，通常一顆容量1000毫克的魚油膠囊內含有18%的EPA及12%的DHA，也就是說一顆1000毫克的魚油膠囊保健品中，有180毫克的EPA及120毫克的DHA。也就是說，一顆膠囊（1000毫克）內有300毫克是真正的魚油，而剩下的700

毫克則通常是大豆油、甘油及維生素E等用來穩定不飽和脂肪酸的原料。這就是國際市場上一般常見的魚油膠囊規格。不過，近幾年來，國際對魚油萃取技術提升及對機能性高濃度魚油的需求逐年增加，保健食品市場也因發展成熟而使得市場上逐漸出現較高濃度的魚油保健品來了，也因此，較高濃度的魚油保健品似乎漸漸取代1812的魚油膠囊了。儼然，魚油幾乎成了DHA及EPA的代名詞了。國際上之所以對魚油的需求不減反增，主要就是因為魚油對降低體內壞膽固醇──低密度脂蛋白及極低密度脂蛋白（VLDL/Very Low Density Lipoprotein）的保健食癒效果極為顯著。除此之外，抗氧化及保護心血管等，都是讓魚油成為保健食品寵兒的原因之一。有關魚油及歐米加-3脂肪酸對人體的食癒保健，我們在PART3食癒營養素章節的時候，已有許多的食癒說明，這邊就不再多做闡述。話說回來，雖然DHA及EPA是大家比較熟悉且常聽到的不飽和脂肪酸種類，但事實上，亞麻油酸（LA）及次亞麻油酸（ALA）在人體內的地位是略勝DHA及EPA一籌的。正確來說，亞麻油酸及次亞麻油酸才是身體必需要有的脂肪酸。也就是說，我們必需從飲食中攝取，才能讓身體獲得亞麻油酸及次亞麻油酸此兩種必需脂肪酸。亞麻油酸及次亞麻油酸是保持體內細胞膜的完整性所必需的營養素，同時它們也是一些類荷爾蒙的前身，例如前列腺素（攝護腺素）及白三烯等。更甚者，亞麻油酸可以藉由加長它們的骨架而轉變成DHA及EPA，也就是說，人體內的DHA及EPA是可以透過亞麻油酸轉變而得到的。過去的研究就曾指出，素食者的飲食中往往缺乏DHA及EPA（主要來自動物性食物）這兩種不飽和脂肪酸。但他們的飲食中若含有大量的亞麻油酸及次亞麻油酸，他們的血液中還是可以檢測出正常DHA及EPA的濃度來，因此不會有DHA及EPA缺乏的現象。由此可見，亞麻油酸及次亞麻油酸可能可以幫助體內形成DHA及EPA。但是，若飲食缺乏亞麻油酸及次亞麻酸，或者因為年齡、老化、壓力

及更年期等因素，而造成體內無法正常透過亞麻油酸及次亞麻油酸來製造DHA及EPA的話，可能就會造成體內缺乏DHA及EPA進而影響腦部、神經及心血管的健康。

寶寶在胎兒時期通常可由母乳中獲得亞麻油酸及次亞麻油酸此兩種不飽和脂肪酸。同時母乳中也有微量的DHA可以供應給寶寶。而現今的配方奶中大多有添加DHA等飽和及不飽和脂肪酸。雖然母乳中的脂肪酸含量還是稍微豐富了一些，但大部分的嬰兒配方奶中的脂肪酸都會盡量模仿母乳中脂肪酸的含量來做添加。一般而言，寶寶的大腦及視網膜中也有高含量的DHA，早產兒若缺乏DHA 有可能會影響視力發展（視力發展延遲）及腦部健康，可見必需脂肪酸對嬰幼兒成長時期的重要性。

3. 磷脂質類（Phospholipids）

磷脂質不像飽和脂肪酸或不飽和脂肪酸一樣，隱身於動物性食品中。相反地，不管是在在動物性及植物性食物裡，我們可以找到磷脂質的蹤跡，其中，以卵磷脂、肝臟（例如豬肝）、蛋黃、花生、黃豆及小麥胚芽等這些富含磷脂類的食物最爲常見。一般而言，油跟水是互不相容的溶劑，但磷脂類有一個特性就是它既可以親近水也可以親近油脂，也就是說它可以同時跟「水」及「油」做朋友。也因爲這樣的特性，磷脂質類的食物常被用來做乳化（把油跟水融合在一起，稱爲乳化）使用，例如沙拉醬的做法中，在油中加入蛋黃打發而成沙拉醬。而蛋黃內因富含卵磷脂（磷脂質的一種）的特性，所以可以把油跟水結合成乳化狀。

固醇類

相信大家對固醇類的脂肪一定不陌生。例如，來自動物食物裡的主要固醇類脂肪就是大家熟悉的膽固醇了。我們飲食中的肉類、家

禽、蛋、魚及乳製品中皆含有膽固醇（Cholesterol）。膽固醇只存在動物性食物中。當然，人體除了從飲食中攝取到膽固醇外，人體內也會自行製造膽固醇。過去大家常把膽固醇汙名化了，認為膽固醇是萬惡之源，會造成心血管疾病，事實上，我們體內約有7~8成的膽固醇不是來自飲食，而是身體自行製造合成的。而約僅有2-3成是來自食物攝取的。膽固醇對於體內是有結構性的重要角色，例如它是體內細胞膜、脂蛋白及膽酸的原料並參與類固醇激素（荷爾蒙）及維生素D的合成，是體內許多重要物質不可或缺的原料。有趣的是，植物中也有固醇類的存在喔，來自植物的固醇類我們常以植物固醇（Phytoseterols）作為通稱。植物固醇普遍存在像堅果及種子類的食物中。植物固醇在結構上因為長得跟膽固醇很像，在人體腸道內會跟膽固醇「競爭」吸收並阻擋膽固醇被腸道吸收的機會，因此有了可以幫助降低膽固醇的美名。許多研究也指出，植物固醇可以幫助壞膽固醇（LDL）的降低，有助降低罹患心血管疾病的風險。在歐美國家中，植物固醇常被添加在乳瑪琳或者是奶油中以作為營養強化物，同時降低這類食品中脂質的吸收性。

第二節　好油的食癒防護

　　在各種脂肪酸的種類中，主要參與人體免疫反應機制的為多不飽和脂肪酸（PUFA），尤其是歐米加-3（Omega 3）脂肪酸。人體中的多不飽和脂肪酸主要來自食物/飲食上的攝取。多不飽和脂肪酸進入人體後，會經由多種程序而成為身體組織的重要成分來源之一。例如它們參與心肌、肌肉、神經及構成免疫細胞的細胞膜成分，同時它們也參與訊號傳遞及調節細胞的訊號傳遞，就好像是細胞訊號調節器一

樣，可隨狀況調整發出的訊號，間接調節了免疫及發炎反應的強弱。例如由多不飽和脂肪酸衍生而來的類花生酸（Eicosanoid）是體內前列腺素及血栓素等生物活性分子的來源。類花生酸參與心臟平滑肌的收縮與舒張、血小板的聚集（傷口流血時血流止住的因素之一）及發炎反應。

發炎，是身體對受傷部位或感染時所發出的免疫反應，這過程包含了受傷或感染部位的血流增加及白血球進入受傷/感染部位。發炎過程中最主要的症狀紅、腫、熱、痛就是免疫反應的象徵。多不飽和脂肪酸（尤其是歐米加-3脂肪酸）之所以能參與並調節免疫反應，就在於它是身體產生抗發炎因子的源頭。有了這源頭，身體得以產生對抗發炎物質來幫助減緩發炎或抑制發炎的產生。不過，雖說多不飽和脂肪酸有助免疫的調節，但也由於對抗發炎的整個免疫反應過程是複雜並難以預測的，同時也受到身體其他因素的影響，例如肝功能受損、老化或處於懷孕時期等因素，而造成成效上的差異。

過去已有許多人體研究指出，補充多不飽和脂肪酸，尤其是歐米加-3脂肪酸（DHA及EPA）對兒童氣喘、腸道發炎疾病（例如結腸炎等）及類風濕性關節炎具有很好的抗發炎效果。如同我們剛所提到歐米加-3脂肪酸可輔助調節血壓及降低心血管疾病（動脈粥狀樣硬化）的風險。尤其在現今飲食多以飽和脂肪酸、高鹽、高糖及低歐米加-3脂肪酸的飲食型態為主，更是容易有造成血管發炎及栓塞的情況。在我們的飲食中若無法做到1周攝取2-3次富含多不飽和脂肪酸的魚類的話，選擇品質良好的魚油保健品做補充不免為快速獲取好的歐米加-3脂肪酸的方式。

綜合上面所述，多不飽和脂肪酸對人體具有降低發炎及抗血栓形成的作用，也因此連帶影響身體的免疫反應能力。在食物來源部分，飽和脂肪酸大多存在動物白色脂肪中、肉類加工品（香腸、熱狗等）

及含有油脂的烘培加工品通常也隱藏著不少飽和脂肪酸。不飽和脂肪酸則普遍存在瘦肉、魚類及家禽等食物中。液態的沙拉油及植物油則多以不飽和脂肪酸呈現。

第三節　食物所提供的熱量（Calories）

偶而挨餓會長壽？

　　我們每天吃進去的食物，會在身體內產生能量來做為身體的燃料。這些燃料，除了用來幫助我們維持體溫外，也協助各器官的運作動能。當人體攝取進入身體的能量多於身體所需要的能量時，多餘的能量或營養素，不管是來自醣類的、蛋白質亦或是脂肪的，我們就會把多餘的存起來，稱為同化代謝。成長時期，我們身體需要同化代謝來進行成長所需的身體各種變化。但當成年期時，如果身體長期處於同化代謝，過多的能量便會加以被儲存起來，部分轉變成脂肪，就會造成體重過重甚是至肥胖的現象。記得前面我們提到過，能量過多所帶來的肥胖或者是代謝症候群，會使得體內處於一個促進發炎的狀態，長期下來便會演變成慢性發炎因而造成免疫失衡，甚至出現免疫防護力下降的情況。不過，在正常熱量平衡下，我們身體需要有足夠的能量去應付各種身體壓力及疾病狀況，例如當人發生感染時或疾病時，身體需要啟動這些免疫大軍出來抗敵時，這時身體對對能量的需求自然就會提高。而免疫大軍也才能有足夠的軍糧去戰場殺敵。同時間，身體也會啟動保護機制告訴身體目前處於感染或疾病狀態，因此生理代謝會轉而似冬眠的狀態，告訴身體你需要休息及睡眠來減少能量的消耗與浪費，此時，免疫大軍也才得以把握時刻儲備軍糧以便抗敵。研究指出，一個正常體重的人，當身體的熱量與消耗處於平衡狀

態時，如能進行一周一至二次的少吃於身體需要的熱量，也就是「輕度禁食」或「少食」的飲食策略，其實是有助延年益壽的。其主要原因為，當處於能量不足的情況下，身體啟動的「類冬眠」狀態可以讓身體能量得以保存，同時讓細胞新陳代謝週期停滯、胰島素的敏感性及身體的修復能力也會被提升。所以說，適度讓自己吃不飽，對免疫功能的調節是非常有助益的。

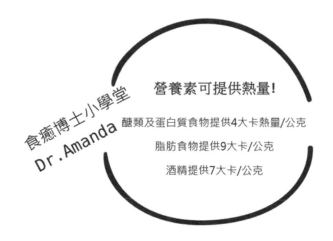

食癒博士小學堂
Dr.Amanda

營養素可提供熱量！

醣類及蛋白質食物提供4大卡熱量/公克

脂肪食物提供9大卡/公克

酒精提供7大卡/公克

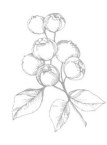

第四章

食癒基礎建設四──重要的螺絲釘

微量營養素的世界

　　自我們一出生呱呱落地的那一刻，來到外界環境，便開始接觸數以千計的細菌、微生物及病毒。這些細菌、微生物或病毒不斷侵擾人體，爲的就是找個可以讓它們安身立命的家。而溫暖、潮濕及富含營養的人體環境便是最適合這些微生物居住且繁殖的棲息地。大部分的病原體之所以能在世上活存那麼久，靠的就是他們不斷在找尋新的宿主並在宿主身上不斷複製分身而能存活於這世界。所幸我們生活周遭中，並不是所有的微生物都是有害的，有些甚至對人體的腸胃道能提供良好功能並促進人體免疫的防護能力。除此之外，人體因爲有免疫防護的機制，能協助抵抗、防禦或修護被外來入侵者所帶來的損傷。對於身體而言，只要是屬於「非自我」身上的，都可稱外來入侵者，例如小如看不見的空汙粒子、食物中的毒性物質（例如生馬鈴薯中的生物鹼、生豆中的凝集素或者是未成熟酪梨中的眞菌毒素..等存在天然食物中的有毒物質）。也因此，只要是身體一接觸到外來物，就會啟動免疫系統來對損傷的部位及組織做防護與修護。所以，每個階段的免疫反應，都需依賴某些特定的微量營養素來做輔助及協調的工作。這些微量營養素雖是個小螺絲釘，但一旦缺乏了，便有可能讓整個防護的運作齒輪及轉動受到壓制。在本書的一開始，我們就曾提及海軍因長期缺乏攝取蔬果而導致維生素C缺乏，因而出現身體虛弱並且容易遭受感染及壞血病的現象。也因此在後來的西元1753年，經第一個維生素C的臨床人體試驗驗證後，證明維生素C可治療壞血症並加速其症

狀的恢復。自此之後，我們也開始明白，微量營養素對人體免疫系統的維護是不可或缺的。營養素可幫助體內免疫防護系統及改善防禦能力，是身體對抗感染時不可或缺的重要元素。

　　現今社會進步，人民飲食普遍充足，加上食品加工技術提升，使得因營養缺乏而導致病態性營養缺乏症的現象實在不多。反倒是因為年齡老化、疾病、飲食習慣不佳（種類少、新鮮度差、加工食品居多）、壓力及環境等因素等，導致的營養不均衡而使得現代人出現長期慢性疲勞、早衰、慢性疾病及癌症的狀況。人們對營養素的需求也因為生理及環境內外壓力的介入，反而不減反增。尤其當進入中老年齡，身體為滿足細胞功能及老化所帶來的生理壓力，對營養素的需求更是增加。而這些用來滿足生理功能的營養素便是我們接下來要來說明的微量營養素。記得在前一章節中，我們提到了巨量營養素，也就是身體為維持生命所需的主要的營養素——碳水化合物、脂質及蛋白質。這三種營養素，因為身體需求量較高，因此我們稱之為「巨量營養素」（Macro nutrients）。反之，身體需要量較少的，但為維持生理機能而必需要有的營養素，我們稱之為「微量營養素」（Micro-nutrients），也就是維生素及礦物質。

　　諾貝爾醫學獎得主——阿爾伯特·聖捷爾吉曾說：「如果身體缺少維生素，便會產生疾病」，維生素是維持生命不可或缺的食癒營養素。維生素及它的代謝物參與人體許多重要的生理過程，並且執行了許多生理功能，包含參與生理代謝、營養素代謝、荷爾蒙製造及擔任抗氧化物的功能。維生素也幫助調節組織的成長與分化，胚胎的發育及鈣質的代謝等。而另一個微量營養素便是礦物質了。礦物質與維生素一樣，參予身體許多生理活動及機能，更是建構身體構造及組織不可或缺的營養素，也因此，維生素與礦物質兩者並列為身體的微量營養素。

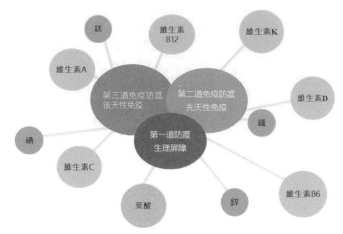

免疫防護系統的重要螺絲：維生素與礦物質

　　在這一章節中，我們要來看看與人體免疫防護力有關微量營養素，包含在維生素方面的有維生素A、維生素D、維生素C、維生素B₂、B₆、B₁₂、葉酸及礦物質中的鋅、硒、鐵及鎂。上圖中簡單介紹了維生素對免疫反應的影響。接下來，我們就來看看這些微量營養素對人體食癒的關係及影響。

第一節　螺絲釘1：不愛宅在家的陽光寵兒
——維生素D（Vitamin D）

　　約在1919年，英國的愛德華學者發現了維生素D對人體的重要性。他發現長期待在室內的小狗身上會出現骨頭不正常柔軟的現象而無法站立。而這個現象竟然只要餵給小狗們一些來自魚肝的油脂便可痊癒。爾後，第一次世界大戰後，維也納國家也出現許多罹患佝僂症的兒童（下肢變形，骨頭生長遲緩的現象），但卻無法找出有效的解決佝僂症的治療方法。直到1922年，英國科學家證明只要攝取魚肝

油或者是利用紫外燈的照射治療便可以治癒罹患佝僂症的兒童。到了1927年，科學家已經可以從經過紫外線照射過的麥角固醇（一種自酵母與麥角菌中發現的植物固醇）得到純化的維生素D_2來。到了1936年，溫道斯發現了經過紫外燈照射過的皮膚及魚肝油中都有豐富的維生素D_3，同時也觀察到其化學結構。自始開啟了維生素D對人體的健康影響，並也透過研究發現，原來只要透過曬太陽，身體也可以從中得到維生素D的知識來。現今，已經證實幼兒及兒童如果缺乏維生素D將會導致佝僂症的疾病發生。什麼是佝僂症呢？佝僂症是一種骨頭疾病，在臨床上寶寶或兒童會出現多汗、夜晚愛哭鬧、頭骨軟化、腳從大腿到小腿無法直挺，並且呈現「O」型或「X」型腿等的現象。

　　一般我們常提到的維生素D，事實上指的就是維生素D_3。維生素D有分好幾類，從維生素D_1、D_2、D_3、一直到維生素D_7。不管是在人體內或是食物中都可見這7種維生素D型態的蹤影。而維生素D在人體內產生的代謝物更是有30幾種之多。在眾多維生素D的種類中，我們接下來只針對維生素D_2及維生素D_3來說明，主要是因為在眾多的維生素D種類中，對人體具有活性及高度效用的大多是維生素D_2及維生素D_3。維生素D_3，有個專業的名字，我們又稱它為「膽鈣化醇」（Cholecalciferol）。如果各位看它的名字中有個「膽」及「醇」，及它的英文名中「Chole」代表的就是與膽固醇有關。過去大家總是聞「膽固醇」色變，但是膽固醇其實是體內許多荷爾蒙的材料。人體在合成維生素D_3的過程中，也需要以膽固醇作為材料才得以完成合成維生素D_3的使命。人體合成維生素D_3的過程，其實是一連串複雜的過程。簡單來說，人體內以膽固醇為材料，當皮膚照射到陽光（陽光中的紫外線，尤其是UV-B）後，身體感到溫暖並體溫微微上升。此時維生素D_2或維生素D_3在體內形成，而後維生素D_2或維生素D_3在肝臟及腎臟被活化而成最完美，也最適合身體所需的維生素D_3的形式。

通常居住熱帶及亞熱帶國家的人，都有充足日曬，也因此體內可以透過曬太陽得到身體所需的維生素D。曬太陽可說是身體獲得維生素D最主要的方式。寒帶及日照短的國家，因為曬太陽機會不多或光照不足，也因此無法自陽光中獲取身體所需的維生素D，必需從飲食上取得才得以應付身體所需。當然，熱帶或亞熱帶國家的居民，體內是否有足夠維生素D供應用，也受其他因素影響，例如，即使居住在熱帶或亞熱帶國家，但是常「宅」在家的宅男宅女、因疾病或行動不便，久待家中的老年人、或者是本來就不常曬太陽的人，但每次曬到太陽一定要擦厚厚的防曬乳或者是著長衣長袖外，外加大帽來遮陽的人。另外，空污嚴重的地方，即使有陽光也因為空汙而致陽光照射不足、甚至有皮膚疾病、肝及腎功能受損者等都可能因為這些因素而無法從「曬太陽」中獲取足夠身體所需的維生素D，而必須轉由其他途徑，也就是自食物中或補充維生素D的方式來得到維生素D。在我們的飲食中，食物來源的維生素D並不多，大多主要存在魚的肝臟油脂中，例如鱈魚及比目魚的魚肝油。另外，沙丁魚、鮪魚、鯖魚及鮭魚中及經日曬過乾燥的香菇（烘乾的鮮菇則維生素D含量偏少）也含有適量的維生素D_2及維生素D_3。在許多歐美國家，因日曬不足，國家為了確保民眾維生素D攝取充足，他們允許在他們的食品中添加維生素D來作為營養強化使用，例如北美國家及挪威部分地區會在嬰兒奶粉、雞蛋、牛肉、羊肉及牛奶中添加維生素D作營養強化。

陽光照射是身體獲得維生素D的主要方式。那麼我們不禁想問，當處於陽光較少或較弱的冬天，體內維生素D的濃度是不是就會因為陽光強度減弱而造成體內維生素D的濃度變少？答案是肯定的。營養食癒相關研究就曾經比對不同季節人體內的維生素D濃度變化。結果發現人體內維生素D的濃度在夏天結束前達到最高量，而冬天結束前達到最低。有趣的是，曾經就有國外流行病學者觀察到人體內維生素D的季節

性濃度變化高低剛好與感染性疾病的罹患率高低呈相反的關係。也就是說體內有較高濃度的維生素D，則感染流行性疾病的機會變低。也因為觀察到這樣的現象，使得有關維生素D與提升免疫力的研究如雨後春筍般出現。英國的醫學期刊就曾研究，補充維生素D可以預防感冒及流感的急性呼吸道感染。而這樣的保健輔助效果在維生素D缺乏的人身上尤其明顯。當然，是不是因為維生素D可能減少感染疾病的機會，我們就該大量補充維生素D呢？答案是不可以的喔。

　　維生素D是屬於脂溶性的維生素，意思就是說，人體內維生素D喜歡有油脂陪伴的狀態下在腸道中被腸道消化吸收。因此，過量的維生素D是會被儲存在有脂肪的體內組織器官中，只有少量部分會隨糞便排出。過量攝取維生素D有可能會造成口乾、厭食、尿道結石及高鈣血症等症狀。一般來說，會有維生素D過量導致毒性發生的狀況，通常都是過量補充保健品而造成。聽清楚喔，是過量補充保健品。建議大家，若因為陽光照射不足、或其他原因導致無法自陽光照射或飲食中得到維生素D而需利用維生素D保健品的話，一定要按照政府許可劑量攝取（通常保健品都會有建議劑量標示，國人維生素D建議攝取量為，每天不可超過20微克），一般正常及常態的食物來源或者因為陽光曝曬過度而引起曬傷的陽光照射，是不會造成維生素D中毒症的情形發生。值得一提的是，不吃魚及牛奶的素食者，如加上不常曬太陽，倒是要注意維生素D是否有不足現象喔。

1. 維生素D對免疫防護的輔助功用

　　前面我們提到了維生素D的種類及如何讓身體得到維生素D。現在我們就來看看到底維生素D與身體免疫防護之間有什麼關係。維生素D可以幫助體內鈣及磷的吸收、刺激蝕骨細胞分化（不要被這名字嚇到，骨骼細胞跟皮膚細胞一樣需汰舊換新，保持代謝平衡，也因此骨

骼細胞有蝕骨細胞，但也有造骨細胞，造骨細胞跟蝕骨細胞之間的互動平衡，才能維持正常骨質生長及運作）、幫助鈣自骨頭中再次被吸收及促進骨質的礦化。也因此，大家普遍對維生素D的了解是它可以幫助骨骼健康及輔助鈣質的吸收，更重要的是，身體若是缺乏維生素D會造成兒童的佝僂症及成人軟骨症的現象，所以說維生素D是身體不可少的食癒營養素。早在十幾世紀前，歐美國家就已把維生素D視為可刺激先天性免疫反應（非專一性免疫反應）的重要食癒營養物質了。在歐美國家的歷史上就曾紀載，他們以鱈魚的魚肝油來治療肺結核（由肺結核桿菌引起的感染疾病）。當時，歐美國家認為魚肝油具有抗菌的作用，而後才發現是因為魚肝油中的維生素D具有抵抗微生物的抗菌效應存在。維生素D因對人體免疫大軍中負責巡邏的警察與吞噬力極強的細胞（巨噬細胞macrophage及單核細胞monocyte）具有調節效應，因而可以幫助啟動並製造對抗病原體的免疫大軍武器來。

近幾年歐美國家做了不少有關維生素D抗菌及提升免疫力的研究。我們現在來看看國外的研究怎麼說的。我們知道蒙古一年之中只有7-8月的時候溫度最溫暖，約落在16~27℃間。其餘月分，則多處在寒冷，甚至是零下5度C的寒冷氣候中。也因此，在2012年時，有份針對蒙古兒童的人體試驗就做了一項測試。我們知道，兒童常常在季節轉換或寒冷天氣中會出現急性呼吸道感染。因此，在此人體試驗中，他們給予247位患有嚴重維生素D缺乏的小孩每天一杯經維生素D營養強化過的牛奶。一天一杯並連續喝3個月。結果發現這些兒童在這3個月中出現急性呼吸道感染的現象明顯減少了。另一份瑞典的人體試驗中也提供給140位患有免疫缺陷的病人維生素D補充劑。實驗中他們給予這些病人每天補充4000 IU（國際單位）的維生素D，補充為期一年的時間。結果發現補充維生素D的病人，他們的感染的症狀明顯降低了，並且鼻涕中一些特定病原體及使用抗生素的次數都降低了。除

此之外，多篇研究論證，維生素D可以幫助對抗微生物（細菌、病毒等）。

2. 維生素D對生理屏障與先天性免疫反應的幫助

在免疫系統上，維生素D除會幫助免疫大軍對抗入侵者外，維生素D也協助調節免疫大軍中的許多成員，例如像單核細胞（monocytes）這種免疫警察的調動並協助釋放訊號的細胞，以便通知免疫軍有外敵入侵了，要進行防恐動作了。在前面幾個章節中，我們提過身體的第一道防禦線就是我們身體的天然生理屏障，例如皮膚、鼻黏膜及呼吸道等等。維生素D對於免疫防護的第一道生理屏障的輔助，就是它可以調節體內一些對抗病菌的物質，例如防禦素defensin。而這些物質主要可以幫助維護健康的腸道菌相組合及支持腸道黏膜屏障，同時也保護肝臟對抗感染。除此之外，維生素D也可以幫助腎臟上皮細胞屏障功能、呼吸道的上皮組織及眼睛角膜上皮細胞屏障的功能。免疫第二道防線，是先天性免疫。維生素D對於先天性免疫上的作用，主要是可以協助對抗入侵者的侵襲及感染，而這些作用，維生素D會在體內透過各種方式來達成，例如它對先天性免疫的防禦大軍的招募（製造），協助通訊軍的維護通訊功能及活動，同時也協助降低發炎前的發炎物質的產生及對抗發炎後的發炎反應。

綜觀上面所述，維生素D對於免疫的調節從免疫防護的第一天然屏障——皮膚、呼吸道及腸胃道黏膜組織都具有調節的作用。上面，我們舉出很多日照及日曬較不充足地區國家的研究，發現補充維生素D除了幫助骨骼的強化外，也具有免疫調節及預防自體免疫疾病的幫助。身處在陽光充足國家的人們，只要不過度使用防曬、總是長袖長衣包緊緊地害怕曬太陽、「宅」在室內或長期處在空汙嚴重的環境中，大部分我們身體所需的維生素D仍可透過適當的「曬太陽」來獲

得。如果眞的無法曬太陽，深海魚類及魚肝也是富含維生素D食物的好選擇。現今，我們在超市上可看到許多經維生素D營養強化的牛奶及產品也是個選項。若無法從曬太陽中獲得維生素D，透過補充魚類及強化過維生素D的牛奶或食品，或是補充含有維生素D的保健品，也是個便利及快速獲取維生素D的選項之一。

第二節　螺絲釘2：眼觀黑暗，心向光明的夜間視覺大師 ——維生素A（Vitamin A）

　　記得我總是對不愛吃紅蘿蔔的小朋友這樣說。我說：「小朋友呀，你知道小白兔喜歡吃什麼嗎？」小朋友一定知道小白兔愛吃紅蘿蔔了。是呀，小白兔愛吃紅蘿蔔。那你們知道，小白兔有個魔力嗎？小白兔有一個具有魔力的眼睛，那就是小白兔的眼睛非常厲害，小白兔可以在黑暗中一樣看得很清楚喔！而且小白兔從不戴眼鏡的。小朋友一定會問：爲什麼呢？我的回答一定是：小白兔愛吃紅蘿蔔呀。沒錯，就是紅蘿蔔。要了解紅蘿蔔跟夜間的視力到底有什麼關聯，我們就得從紅蘿蔔中最具代表性的營養素——維生素A（紅蘿蔔主要中β-胡蘿蔔素經攝取後，在體內轉變成維生素A）說起。

　　首先，我們就來看看維生素A是怎麼被發現的歷史吧。早在古埃及的歷史上已有夜盲症的記載，並且當時古埃及人以吃肝臟來解決晚上視力不佳的情況。爾後，醫學之父——希波克拉底發現：「食用動物肝臟，可以用來治療夜盲症」。是的，「吃肝臟以治療夜盲症」，就像早期社會中老一輩阿公阿嬤以魚肝或豬肝作爲滋補養身的食物一樣。但吃肝臟爲何跟晚上視力不佳的夜盲症有關呢？約在1880年的時候，史內爾提出，肝臟除了對夜盲症有治療效果外，同時也對比托斑

點症（Bitot's spot）（一種因為眼睛乾燥，角膜出現斑點的現象）具有治療效果。到了1912年，英國的生物化學家之父——佛雷德里克霍普金斯發現年幼的老鼠，它們的飲食中若只有單純蛋白質、澱粉、糖、油及鹽的話，這些老鼠將會長不大並且出現年幼就死亡的現象。在同一年，美國威斯康辛州的兩位學者戴維斯跟麥凱倫發現，奶油、蛋黃及魚肝油（鱈魚肝油）中存在有一些人體必需要有的「脂溶性物質」（Fat-soluble factor），而這些食癒物質可以用來幫助老鼠的成長。麥凱倫博士是位對研究非常熱中的生物化學家，他因為研究得不到學校及國家研究基金的支持，但因又無法克制對研究的熱忱，只好把他自己每年1200元美金的薪水拿來進行實驗，隨後才有辦法觀察出維生素A 對健康的食癒影響。後來，戴維斯及麥凱倫這兩位學者隨後將這個有助老鼠成長的物質命名為「脂溶性A物質」（Fat-soluble factor A）」以便跟其他同樣具有食癒效果的水溶性的物質作區分。

到了1912-1925年代，布洛赫科學家發現兒童若缺乏維生素A的話，早期會出現成長停滯，而後演變成身體易被感染的現象，尤其是呼吸道、泌尿道及中耳受到感染後引發發炎的現象。同時，缺乏維生素A的兒童眼睛也會出現過度乾燥，進而導致乾眼症，最後演變成眼睛潰瘍並導致失明的現象。在1920-1960年代，居住於丹麥的兒童出現嚴重的乾眼症。所幸當時科學家已經漸漸建立起對維生素A的知識，並且藥商也在同時開始發展出魚肝油以作為治療乾眼症的藥物，才得以讓患有乾眼症的兒童獲得治療。值得一提的是，在醫學尚未發達的年代，大部分疾病症狀的治療都是利用食物中的營養素來做為治療藥物，以食癒的方式來幫助身體自我修復並治癒疾病症狀，這就是我們所倡導的食癒的精髓。在1900年代，世界上許多國家都曾出現季節性的夜盲症，包含英國、俄羅斯、法國、墨西哥、中國及巴西等國家。當時這些國家並沒有因為飢荒而出現食物匱乏而導致營養缺乏的現

象，反而是因為季節性的飲食習慣改變及當地食材缺乏維生素A而導致出現夜盲症的現象。

　　許多科學家為了解決食物缺乏維生素A的情況，紛紛開始從食物中提取維生素A來及找出可在人體內轉化成維生素A的營養素替代品。爾後，科學家順利找出β-胡蘿蔔素可在人體內轉變成維生素A，同時間也成功自魚肝油中提取出不同形式的維生素A來。 雖然科學家漸漸了解到維生素A對身體的重要性及可能的食物來源，但到了1998年，全球仍然有將近1億的兒童因缺乏維生素A而導致夜盲症。維生素A缺乏不但會導致夜盲症，且輕至中度的維生素A缺乏，也有可能造成免疫失調並導致兒童感染率增加的現象。在當時，每年約有1百萬的兒童是死於維生素A缺乏所帶來的免疫力不足而發生嚴重感染導致死亡的現象。也因此，對於自出生到6歲的嬰幼兒及兒童，應密切注意其維生素A的攝取，避免因缺乏維生素A而導致免疫力及發生嚴重感染的情況。嬰幼兒為了應付成長需求，加上嬰兒自出生後，肝臟中維生素A的存糧不多，此時若是又因為蛋白質、脂質及蔬菜攝取不足等飲食營養不佳的話，就很容易造成維生素A缺乏。另外，懷孕及餵母乳期間，若媽媽本身缺乏維生素A，連帶就會影響母體及嬰兒體內的維生素A存量，而影響寶寶出生前至出生後六個月時的視力發展及成長狀況。為了瞭解維生素A的種類與來源，接下來，我們就來看看到底維生素A有哪幾種及從那些食物中可以攝取獲得維生素A呢？

維生素A的前世今生

　　若要認識維生素A，我們就要先來談談它的「今生」，而後，再來聊聊它的「前世」。這是一段前世今生，命運糾纏的一個微妙的營養素。前世經過蛻變成今生，前世與今生命運相連的維生素A，其實一點也不複雜。我們所謂的維生素A，其實它跟英文字母A真的扯不上關

係，只是營養學家麥凱倫在1945利用字母的第一個字當作新發現物質的名稱。所謂維生素A的「今生」指的是視網醇（Retinol）、視網醛（Retinal）及維生素A酸（Retinoic acid）此三種維生素A。視網醇英文名稱為Retinol，而這個型態的維生素A 也正是對人體具有最大活性的維生素A型式，我們又稱之為維生素A_1（all-trans retinol/順式視網醇）。也就是說視網醇（Retinol）便是維生素A_1及順式視網醇。而維生素A酸（Retinoic acid）是視網醇的代謝物，也是對身體具有高度生物利用性的維生素A型態。通常飲食中得到的維生素A_1（Retinol），會在體內代謝成維生素A酸後而被身體利用。另外，反式的視網醛（all-cis retinal）跟維生素A_1活性相當，而維生素A_2（3-脫氫視網醇/3-dehydroretinol）則約只有維生素A_1 40%的活性而已。哇，光是一個維生素A 竟然就有這麼多專有名詞及型態，還真是不容易了解呀！所以，為簡化大家對維生素A的認知，其實我們只要知道維生素A_1即可。維生素A_1就是維生素A的「今生」。

　　了解了維生素A的今生便是維生素A_1之後，我們現在我們就來看看維生素A的前世。維生素A的前世會轉世成今生，而今生無法再回到前生，也因此，今生只好獨自貢獻一己之力，提供人類的營養。雖然前世可以轉世成今生，而今生卻無法退回前世，倘若「前世」與「今生」在同一時空相見，便會產生對人類具有同工但不同酬的營養貢獻。也因此，我們身體獲得維生素A的方式，可由它的「前世」與「今生」來獲得。維生素A的「前世」，是名為「類胡蘿蔔素」的物質。類胡蘿蔔素普遍存在色階從紅色到黃色的各類食物中，尤其是含有紅、橘及黃色的各種蔬果種類中。這類紅、橘及黃色胡蘿蔔素（Carotenoids）的家族很廣，約有600多種不同的胡蘿蔔素種類。大家熟悉的護眼保健食品——葉黃素，還有蕃茄中的茄紅素，都是屬於類胡蘿蔔素大家族裡面的成員。不過，在眾多成員中，只有β-胡蘿蔔

素（β-carotene）是最具淺力及變身能力的維生素A前生，它在人體內可透過一些身體酵素反應而轉變成為維生素A。相信大家對β-胡蘿蔔素（β-carotene）（唸成：倍他-胡蘿蔔素），應該都不陌生。看到胡蘿蔔素，當然就會想到紅蘿蔔了。那現在大家可以串聯前面我們所提到的不帶眼鏡的小白兔愛吃紅蘿蔔，晚上視力仍然銳利的故事了吧。

除了β胡蘿蔔素外，它的姊妹α-胡蘿蔔素，還有隱黃質（β-cryptoxanthin）也都是維生素A的「前世」。雖然α-胡蘿蔔素及隱黃質轉世能力只有一半，但還是可以成為維生素A的，只是變身功力稍微弱了一些而已。當人體攝取含有這些β-胡蘿蔔素等維生素A「前世」物質時，我們體內小腸中的酵素會將它轉化成維生素A_1來供身體使用。好了，在我們了解到維生素A的「今生」——維生素A_1與「前世」β-胡蘿蔔素之後，大家一定都很好奇這些營養素普遍存在那些食物中呢？到底要攝取那類食物才能供給身體所需的維生素A。記得前面我們提到維生素A的歷史時，科學家是從魚肝油、奶油及蛋黃中發現的，也因此，飲食中的維生素A來源，不外乎與這些含有油脂的食物有關，下面我們就來看一下維生素A的主要食物來源吧！

動物來源的維生素A，主要為維生素A_1，也就是視網醇（Retinol）：

主要來源有動物的肝臟（魚肝、豬肝等）（含量最為豐富）、油脂較多的魚類、蛋黃、起司、牛奶及奶油中。此類食物中的維生素A型式就是我們剛前面所提到的維生素A的「今生」——視網醇。

植物來源的維生素A，主要以維生素A的「前世」——胡蘿蔔素及隱黃質居多，像是深綠色葉菜類及橘紅色及黃色的蔬菜水果，例如紅蘿蔔、木瓜、芒果、馬鈴薯、芭蕉及南瓜等。

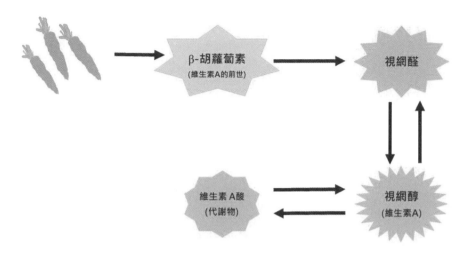

維生素A 在人體內前世與今生的轉變

大家有沒有發現，動物性食物來源的維生素A跟我們前一節所提到
的維生素D很類似，這些維生素都喜歡跟含有油脂的食物處在一起。而
這類喜愛跟隨油脂的維生素，便是屬於「脂溶性」的營養素。脂溶性
維生素在體內被消化代謝時，都需要有油脂這類朋友的陪伴才得以有
效被身體吸收及利用。此類「脂溶性」維生素跟水溶性的維生素（如
維生素B群及維生素C）非常不同。水溶性維生素如果攝取過多，一
般而言，可以隨著尿液排出體外。但是，脂溶性的維生素因為與脂肪
做朋友，如果大量補充脂溶性維生素的話，會比水溶性的維生素花較
長的時間被消耗，並且通常過多的脂溶性維生素會被儲存在肝臟中，
少部分會自糞便中除出，因此容易造成累積效應，最終引起中毒症現
象。幸運的是，雖說過量的脂溶性維生素會在體內堆積，可能造成中
毒現象。單獨由飲食中獲得的脂溶性維生素而引發中毒的現象並不常
見。反倒是因為長期攝取過量的脂溶性維生素補充劑，尤其是在補充
維生素A之後又過量飲酒的形況下，就有可能引發維生素A中毒現象。

另外大量攝取海豹或北極熊這類富含高量維生素A的大型動物肝臟，也可能導致維生素A過多或中毒的情況。當維生素A攝取過量時，伴隨的症狀通常有嘔吐、頭暈、視覺模糊或複視、肌肉不協調的肌肉抽動、皮膚發癢及毛髮脫落等現象。不過，通常只要停止補充，情況就會慢慢改善的。

另外，若是經由攝取類胡蘿蔔素型式的維生素A前世來源，是不會引起中毒現象的，不過仍得注意過量攝取類胡蘿蔔素是會造成皮膚出現黃色或橘色的「胡蘿蔔素色素沉積」的狀況，也就是皮膚泛黃/橘的現象。通常，停止攝取幾天後，便會自行改善。其實胡蘿蔔素色素沉積症的現象還滿常見的。記得我在澳洲醫院實習時，曾經看過一位老人因為相信吃熟木瓜可以幫助治療胃病，因此她連續好幾周的時間，每天都會吃上半顆的熟木瓜。結果她來到醫院進行營養諮詢時，身體及臉部已經呈微橘黃色的膚色。另外也曾聽過一位媽媽，因為連續好幾天餵給滿六個月的寶寶南瓜及木瓜副食品，結果寶寶一樣出現皮膚泛黃的胡蘿蔔素色素沉積的狀況。其實，各位如碰到類似這樣的情況並不需要緊張，只要停止攝取這類食物幾天，皮膚色素沉積的現象就會改善。

維生素A的美麗與哀愁

大家都知道，眼睛是靈魂之窗，我們透過眼睛看見世界的美麗。而維生素A便是幫助我們「看見」世界之美的維生素。不管是欣賞夜空下的繁星，還是觀看城市夜景，人體於夜間的視覺能力都跟維生素A有關，若是體內缺乏維生素A，夜間視力便會嚴重受到影響。維生素A缺乏會影響視力，主要是原因為維生素A是視網膜中感光細胞的重要成分，它參與視覺感受光線時，眼球內化學成分之間的轉換與循環。所以維生素A可說是幫助眼睛維持在微暗的光線下或光線不佳環境時的

視覺能力。也因此當體內缺乏維生素A時，會造成夜間視力不佳並進展成「夜盲症」的現象。同時維生素A缺乏也會造成眼睛淚液製造不足及乾眼症，甚至是失明的現象。另外，維生素A與體內黏多醣的合成有關，而黏多醣是人體維持皮膚完整性及健康所需的成分。若缺乏維生素A 也可能造成皮膚出現角質化的現象（此狀況，多見於成年人，兒童較少見）。而兒童若缺乏維生素A，則體內的骨骼及軟骨的形成可能受阻，而影響正常發育。維生素A因為在生理功能中也參予男性精蟲的製造及男女性荷爾蒙的合成。因此，缺乏維生素A也可能影響生育力的情況。另外，飲酒過量的人，可能會讓體內維生素A（視網醇）轉變成視網醛的能力受阻，因而長期飲酒過量的人容易有維生素A缺乏的狀況，同時也會罹患不孕及夜盲症的風險提升。除此之外，維生素A在體內的吸收，也可能受一些藥物，如新黴素（Neomycin）及可利舒散（Cholestyramine）（一種膽汁酸螯合劑，用來在胃腸道中結合膽汁以防止其再吸收）的影響，長期使用這些藥物者，必需注意維生素A攝取是否足夠，並給予適時補充，以避免出現缺乏維生素A的形況。

維生素A與身體免疫防護力

維生素A在免疫大軍系統中，對於生理屏障、先天性免疫防護系統，乃至後天性免疫防護戰力中，都有其參予與發揮的地方。維生素A對於免疫反應的第一道防線——生理屏障的貢獻，主要協助上皮組織細胞的形成、角質化、分化及其功能，可說是上皮組織的強化促進劑，尤其是對口腔黏膜、呼吸道黏膜、消化道黏膜及泌尿道黏膜的促進作用。維生素A幫助口腔黏膜對抗外來物，強化了腸道等黏膜的完整性，就像是一個超級強化劑一樣，讓免疫防護的第一到防線——生理屏障，得以變強。當有外敵入侵時，得以有強的防護力，守住城牆。如果體內少了維生素A，這些上皮組織細胞會萎縮，而皮膚、眼睛、

腸胃道及泌尿道中的上皮組織細胞周圍的軟組織也會出現角質化的現象，而導致出現皮膚乾燥、乾眼、角膜軟化、腹瀉及尿路結石等現象。除此之外，維生素A缺乏導致免疫第一道防線的失守，也連帶的造成第二道免疫防線——先天性免疫防護受到影響，造成容易發生呼吸道感染及腹瀉等等的現象。

維生素A在先天性免疫防護反應中，對於免疫大軍中的殺手士兵、釋放訊息的通訊官（T細胞、細胞激素）及吞噬細胞具有幫助它們發展的作用。尤其對胸線（thymus）這個免疫大軍的重要基地，維生素A負責協助這個基地的發展以便讓免疫大軍有休養生息的地方，並努力守住基地，以免影響免疫大軍的生養。 另外，維生素A與一些抑制發炎的免疫反應過程有關。維生素A除了參與抑制發炎因子的形成之外，也協助調節免疫大軍避免自己人打到自己人的現象（自體免疫的發生）。因此維生素A對於先天性這種非特異型的免疫防護，主要的功能便是調節免疫避免過度免疫反應的發生，同時協助發炎反應發生前的免疫軍調動及對抗發炎反應因子的形成。對於免疫防護中的第三道防線——後天型免疫反應，維生素A主要參與了B細胞的繁殖與抑制，調節B細胞的攻防能力。另外，維生素A對B細胞所產生的抗體也具調節作用，尤其是對IgE的調節作用（IgE是乳汁、呼吸道、腸道及生殖泌尿道中的主要抗體）。維生素A除了本身具有調節免疫的功能外，維生素A在體內的代謝物也具有幫助免疫士兵的歸隊及歸位的功用，等於是幫助了後天型免疫反應能力的發展。

綜合上面我們所談的，維生素A對於免疫防護的最大功用在於幫助對抗感染、保持物理性屏障的黏膜組織的完整性及調節免疫反應。而維生素A除了對視覺感光，維持視力的食癒貢獻外，對於兒童成長發育，骨骼軟骨組織的發育，同樣具有食癒的重要功能。在我們日常的飲食中，為達到維生素A的食癒作用，我們應該多納入繽紛色彩的食物

到我們的餐盤中，例如紅色的鮭魚、橘紅色的南瓜、黃色的蛋黃等，都是獲取食癒維生素A的食物來源，因此，就請各位盡情調色自己及家人的餐盤吧！

第三節　螺絲釘3：十七世紀的海上救星 ——維生素C（Vitamin C）

大家還記得我們在前面的章節就提到十七世紀的水手病，並從中了解到營養素缺乏會導致免疫缺陷及疾病的發生，也因此開啟食癒追溯的旅程。如果大家還記得，在當時造成海上船員出現水手病的營養素，便是我們現今大家熟悉的維生素C了。在這一節裡，我們將會更進一步的來探討維生素C的起源與它對健康及免疫防護力的影響。談到維生素C的歷史，我們就得回溯到十五世紀時期了。十五世紀時，一位航海家雅克卡地亞（Jacqes Cartier）曾在遠征加拿大魁北克時，在他的航海日記中提到缺乏維生素的情況，只是當時他們尚不知道，水手們出現的疾病是因為缺乏維生素C 的**「壞血症」**（Scurvy）。當時他在他的航海日記中記載著：

「這些生病的人當中，有些人體力很差，幾乎全身無力，而且他們的腳開始腫脹並且出現像傷口般的發炎現象。另外，我也觀察到他們肌肉呈現緊縮狀態，而且發黑的像黑碳一樣黑。生病的人當中有一部分人的腳出現紫色斑點。紫色斑點的這些症狀是從腳開始，然後一路蔓延至臀部、大腿、肩膀、手臂及脖子。另外，這些人的嘴巴出現口臭並且牙齦鬆軟，甚至鬆軟到都可看到牙根露出，看起來牙齒似乎都快掉了。這個的疾病似乎不只出現在此一艘船的船員中，而是三艘船的船員都有相同的症狀。顯然疾病已經蔓延開來了。」

上面這段話便是歷史上最早紀錄有關缺乏維生素C所導致的症狀及疾病的紀載。爾後，當這些航海的船員們在到了印度後，當時一位當地的印度人，他建議雅克卡地亞使用當地的樹（可能是白扁柏之類的樹）的樹皮及樹葉並把它擠壓並釀造成汁液。當雅克卡地亞給這些船員這些樹汁汁液之後，這些船員立刻感覺好多了，認為這真是個奇蹟的發生，並且應該要紀錄下來，以便讓後人知道如何治療這樣的疾病。就在這些船員喝了2-3次用樹皮及樹葉釀造製成的汁液後，他們覺得體力恢復了，而且所有當時出現的症狀，包含紫色斑點及牙齦出血軟弱的現象都不見了，就好像沒得過這種病一樣的恢復了原狀。在那之後，雖然雅克卡地亞以白扁柏治癒了船員並記錄下來，但因為當時資訊尚不發達且無法傳達到其他國家，也因此十五世紀時期出現的缺乏維生素C所造成的壞血病，仍然在當時的歐洲，尤其是英國及法國蔓延開來，成為當時無法解決的恐怖疾病。直到二個世紀後，皇家海軍醫生——詹姆斯林德對於這樣的疾病以科學方法做了一個以控制飲食的方式去驗證並找出適當治療方法的實驗。在他的飲食控制試驗中，他發現柳橙及檸檬對在海上長期航行的船員是具有最好的治療效果的食癒食物，同時也打破了當時認為蘋果醋是最具治療效果的假說。因此再接下來的幾個世紀中，英國海軍的成員在航海期間都必需飲用檸檬汁。自此之後，英國海軍得以避免罹患壞血症，沒有再造成大流行的現象。沒想到，區區的檸檬汁對海軍的健康乃至人民都提供了相當大的食癒貢獻。

　　到了1907年代，霍斯特等人以天竺鼠做試驗，證實了壞血症的發生原因。霍斯特等研究學者因觀察到部分的動物，例如老鼠、小鼠及兔子也會發生壞血症的現象。因此他們進一步以天竺鼠進行壞血症的相關試驗，發現這些動物跟人類一樣，體內無法自行合成或製造維生素C，必須從食物中獲取才能避免維生素C缺乏而出現壞血症的現

象。也因爲霍斯特在當時的試驗方式，開啟了營養學使用動物試驗的方式，去找出治療壞血症的食物來。讀到這裡，其實我們可以明白，在早期化學製藥尚未發達前，所謂的治療便是透過食物來獲取讓身體得以自行修癒的營養素。自十五至十九世紀，人類發現了缺乏維生素C會造成壞血症，到今日二十世紀的食癒生活，我們開啟了營養素對人類身體健康重要性的認知，這也是說明食癒生活本身就是一種自癒的生活方式。現今，我們已經可以從食物中萃取出高濃度的營養素，並透過營養素讓身體自我修癒的方式。**這也是我一直強調的，透過給予身體充足的營養素，讓身體自行恢復及修癒的「食癒生活」方式。食癒**，爲透過食癒營養素來讓身體處在最佳狀態，以營養素來強健體魄、延緩衰老並避免疾病發生的方式。

愛當中間推手的蔬果女神──維生素C

　　相信大家應該在保健食品市場中看過，當你買了一瓶維生素C保健補充品時，它的成分標示竟然是「L-抗壞血酸」（L-ascorbic acid），不禁要懷疑這名字聽起來怎麼這麼化學不天然的感覺。是的，中文的抗壞血酸正是維生素C的專業名稱，意思是用於對抗壞血症的物質。維生素C是一種無味、穩定且溶於水的營養素。在自然界中有一部分的植物及動物體內，它們本身就可以透過利用葡萄糖或半乳糖的方式，在動物體內或植物體內合成維生素C。然而，天竺鼠、靈長類動物、人體體內及一些以水果爲生的蝙蝠體內，因爲缺乏一種酵素，因此不能自行合成維生素C，必需倚賴食物來獲取這個維生素。也因爲人體在攝取維生素C後，維生素C於體內經過氧化─還原的反應而被吸收。這樣的氧化及還原的抗氧化用途（去除自由基，讓細胞減少被破壞及損傷）便成爲維生素C對人體最大的食癒貢獻了。另外，除了抗氧化用途外，「美白」跟「對抗感冒」應該是許多人喜歡補充維生素C的主要原因。

相信很多人看過這樣的廣告或文章，吃檸檬C或者維生素C讓你亮白美麗，也應該看過，爸爸媽媽給幼童喝稀釋鮮榨的檸檬汁來預防感冒的發生。但是，真的是如此嗎？維生素C真的對美白或預防感冒有幫助嗎？答案是：有效性約有百分之五十。為什麼只有百分之五十呢？這就必須先從了解維生素C對身體的功用說起，也因此接下來我們就來看看它對身體的主要功能有哪些？

1. 維生素C促進膠原蛋白合成

維生素C可說是促進體內膠原蛋白合成的大推手，是維持皮膚完整性及Q彈有緻的食癒專家。講到膠原蛋白，大家應該對它不陌生。膠原蛋白是人體內最主要的結締組織。我們的皮膚、骨頭、肌腱、動脈及肌肉中都存在大量的膠原蛋白。人體內膠原蛋白的合成，主要是靠脯胺酸及離胺酸此兩種胺基酸。也就是這兩個胺基酸造就了膠原蛋白的強度與彈性。而維生素C對於合成膠原蛋白的幫助，其實是透過幫助了「鐵」質營養素，進而幫助到膠原蛋白的合成。沒錯，就是礦物質中的鐵（iron）。在膠原蛋白的合成過程中，需要鐵質的輔助，才得以合成成功。而維生素C的功用，就是在這個過程中，將三價的鐵（Fe^{3+}），還原成二價的鐵（Fe^{2+}）。不要小看這個轉換三價鐵成二價鐵開關，如果沒了維生素C將鐵離子作轉換，膠原蛋白是無法順利合成的。記得我們前面提過的航海日記中，缺乏維生素C的船員，他們從腳一路到肩膀及手臂的部位（遍布結締組織及膠原蛋白的身體部位）都出現腫脹及發炎的現象，就是因為膠原蛋白無法順利製造的關係，而使得無法建造足夠新的結締組織去取代受傷或老舊部位的結締組織，所以才會出現黑點（瘀青狀）、水腫及發炎現象。也因此，因為缺乏維生素C而導致罹患壞血症的病患才會出現因體內無法順利製造膠原蛋白，而使得皮膚出現發炎及紫黑斑點的狀況。這也說明維生素C

是身體保持健康皮膚及促進膠原蛋白合成的食癒營養素。

2. 提高抗壓性的推手

　　維生素C除了幫助促進膠原蛋白合成之外，還有一個大家都忽略掉的食癒功能，那就是維生素C也可以幫助體內荷爾蒙的合成。維生素C在人體內可以幫助將多巴胺（Dopamin）轉化成正腎上腺素。多巴胺是一種讓人感受開心及快樂荷爾蒙的腦內分泌物，同時也是神經傳導物質及荷爾蒙的一種。多巴胺在體內主要對幫助情緒、行為激發及維持正向情緒的調節。體內多巴胺濃度失調，跟許多精神及神經性疾病有關，例如研究指出精神分裂症者體內多巴胺過高，而巴金森氏症者則多巴胺較不足。而正腎上腺素是體內重要的神經傳導物質，與血管收縮及血壓有關，也就是說當人生活處於高壓或是面臨強大壓力時，就會分泌正腎上腺素這類型的興奮性傳導物質。少了這些神經傳導物質，等於少了抗壓力的化學媒介。而維生素C對多巴胺的輔助就在於多巴胺在體內轉化成正腎上腺素的過程中，需要維生素C幫忙推動，少了維生素C的推動，就會讓正腎上腺素分泌不足。也因此，維生素C可說是抗壓性的推手。

3. 幫助肉鹼合成

　　肉鹼（Carnitine）是體內重要的營養素，它主要可以幫助運送一些長鏈的脂肪酸到身體需要它的部位，尤其是到心肌及骨骼肌中。長鏈脂肪酸在心肌及骨骼肌中可以幫助產生能量，讓這些部位的肌肉具有能量，而得以順利運作。如果肉鹼不足，這些部位的功能就會受影響。維生素C的功用就是幫助肉鹼在體內合成時的重要推手。也因為維生素C是體內合成肉鹼的重要推手，而肉鹼主要協助產生能量，這也解釋了為什麼海上船員罹患壞血症時為何會出現虛弱、體力不佳及肌肉

無力的症狀了。

4. 活化荷爾蒙

　　維生素C在體內透過輔助酵素的作用，讓酵素可以進行活化胜肽類荷爾蒙的工作，因此間接協助活化荷爾蒙。藉由維生素C間接協助的荷爾蒙包含了降鈣素、黑色素細胞刺激素（刺激頭髮和皮膚中的黑色素細胞合成黑色素）及促腎上腺皮質素等。因此，維生素C對於調節體內鈣濃度及保持頭髮烏黑也是必要的食癒維生素，我們應該更積極的攝取足夠的維生素C。

5. 幫助胺基酸代謝

　　維生素C是幫助將酪胺酸（Tyrosine）分解成水及二氧化氮過程中分解酵素所需要的營養素。而酪胺酸則是體內合成許多神經傳導物質所必須的胺基酸，例如合成多巴胺、腎上腺素和去甲腎上腺素、甲狀腺賀爾蒙及黑色素等。也就是說，酪胺酸是一種可以幫助減少負面情緒壓力的胺基酸。

6. 爲體內最強抗氧化劑的重要推手

　　維生素C最家喻戶曉的功用便是它抗氧化的功能。事實上，在抗氧化這件事上，維生素C雖不是主要主角，但卻是一個重要的抗氧化推手。我們都知道，人體內最強的抗氧化劑非維生素E莫屬，而維生素C則是協助維生素E做修護新生的動作，兩者一搭一唱，合作無間地爲身體捕抓自由基，並爲抗氧化貢獻心力。人體因爲每日遭受環境及空氣中的汙染物或是面臨生活各種不同的壓力，身體就會產生壞因子，也就是自由基來攻擊身體。而維生素E在人體內就是擔任捕抓自由基的任務。只要體內維生素E找到名爲「自由基」的壞蛋時，就會奮力對抗自

由基。而在每次的對抗戰中，總會帶個小傷疤回來。這時，維生素C就會來協助維生素E並施展其神奇法力，將維生素E為對抗自由基所造成的小傷疤治癒，讓維生素E變回原來英勇樣貌，繼續回到戰場抵抗自由基的攻擊。

7. 幫助非來自肉類的鐵質吸收

一般而言，肉類中的鐵質為人體最好吸收型式的鐵來源。我們稱它為「血紅素鐵」（Haem Iron）。但天然食物中也存在很多「非血紅素鐵」（Non-haem iron）。許多蔬菜、堅果及穀類等就存在許多非血紅素鐵。維生素C可以幫助這些「非血紅素鐵」在小腸中轉化成血紅素鐵以便利於身體吸收。當然，體內維生素C量也要足夠才得以進行此功能（粗略估計維生素C需達到約100毫克）。也因此，素食者若想要增加鐵質的吸收，建議可以多搭配未經高溫烹調的蔬菜，像蔬菜沙拉做搭配，或者餐後可以選擇維生素C含量高的水果來強化鐵質的吸收。也就是說，素食者可以利用餐後水果的方式，來提高鐵的吸收喔。

8. 從流行病學看維生素C與癌症關係

我們已經從流行病的趨勢中觀察到維生素C的攝取與癌症發生有關。我們知道許多醃製品，像香腸及醃製菜等含有硝酸鹽。體內長期攝取過量的硝酸鹽可能會導致胃癌的發生。維生素C因可以在人體的胃部中，抑制硝酸鹽轉化成亞硝胺的形成，因此降低體內形成致癌物的危機。事實上，過去大家把硝酸鹽汙名化了。亞硝胺才是會引發癌症的致癌物質。若硝酸鹽沒轉化成亞硝胺的話，事實上它對誘發癌症的風險並不高。然而，我們從流行病學的統計上，確實已經觀察到長期維生素C（蔬菜水果）攝取不足，會提高胃癌的發生率。雖然，這只是流行病學上的觀察，並非是嚴謹的研究論述，但這樣的觀察，倒是可

以提醒我們，健康的食癒飲食中一定天天要有蔬菜及水果，才可避免癌症及疾病的發生。提醒大家，烤肉時，別忘了記得多攝取蔬菜水果並減少醃製物的食用喔。

9. 維生素C食物來源與消化吸收

相信大家對維生素C的食物來源應該都不陌生了。蔬菜及水果可以說是我們飲食中維生素C的主要來源。舉凡大家想的到的蔬菜及水果都有不同程度的維生素C含量，而且越新鮮的含量越多，越少加工的含量越高。舉例來說，蔬菜水果以生食形式的攝取方式，它的維生素C含量會比用蒸煮的還高，而蒸煮的蔬果中維生素C含量又比炒炸的還要高。烹調時間及溫度則是越短及越低的，維生素C較能保留住。一般而言，我們可從飲食中攝取約3-300毫克的維生素C。若以吸收率來看，身體約可吸收及利用70-90%來自飲食中的維生素C。

維生素C屬水溶性維生素C，當身體攝取過量時，大約24小時內，就會自尿液中排出，不像其他脂溶性的維生素（維生素A、D、E及維生素K，爲脂溶性的維生素），過多的反而會被身體儲存起來。一般而言，普遍大眾都可以自日常的蔬菜水果中獲得維生素C，除非是飲食中完全缺乏蔬菜及水果的人。完全不吃蔬菜及水果者則必須特別留意維生素C缺乏的問題。另外，抽菸者會較一般不吸菸者需要較多的維生素C。其主要原因爲，吸菸者體內代謝更新維生素C的速度較快，因此需要較高的維生素C。另外，慢性病患中也要注意維生素C的攝取。通常，慢性病患因疾病關係，飲食營養的攝取量或食慾往往不佳或不足，因而影響了維生素C的攝取。對於急性感染者或處於身體壓力下的人，體內維生素C的排出速度會較常人快，因此也需注意攝取量是否足夠。目前，保健食品市場上有許多維生素C的保健補充品。這些保健品只要是合法使用政府單位所規定的維生素C種類，例如抗壞血酸

（Ascorbic acid）、抗壞血酸鈉（Sodium ascorbate）及抗壞血酸脂酸脂（L-Ascorbyl stearate）等，它們在體內的生物利用率與來自飲食食物中的維生素C，其實是相當的。值得注意的是，高劑量的補充維生素C對於身體吸收性或利用率並不會因此而提升。反而高劑量補充維生素C會降低身體對它的吸收率。例如一次吃進5公克的維生素C時，身體對它的吸收率可能就會降低至只剩20%。意思就是說，補過頭了，對身體也沒用處，身體自然會降低對它的吸收性。而攝取過量的維生素C就會透過尿液被排出體外。你看，身體真的奧妙，自然有平衡機制來保護體內世界的衡定。

一般而言，身體能保存維生素C的最高含量約為1500~2000毫克（等於1.5-2公克）或每公斤體重20毫克的量。若是體重60公斤的成年人，身體約能有1200毫克的維生素C存量。我們若以身體分布來看維生素C的存量的話，人體內維生素C濃度最高的地方為腦垂體、腎上腺、白血球、淋巴腺、腦及其他體內腺體。維生素C濃度最低的地方，則是唾液及血液中。聽到這裡，是不是可以猜到，維生素C與我們的免疫大軍——白血球等等有相當大的關聯了。接下來，我們就來看看維生素C如何幫助我們的免疫防護系統。

維生素C的食癒防護功能

我們已經知道維生素C是體內必需要的微量營養素，人體內無法自己合成維生素C，必需靠飲食的攝取才能獲得維生素C。嚴重地缺乏維生素C，就如同前面所述的，會導致壞血症的發生。現今，我們對壞血症有了更科學性的認識，它的特點就是膠原蛋白的結構被減弱了，導致傷口癒合不佳及免疫力受損。患有壞血症的病人有很高的機率容易發生感染，尤其是肺部感染導致肺炎的發生。換句話說，如果一個人因為被感染了，不管是細菌或病毒，那麼體內因發炎或代謝性的生理

因素，對維生素C的需求就會提高了。也因此，人體是否有足夠的維生素C，就會影響到免疫防護能力。雖然，要預防壞血病發生的維生素C需求量並不高，約每天10毫克的維生素C，也就是攝取1-2份中型大小水果，即可預防壞血症的發生。但因為維生素C是水溶性的，身體儲存量不多。為了應付身體的生理壓力、疾病、慢性發炎現象、抽菸、喝酒或藥物濫用者，甚至是長期暴露於空汙的狀態下，都會提升身體對維生素C的需求。前面我們雖提到維生素C缺乏的現象雖不常見，但歐美國家的研究卻指出，即使是健康的人，可能都會因為生活習慣、飲食不均衡、旅行途中蔬果攝取不足／水土不服、或為減重而節食，甚至是因短期間身體生理性或心理性壓力等，造成短期性的維生素C缺乏現象。因此，我們不得不重視維生素C的攝取。長期及規律保持維生素C的攝取，才能避免維生素缺乏症的現象。

有關維生素C對免疫調節的作用，我們必需從它對身體的功用說起。對於免疫反應的第一道防護作用——生理屏障而言，我們的皮膚能阻擋外在環境的入侵。而皮膚的主要成分——纖維母細胞（Fibroblast）提供了釋放膠原蛋白纖維的作用以強化建構皮膚這個身體的大城牆。在我們的皮膚中存在著不等量的維生素C，其中皮膚的表皮層比真皮層有更高的維生素C含量。維生素C因為可以促進膠原蛋白的合成與穩定、增加纖維母細胞及角質細胞的增生及對抗氧化的關係，因此可以幫助縮短傷口癒合的時間及幫助傷口密合，而強化皮膚的完整性。這也說明為何早期罹患壞血症的海軍患有牙齦出血、瘀血及傷口不易癒合的現象。近幾年，國外的人體試驗中，他們利用太陽輻射照射人體皮膚的試驗並給予補充不同的營養素來觀察營養素對太陽照射傷害的防禦功能。研究發現補充維生素C可以提高皮膚細胞對維生素C的利用及提升皮膚對自由基的清除能力。維生素C為具有強化皮膚健康及修復的能力的食癒營養素，同時對環境中的汙染物具有保護

作用。值得一提的是，如能把維生素C及維生素E這兩個食癒營養成分合併使用，對於強化皮膚健康及對身體的保護作用效果會更佳。

　　通常在組織細胞中含有高量的某種營養素，這營養素一定是對組織或細胞的功能具有一定的調節作用。在我們人體的白血球中就含有高量的維生素C。人體白血球中的成員——嗜中性球（Neutrophil）及巨噬細胞是促進傷口癒合過程中重要協調者。而在免疫大軍中，嗜中性球及巨噬細胞又扮演著可殺敵、清除及吞噬入侵者的戰場高手。也因此嗜中性球及巨噬細胞不但可協助傷口癒合，更可在身體免疫防護中提供協助。也因此，維生素C因可以幫助調節白血球中的嗜中性球及巨噬細胞，等於協助了傷口癒合及身體免疫防護的能力。另外，水溶性的維生素C也是一個很好的抗氧化劑，它除可以幫助清除許多氧化物外，還可以幫助重要的細胞重生，同時也作為維生素E及穀胱甘肽（Glutathione，可參考食癒基礎建設一：蛋白質的說明）的抗氧化劑。

　　有關維生素C對人體的免疫防護作用。過去大家認為高劑量的補充維生素C（例如一天1-6公克的量）可以預防感冒。但是從過去的研究中發現，高劑量補充維生素C並不會讓罹患感冒的機率下降，而是縮短感冒病程時間。例如人體試驗中就發現補充維生素C，確實可以縮短感冒疾病時間及降低症狀的嚴重性。建議想透過補充維生素C來加快感冒恢復速度時，盡量以新鮮蔬果為主。若是以保健補充品的方式，建議成年人每天不超過1000毫克為佳。

第四節　螺絲釘4：變身大師——鐵質（Iron）

　　鐵，是礦物質的一種、是人體必需的營養素，也是現今飲食充足的社會下，仍然會出現缺乏的營養素之一。也就是說鐵的缺乏並沒有因為現代人飲食充足而受到改善。到目前為止，全球約有五億至六億的人口仍患有缺鐵性貧血（Anaemia）。更值得注意的是，即使大部分的人並沒有出現鐵缺乏的臨床症狀，但已經有許多人體內的鐵儲量不足卻不自知的情況。一般而言，人體內鐵質的儲量過低並不會產生缺鐵性貧血或其他不適的症狀來，因此常無法察覺體內鐵儲量是否有不足的問題。

　　矛盾的是，現今雖有許多人體內鐵質儲量不足，但也有一大部分的人是體內鐵質過多，尤其在歐美國家更為常見。在北歐，每300個人中就有一個人是遺傳性的體內鐵過多症，我們稱之為遺傳性血鐵沉積症（Hereditary Haemochromatosis）。而部分的亞洲地區及地中海地區國家也出現許多因遺傳性地中海型貧血所造成的體內鐵質過度負擔的現象。不管是鐵缺乏或是鐵過多所造成鐵過度負擔，都會導致身體產生嚴重的不良後果及影響健康。

　　鐵質的化學結構上，因其手中握有一顆能讓它互換身分的變身電石（electron），所以可以在人體內經過酵素的幫忙，在體內細胞膜間變換身分，有時變成二價鐵大哥（ferrous iron）（又稱血紅素鐵），有時則轉換成三價鐵小弟（Ferric iron）（又稱非血紅素鐵）。也因為具有這個特殊電石，「鐵」得以參與身體許多細胞的生理過程。好啦，既然鐵在人體內可利用電石來變換身分，加上現今人飲食多為充足富裕，那為什麼人體內還是會有缺乏鐵的現象呢？這就要從「分配機制」開始說起，身體對鐵的儲量是否分配得當，是否供需平衡，便是人體會不會造成鐵缺乏的重要原因。我們簡略的來看一下鐵

影響體內「鐵」夠不夠的因素

流失用掉的

1. 女性經期
2. 流血
3. 鉤蟲 (十二指腸中有鉤蟲存在)

成長需要的

1. 嬰兒、兒童、青少年等成長需要
2. 懷孕
3. 哺乳

補充進來的

1. 飲食中鐵的含量
2. 吃進去鐵的種類
   (是血紅素鐵，還是非血紅素鐵?)
3. 鐵的吸收
 • 有促進吸收的貴人協助嗎?
 • 有阻礙吸收的小人存在嗎?

用掉的鐵   補進來的鐵

體內鐵水庫平衡的因素

質在人體內的分配機制。一般而言，人體每公斤的體重約有50毫克鐵的儲量，例如一個50公斤的人身上約有3000毫克的鐵儲量。人體內，超過百分之60的鐵會以血紅素（Haemoglobin）的形式儲存在紅血球中，而約有百分之25會儲存起來。儲存起來的鐵大部分都是儲存在肝臟中，剩下的部分，會以肌紅素（Myoglobin）的身分，住在肌肉及體內的一些酵素中。另外有非常少量的鐵則在血液中跟蛋白質合作，一起做運送鐵質的搬運工作，我們稱它為運鐵蛋白（Tranferrin），也因此有少部分的鐵是以運鐵蛋白的形式在血液中到處走行走。由此看來，鐵是被分配到不同的細胞組織中並擔任不同功用的了，既然如此我們身體中的鐵主要以血紅素存在紅血球中，而部分的鐵則儲存在肝臟中，看來都已經分配得當，為何還是會出現供需失衡的現象呢？

體內鐵水庫，保持供需平衡鐵質水位的重要性

我常說，在眾多營養素中，鐵是最被需要關照的一位，以來顧全它的供需平衡。怎麼說呢？鐵在體內的供應，一定要保持平衡，也就是不能太多，也不能太少，是個需要人細心照料的VIP。人體如果出現鐵質失衡的現象，可能就會造成缺鐵性貧血或「鐵質負荷過多」的現象。也因此，供應人體所需的鐵及人體用掉的鐵質，是保持平衡的重要關鍵。這道理如同為了保持水庫中的一定的水位，必須仰賴降雨量及用水量是否平衡。降雨量太少而用水量太多，就會造成水庫儲水不足。一但遇到乾旱季節，民生用水及工業用水皆不節制的話，則會造成嚴重缺水的現象，反之，遇到多雨、梅雨及颱風季節，水庫負荷過度，則水庫隨時有潰堤的危險。我們體內鐵的水庫就如同水庫一樣，需要保持供需平衡。

同樣地，體內鐵質的使用也是如此。在人的生命週期裡，我們不斷的需要鐵質的營養素來維持正常的生理機能。我們的生命中有幾個特別時期是極度仰賴鐵質的滋養的，否則將會影響生命的進展與阻礙成長。例如在我們的成長及生長時期、懷孕時期、女性生理期，還有因跌打損傷、傷口、手術或疾病（例如腸道寄生蟲──鉤蟲引起消化道出血及血便等）等流血或出血時，都會需要使用到鐵質。此時，若供需不平衡，必會造成鐵質缺乏的狀況。為了維持體內鐵質的平衡，身體唯一的鐵質來源，便是從飲食中獲得了。但，鐵質這個食癒營養素明明是扎扎實實的悍將，卻是嬌氣的要人依照它的要求條件，沒有提供好的環境與待遇，它可不會心甘情願的在人體內住下來。就如上圖所示，體內鐵質的吸收良窳，確實受到許多因素影響。而影響鐵質是否被身體吸收與利用的因素包含：食物中所含有的鐵質種類、飲食中有沒有促進它吸收的幫手在，或是身邊有無抑制它被吸收的阻礙者等，都會影響鐵質在體內的吸收狀態。我們進一步來說明好了，一般

而言，存在肉類中的鐵質是比較利於人體吸收的。因為存在肉類中的鐵就是我們前面提到的「血紅素鐵」及「肌紅素鐵」。

但這麼說來，難道只有肉類中含有鐵質嗎？那吃素的人怎麼辦？事實上，許多植物蔬菜中也有鐵質的存在，只不過這類食物中的鐵，是比較難吸收的「非血紅素鐵」。非血紅素鐵是存在植物蔬果食物中的鐵形式，是比較偏水溶性的。同時這些蔬菜中因為大多含有植化素（Phytate），而植化素就是我們剛所提到會干擾鐵質吸收的阻礙者。這些蔬菜及水果中的植化素在結構上可以包覆鐵質，而使得鐵質變得不利人體吸收。另外，即使攝取了這些「非血紅素鐵」，它對體內鐵質水庫中的水位還是影響不大。真正要保持水位平衡的鐵質來源，還是會以肉類來源中的血紅素鐵為佳。目前世界各國，不管是歐美國家或是亞洲國家，為解決普遍缺鐵的情況，紛紛在許多食品中以添加鐵的方式，來強化食品中鐵質的含量，期望透過提高鐵的攝取來減少鐵質缺乏的情況。

鐵匠的小人與貴人！吃素，會缺鐵嗎？

說起來這個鐵質在人體內要一帆風順的度過，真的得看看它環境中到底是會擾亂它的小人多，還是提拔它的貴人多。我們在一開始的時候就提到，即使是到了現今國家社會進步，人民飲食及生活無虞的社會，鐵質缺乏的狀況依然存在。人體對鐵質的需求從無間斷過。而我們的食物中，確實存在許多會阻礙鐵質吸收的小人。剛剛我們提到的存在蔬菜等植物中的「非血紅素鐵」是比較不好吸收的鐵型態。而我們平日的生活飲食及食物中就充斥著許多會阻礙鐵質吸收的小人，例如蔬菜水果中的「植化素」及「多酚」（Polyphenols）、咖啡及茶中的單寧酸、鈣質（例如鈣片、胃藥中的制酸劑、高鈣食物）等，都是屬於會阻礙鐵質吸收的小人。植化素跟多酚普遍存在各種蔬菜、水

果及穀物當中，對人體有許多益處及功用，也是我們常鼓勵大家要多攝取的食癒食物。然而，植化素跟多酚天生與非血紅素鐵八字不合，緣分極淺，天生就是互看對方不順眼，往往跟非血紅素鐵不是你存就是我亡。許多蔬果都含有多酚食癒營養素，我們若把多酚食物跟鐵放在一起，就會產生很強的顏色出來。大家可以試試看把硫酸亞鐵（常用來治療缺鐵性貧血的鐵劑）放入茶（茶葉泡出的茶）中，就可以看到顏色變化及產生結晶物。也因為如此，多酚跟鐵放在一起會產生結晶及化學變化，因而阻礙鐵質的吸收。

不過我們也不必這麼悲觀，各營養素之間的作用就好像職場人生一樣。有搶了你的功勞，甚至從你背後捅一刀的小人，但也有會扶持你，提拔你的貴人。也因此「非血紅素鐵」的人生中不是只有小人而已，它可是也有大貴人於背後默默支持及輔助它的。非血紅素鐵的大貴人就是廣泛存在蔬菜、水果中的「維生素C」、有機酸及肉類食物。例如蔬菜水果的維生素C及檸檬酸對「非血紅素鐵」都有促進吸收的作用。維生素C可以在人體腸道中幫助把非血紅素鐵轉變成血紅素鐵。也因此，通常含有高量維生素C及鐵的蔬菜或水果，它的鐵質吸收率會比較好，例如，蔬菜中的綠花椰菜、白花椰菜、甜菜根、南瓜、高麗菜及蕪菁（大頭菜）等；而水果中則有芭樂、檸檬、柳橙、木瓜及番茄。不過，值得注意的是，這類維生素C豐富的蔬菜水果，若是經過高溫烹調或是已經變得不新鮮的話，維生素C的含量就會大打折扣而影響其鐵質的吸收。也因此盡量減少高溫烹調及趁新鮮食用以避免維生素C的流失。

另外，肉類中有一些可以提高非血紅素鐵被人體吸收及利用的物質，但目前科學界尚未找出是什麼營養素來。一般推測可能跟這些食物中所含的胺基酸有關。而乳製品及蛋中沒有擔任鐵質貴人的任何營養素。也因此，在貴人與小人之間游離的鐵質，如果要增加它的吸收

利用率，最好是肉、菜及維生素C（水果）一起吃。有研究指出，即使是攝取低吸收性的鐵質食物，如能在當餐飲食中加入維生素C，就可以提高鐵的吸收率。建議大家可以利用餐後吃水果或餐中搭配富含有維生素C的蔬菜或無添加糖果汁來增加鐵的吸收利用率。另外，若要提到補鐵的食譜妙方，我會推薦紅酒牛肉。紅酒中的鐵是屬於高利用率的，加上牛肉中高含量的血紅素鐵，自然是快速補鐵的絕配了。這法國人餐間小酌一杯紅酒，也恰恰給了「鐵質營養素」一個絕佳觸動浪漫氣氛與小酌一下的藉口了。

鐵的不足與過多症狀

鐵缺乏：

　　會出現鐵的缺乏症，其實跟飲食有相當大的關係，尤其是以穀物為主的國家。當體內的鐵水庫中的鐵減少至1/4時，我們身體尚還不會有任何不適，或任何變化及症狀出來，必須等到鐵水庫水位低於1/3時，才會出現所謂的缺乏症狀。而常見的缺鐵的症狀有出現蒼白、疲倦、常感到喘，手指甲出現凹陷或失去彎度、常有心悸及最後嚴重至出現心衰竭等的情況，這就是所謂的「缺鐵性貧血」。兒童如出現缺鐵性貧血，則較易出現精神運動失調（如認知及身體動作能力失調）。值得注意的是，兒童因缺鐵而導致的精神運動失調並不會因補充鐵質就可以讓恢復原狀，症狀還是會存在。另外，懷孕中的婦女若缺乏鐵質，可能會造成早產或新生兒體重不足等的情形。一般臨床上，我們也常觀察到缺鐵者的皮膚及指甲也會發生改變，對冷變得容易敏感及免疫力變差的情形。臨床上要判斷缺鐵性貧血者的情況時，並不會單純只判斷鐵質是否足夠，必須跟其他的維生素，例如維生素B_{12}及葉酸做整體性的評估。

鐵過多：

　　鐵質若攝取過多，便會造成身體負荷太大，出現鐵負荷的現象。通常正常的飲食是不會造成鐵質攝取過多的。過去非洲國家曾有鐵攝取過多的紀錄，主要是因為他們用鐵桶來發酵酒精性飲料，而導致長期吃入太多的鐵。急性的鐵過多通常出現在一下子吃進太多的鐵劑，尤其是像硫酸亞鐵這類的鐵質補充劑。短期間內攝取過多的鐵質會造成身體不適的現象。常見的症狀有腹部劇烈疼痛或嘔吐，嚴重時會出現代謝性酸中毒及心臟衰竭的情況。另外，也有一些是因為遺傳性的鐵質代謝不佳（鐵沉積症）而造成鐵負荷的情況，我們就不在這多談了。

鐵的免疫防護作用

　　體內鐵含量的平衡對人體免疫防護是相當重要的。過多與不足的鐵水庫水位對免疫防護都有各自其負面的影響。從前面幾節我們已經知道鐵對人體最好的形態是血紅素鐵，這也是我們紅血球中鐵的主要形式。但大家知道嗎？每個紅血球中約有2.8億個血紅素，而每個血紅素上皆攜帶著鐵，使得每個細胞內約有十億個鐵分子。也因此，造就人體的血液中約有3.5公克左右的鐵存量。人體的血紅素對生理防護具有重要的功用，例如，血紅素可以協助送氧到各個組織（組織才不會缺氧）、可以協助排移除體內的二氧化氮及一氧化氮，並具有調節血管張力的功用。血紅素鐵因為是個攜帶鐵的基質，於先天性免疫防護機制上，可以協助對抗病原的入侵。當感染發生時，例如像金黃色葡萄球菌、大腸桿菌及部分病毒所造成的感染，身體的防護線便會產生，而這些防護線裡便會有鐵質的存在，以作為防護的盾牌使用。所以當感染發生時，血液中的鐵會被拿出來使用，而造成鐵水庫的水位下降。另外，乳鐵蛋白（Lactotrensferrin），是存在我們眼淚、鼻涕

及唾液中的一種鐵的型式。而牛奶中也含有乳鐵蛋白。乳鐵蛋白因存在眼淚及唾液中，各位可想而知，它等於是參與了人體免疫的天然生理屏障中的一環了。另外，我們的免疫軍——嗜中性球細胞中也含有乳鐵蛋白，也因為乳鐵蛋白中有了這個鐵質的幫忙，讓它具有對抗細菌及病毒的能力，可說是免疫防護系統中不可或缺的成員。母乳中含有相當量的乳鐵蛋白，尤其初乳的乳鐵蛋白濃度最高，正因為如此，乳鐵蛋白提供了新生兒出生後重要的保護力。目前，已有生物科技方式可自牛乳中提煉出高濃度的乳鐵蛋白補充品了，乳鐵蛋白不再是只有媽媽初乳中的特有營養素。

第五節　螺絲釘5：推動發育與成長的神奇手指——鋅（Zinc）

　　鋅（Zinc）跟硒（Selenium），這兩個雖默默無名、微不足道的礦物質，卻在人體生理功能及免疫防護上，扮演了重要角色。現在，我們就先從「鋅」談起吧。鋅，這個微量礦物質大約是在1869年至1926年間在微生物及植物中被發現的。在當時，鋅其實並不是一個受關注的營養素，直到約1958年間，中東國家發生鋅的缺乏症狀後才開始被注意。我們人體內約有1.2~2.3公克的鋅存在體內各種組織細胞中，例如眼睛的脈絡膜及攝護腺體中；而體內大部分的鋅都存在骨骼及肌肉中的。鋅還有一個特點，就是它在人體的基因裡扮演一個重要的角色，它可以協助身體內細胞膜的穩定。另外，鋅在體內以一個「鋅手指」（Zinc Fingers）的形式遊走體內並發揮神奇手指的特色，到處幫忙協助身體機能。鋅手指是一個具有3D立體結構並可以變換成不同型狀的手指魔術師。其中，鋅手指最知名的幻術便是它可以變化

成「髮夾」及「鑰匙」的形狀，並參與許多免疫反應，擔任幻術防衛大師的功能。另外，鋅也跟體內許多酵素的合成有關。而這些酵素有些跟代謝有關，有些則是用於協助體內清除自由基（會造成老化或細胞損傷的物質）。值得一提的是，鋅也跟體內在幫助我們調控血糖的荷爾蒙——胰島素（Insulin）有關，它可以協助胰島素的製造及胰島素的作用。所以說，鋅雖然是個小而不起眼的礦物質，但是卻參與身體許多功能與反應。不過，正因為許多現今保健食品市場將「鋅」炒作成跟性功能與壯陽保健有關，反而讓許多消費者無法看到鋅對人體的食癒輔助及營養價值。所以，接下來就讓我們好好重新來了解鋅對人體的營養價值與重要性。

鋅的食物來源與吸收

事實上，許多食物中皆有鋅的存在，所以要攝取到足夠身體所需要的鋅含量並非難事。困難的是，不同食物中的鋅，它的吸收效果及被身體利用的程度不同，我們又稱之為營養素的生物利用性（Bioavailability）。也因為鋅的生物利用性不同，縱然我們的飲食中許多食物都含鋅這個礦物質，但往往吃了等於沒吃一樣。怎麼說呢？一般而言，動物來源的鋅，其生物利用性會比植物中的鋅來的佳。例如甲殼類海鮮或是像生蠔、牡蠣等這種軟體動物類的海鮮中的鋅生物利用性高，也易於人體吸收利用。另外，母乳中的鋅也是屬於高生物利用性的。而植物來源的穀類、豆類及堅果類中，雖都含有不錯含量的鋅，但因為這類食物中也含有豐富的植化素（phytate），會影響到鋅在腸胃道的吸收性。一般而言，未加工過的穀類，它的鋅含量會比加工過的高。但因為加工過的穀類，通常它們外面那一層麩皮已經被除去了，使得加工過的穀類中的鋅吸收性會比未加工過的好。主要原因就是因為多數穀類外面那一層麩皮含有許多會影響鋅吸收性的植化

素，才會本末倒置讓加工過的穀類中的鋅，變得比較好吸收。

　　鋅的吸收性同時也受到其他營養素的影響，例如如果跟蛋白質一起吃，也就是肉及蛋類的食物一起食用的話，鋅的吸收性會比較好。但若是跟含有植化素（所有蔬菜及水果皆含有不等量的植化素）的食物一起食用，或是跟高鈣的食物一起吃時，鋅的吸收率都會被大打折扣，尤其是鈣與植化素同時出現的時候，可說是鋅的最大剋星了。這情況跟我們上一節所提到鐵的小人是植化素及鈣的情況雷同。目前保健食品市場上，有許多保健食品宣稱鈣與鋅或鈣與鐵一起補充的保健品。基於上面的科學論述，各位就自己想想看，這類的保健品吃了有用嗎？答案我就不多說了。另外還一個情況是，當補充大量的鐵劑（三價鐵，又稱為非血紅素鐵）時，體內對鋅的吸收性就會降低。例如有些醫生會開立鐵劑讓懷孕婦女於懷孕期間補充，使得體內因補充鐵劑而使得鐵的濃度上升，而此時來自飲食中的鋅在體內的吸收性就會降低。

鋅太多或缺乏會如何？

　　在我們談缺乏鋅會出現的症狀之前，我們先來看一下，如果鋅攝取過多，是不是也會有一些副作用。答案是肯定的。鋅攝取過量可能的症狀包含像嘴巴出現金屬味、常感噁心、胃不適、發燒及昏睡的症狀。但鋅攝取過量而引起的中毒症狀並不常見，大多主要是因為短期內大量吃入鋅補充劑、食物中毒或暴露於高度鋅含量的環境中才有可能造成鋅過量或中毒現象。然而，在十九世紀時期，中東地區國家倒是常出現鋅的營養缺乏狀況。約在1958年，歷史上第一次發現鋅缺乏症，是在以穀物為主食的中東國家。當時伊朗及埃及國家中發現有部分的青少年出現生長遲緩、個子矮小、皮膚乾燥及第二性徵發展不明顯的現象。而在當時，首度發現的第一個例子便是一個身高及生理機

能像只有10歲大男孩的21歲男士。這位21歲的男士，他平日主要的食物就是食用未經發酵過小麥麵粉做的麵包及泥土（異食症）。同樣的，另一個出現的案例，其平日的主要食物也是一樣食用未發酵過的小麥麵粉做的麵包及豆類為主，特別的是這案例患有鉤蟲感染。各位有沒有發現，以上這兩個最早被發現鋅缺乏的例子，都是食用未發酵小麥粉做的麵包。這些使用未發酵的小麥粉作成的麵包通常有高含量的植化素，而植化素阻礙了食物中鋅的吸收。當時，科學家在這些案例中發現缺乏鋅會造成生長遲緩，也就是長不大的現象。在第一個案例中那位21歲的成年男子，雖實際年齡已有21歲，但實際看起來卻只有像10歲小男生的生理狀況及身高。

　　另外缺乏鋅也會造成性腺機能減退及第二性徵發育延後的狀況。也就是說成熟男性會出現更年期提早來到，而年輕人則因性荷爾蒙受影響，導致第二性徵發育不完整及卵子或精子出現缺陷，並造成不孕或不育的現象。而在一般臨床上，鋅缺乏常見的症狀為皮膚乾燥及皮膚炎，尤其是在口腔、四肢末端及肛門之處。鋅缺乏也會導致傷口不易癒合、失去味覺、行為異常、夜間視力不佳，而導致夜盲症及影響免疫功能，造成免疫低下而變得容易感染及生病了。上面提到的鋅缺乏症狀因人而異，沒有一定的症狀。通常在醫院住院的病人，因無法飲食而使用靜脈營養，也就是打點滴的方式來獲取能量及營養的話，這些住院病人如也伴隨有鋅缺乏的狀況，則病人反而是出現精神混亂、憂鬱、濕疹及禿頭的鋅缺乏症狀。若是發生在兒童的話，常見的缺乏症則是食慾不佳、味覺遲緩（吃不出味道）及長不大（成長遲緩）的現象。

　　大家一定會感到奇怪，不是維生素A缺乏才會導致夜盲症，為什麼缺乏鋅也會造成夜盲症呢？主要是因為鋅會協助把維生素A從肝臟帶到視網膜中以產生黑色素（保護眼睛的色素以避免眼睛受陽光照射）。

也就是說視覺的轉換需要鋅的介入幫忙，如果體內缺乏鋅，就會造成維生素A無法成功被轉移到視網膜中而導致夜盲症的發生。在現今社會普遍飲食充足的情況下，對於因為鋅缺乏而造成生展遲緩或發育不良的情況已經不多了，比較常見的反而是因為感染、腹瀉或慢性病所造成的鋅缺乏症。若是要判斷我們體內有沒有缺乏鋅，最好的方式不是去抽血檢查，反而是測量頭髮中鋅的含量比較可以知道人體內鋅的儲量。通常，若是身體處在缺少鋅的邊緣時，並不容易判斷出是否有缺乏的現象，唯有等到身體已經出現缺乏症狀時，才得以判斷出。由以上可知，鋅對人體生理功能的重要性，也因此，我們可以看到越來越多研究指出補充鋅可以幫助提升身體的保護力。對於嬰兒及兒童而言，補充適量的鋅可以協助降低腹瀉及肺炎的發生，同時對降低感冒的症狀也具有食癒輔助效果。那麼接下來，我們就來看鋅與體內免疫防護的關係吧。

鋅對人體免疫防護的功用

近幾年來，營養學家對於鋅的相關研究指出，適當補充鋅可以幫助避免「免疫衰老」（Immunosenescence）的現象。這些研究發現，健康老年人的體內鋅含量與免疫大軍中的殺手細胞數量成正比，並發現提升體內鋅的含量可以幫助增加體內殺手細胞，同時也提升殺手細胞殺敵的能力。歐洲的研究更指出[1]，3個月到5歲的小孩補充鋅有助預防被感染，同時可降低腹瀉及肺炎的發生機率。一項大型的研究[2]，針對768位的兒童（小於2歲）給予鋅補充劑（一週約攝取70mg的鋅）。研究發現有補充鋅的小朋友較沒補充鋅的孩童罹患肺炎的機率較低（小朋友因為氣管及肺部功能尚未完全，常因感冒造成肺炎，因此很多研究會去觀察他們疾病惡化成肺炎的狀況來評估營養素是否有幫助）。針對老年人的部分，有多項研究指出鋅的補充有助老

年人減少感冒的發生。舉例來說，一項針對55~87歲老年人（其中約有30%的老年人有鋅缺乏的狀況）所做的研究[3]指出，他們給予這些老年人每天補充45毫克的鋅並補充一年的時間。一年後他們發現這些老年人罹患感冒及發生感染的機率都顯著降低了。另外，美國一項針對波士頓33個護理之家的老人進行研究（具雙盲及安慰劑的試驗，也就是實驗者跟被實驗者都不知誰有補充鋅的情況下）。實驗中他們給予這些老年人補充綜合維生素及礦物質並為其一年的時間，其中也包含有鋅。這些綜合維生素及礦物質的用量是一般每日需求建議量的一半。最後研究發現，若這些老年人體內有較高濃度的鋅含量的話，他們發生肺炎的機率會比體內鋅濃度低的老年人來的少，也就是說，體內有鋅濃度高的老年人較少發生肺炎的現象。同時若發生肺炎，這些體內有高濃度鋅的老年人，其使用抗生素的機率、天數或死亡病例都比鋅濃度低的老年人顯著低很多。

　　這些為目前研究上看到的一些成果。雖說我們也尚未對鋅是否可以作為降低感染的食癒營養素做定論，但是，這樣大型的研究結果，確實可以作為食癒飲食上的參考。在免疫防護作用中，如果體內缺乏鋅，會導致胸腺萎縮並使得免疫淋巴細胞的數量及活動力降低，同時也會讓免疫軍發現敵人並發出攻敵的通知訊號不足，等於是會造成免疫大軍兵力下降及兵力不振，因此會提高體內的氧化性壓力及增加發炎的機會。通常我們最常發現的就是缺乏鋅的老年人常出現腹瀉及感染機率（不管是病毒的、細菌性的還是黴菌型的感染）增加。導致免疫力下降及不斷被感染的惡性循環。從上述可知，鋅對於免疫防護與調控具有很大的貢獻力，是健康飲食中不可或缺的一個礦物質。

第六節　螺絲釘6：掌管生命之火的
賽琳娜月亮女神——硒（Selenium）

　　硒（Selena）的發現歷史跟其他的礦物質及維生素極為不同。一般都是因為缺乏某種營養素後出現疾病或症狀時，才被人發現其重要性，也因此才會把這些礦物質或維生素納入維持生命及健康所需的營養素。而硒的發現，反而是因為中毒現象後才被發現的。話說約在1817年時，瑞士的化學家貝采尼納斯發現了「硒」這個礦物質並以希臘的月亮女神——賽琳娜（Selena）來命名它。到了1935年代，美國的南達科他州（South Dakota）出現一些家畜因為吃了含有高量硒的植物，而出現掉髮、暈倒在地及失明的現象。同時間，中國的黑龍江省克山縣也第一次發現克山病（因發生在克山縣，故被命名為克山症（Keshan disease））。當時，尚不清楚克山病是什麼原因造成，只知道這種疾病會引起充血性心肌症，而且這樣的疾病廣泛在中國東北至西南之間流行了數十年，並造成數千人的死亡。自此之後，硒一直被認為對人體及動物是有毒的物質。在1957年，科學家開始發現，硒是個微量營養素，可用於預防老鼠罹患肝硬化，及減少牛跟羊白肌病（動物營養不良的疾病）的發生。到了1973年，科學家才開始了解到體內硒是含硒酵素跟穀胱甘肽過氧化酵素重要的成分（在下一節我們談到硒的功能時，會再進一步地來看看什麼是含硒酵素跟穀胱甘肽過氧化酵素）。在那之後，國際上許多科學家都開始研究硒對人體的功用並試圖找出缺乏此礦物質對人體的影響原因。

　　直到1979年時，硒對於人體健康重要性的認知，才有了重要突破。當時，紐西蘭一位以全靜脈營養（因疾病或治療無法進食而以打點滴得到營養及能量的方式）的病人，發生與中國克山症一樣的硒缺乏症狀。爾後才得以證實不管是克山症，還是實施全靜脈營養的住院

病人，都是因為其飲食中缺乏硒礦物質所導致。而克山症正是因為中國東北至西南一帶的土地因為缺乏硒這個礦物質，導致所種植出的作物及蔬果缺乏硒礦物質。也因此，在後來的營養建議裡面，才把硒納入為重要的營養素之一。1990年代，許多營養學家認為硒有助於癌症病人及預防癌症的食癒輔助，主要是受到一項做了8年的「硒防癌」（Selenium Prevent Cancer）研究試驗所震撼。這個研究是美國亞歷桑納大學自1983年到1991年間所做的一項長期且大型的研究。研究中發現透過每日補充200微克的硒，可以幫助降低癌症死亡率並使癌症發病率下降，尤其是肺癌、攝護腺癌及結腸癌的死亡率都有觀察到下降的趨勢。也因此更加確認，硒是人體不可或缺的礦物質，我們的飲食中應要有充足的硒來源以確保良好的生理機能及健康。

直至今日，2020年新的「硒防癌」研究以補充的方式給予癌症病人額外補充硒。但新的研究結果卻發現硒對改善癌症的功用並不如1983年的研究結果那樣顯著，並認為硒並沒有「直接預防癌症」或者是改善癌症的功能。雖是如此，美國食品藥品管理局（FDA）還是提出聲明，認為硒可能有助預防癌症。雖然硒能否具有直接預防癌症效果尚未有結論出現，並且也需要更多研究的佐證。但肯定的是，人體若嚴重缺乏硒，是會造成死亡的。也因此硒是嬰兒不可或缺的營養素。所幸，剛出生的嬰兒因為可以自媽媽的母奶中獲得硒這個礦物質，因此普遍不會有硒缺乏的現象。然而，早期的嬰兒配方奶中卻沒有考慮到硒礦物質是否足夠提供寶寶所需。有鑒於此，美國食品藥物管理署也規範嬰兒配方奶粉中應要有足夠的硒元素，並且含量及標示都得受到符合規範以確保嬰兒使用配方奶粉時，不會出現硒缺乏或過多的現象。

有個雙重身分的硒

　　硒元素，爲微量的礦物質。事實上，食物中的硒含量其實是與當地蔬果植物種植的土壤有關。我們可以自1938年及1979年分別發生在中國大規模的克山症及紐西蘭的靜脈營養案例中發現。因爲這些地區的土壤缺乏硒，因此種出來的作物中硒元素的含量匱乏，造成當地居民出現硒缺乏的狀況。目前世界上國家像中國、紐西蘭、部分歐洲地區及俄羅斯國家地區的土壤因硒元素偏低，相對硒不足的風險較高。而身處台灣的我們，不同地區土壤硒含有量雖有差異，但多數而言，土壤中普遍足夠的硒存在，也因此台灣所種植的作物大多都有含硒。所以食用台灣在地的作物，自然就沒有缺硒元素的疑慮。食物是人體獲取硒元素的最佳管道，而有些地區的飲水中，也有硒元素的存在。在各類食物中，穀類作物是我們獲取硒的主要食物來源，因爲這類作物的含硒量受土壤硒含量的影響甚大。種在富含硒土壤中的穀物與種在低硒含量土壤中的作物，其硒含量可以相差數百倍。而動物來源的含硒元素食物雖然較少，海鮮類及肉類食物也算是硒含量豐富的食物來源。若要特別講到硒含量高的食物，我們不得不提到巴西堅果、牡蠣及鮪魚中都含有豐富的硒元素。乳製品、蔬菜及水果中硒的含量相對而言則較少。

　　食物中的硒主要以兩個身分存在，一個是有機型式的硒（例如硒甲硫胺酸及硒半胱胺酸），另一個則是無機型式的硒（例如硒酸鹽及亞硒酸鹽）。硒的此兩個身分，普遍在食物中都可找到。而土壤中的硒則以無機型式的硒爲主。種植在土壤上的作物又自行會在植物體內將無機類的硒，轉變成有機型式的硒。最後，當人體攝取這些作物後，存在我們人體內又會將其轉變成無機類硒，尤其是以硒甲硫胺酸的形式居多。也因此，若要補充硒礦物質，應多加留意硒的種類及型態。

國際上有許多國家因為土壤中缺乏硒元素，例如芬蘭等國。這些國家會利用在食物中添加硒元素，以強化硒的攝取來確保人民不會因此造成硒營養不足的情況。而紐西蘭雖然土壤中硒含量較少，但因與澳洲鄰近，因此大部分的穀物食品為來自澳洲。澳洲土壤無硒缺乏的情況，這也讓澳洲所種植出的穀物及生產出的穀類產品中皆含有硒元素，因此協助解決了紐西蘭硒較缺乏的情形。在台灣，我們的土地中含有硒礦物質，因此民眾可從本土作物及食物中獲取硒元素了，無須再靠額外添加硒的營養強化方式來取取硒元素。這也說明，不同國家為保護人民營養健康而必須做出不同的食癒生活策略。食物本身所提供的營養素，即為幫助身體自我保護、修復及治癒所需的養分，「**食癒生活本就是一種藉由食物營養素讓身體自癒的生活態度**」。

第七節　螺絲釘7：鎂的有理──鎂（Magnesium）

　　提到骨骼健康，大家第一想到的營養素不外乎就是「鈣」了。可是你知道嗎？骨骼中另一個厲害角色，莫過於是「鎂」這個營養素了。鎂，參與身體許多生理活動，並且是人體為維持健康不可或缺的礦物質。成人人體中約有25公克的鎂，且大多存在於骨骼中。除此之外，「鎂」也是牙齒及肌肉的重要成分。鎂協助體內副甲狀腺的分泌、參與維生素D的代謝、協助維持骨骼功能，最重要的是鎂還參與體內300多種的酵素反應，是身體許多生理反應的得力助手。另外「鎂」也協助身體產生能量、調節血壓、調控血醣、幫助蛋白質合成、肌肉及神經衝動傳導的功能，對肌肉收縮及心律正常運作而言，是一個非常重要的食癒營養素。

鎂的缺乏與過多

　　一般均衡且多元的飲食模式是不太會出現鎂缺乏的現象。但對於過度使用利尿劑（非法減肥產品會使用利尿劑製造體重減輕假象）、血糖控制不佳的糖尿病或營養失調的人，還是有可能會造成體內鎂營養素缺乏的狀況。常見的案例有，例如高糖及高澱粉食物者，或是生酮飲食者（只攝取肉類，造成蔬果及穀物嚴重不均衡者）等不均衡的飲食模式就有可能會造成鎂的缺乏症出現。尤其，近幾年歐美國家的食療研究發現，現今因食品加工技術進步，加上生活習慣改變，導致我們的生活中出現許多導致鎂攝取不足的因素。我們應該正視我們的飲食中可能都有鎂攝取不足的情況，而這些可能導致鎂攝取不足的原因有下列幾項：

1. 食品加工過程會導致鎂的流失
2. 素食飲食中的鎂含量比較低
3. 進行骨質疏鬆藥物治療者（藥物會讓體內鎂流失較多）
4. 懷孕產生的代謝作用
5. 酗酒
6. 生活壓力造成對鎂的需求提高
7. 種植作物的土壤缺乏鎂或水中的鎂含量較少（水質硬度）。

　　身體如果缺乏鎂，最常見的症狀為肌肉抽筋、偏頭痛、個性改變及心律失常，嚴重的話甚至會導致心臟停止。目前我們已經知道鎂是身體機能代謝的重要好幫手，它可幫助心臟粒腺體中的酵素功能發揮及防止「鉀」（礦物質）的流失。如果體內細胞內缺乏鎂，可能會導致細胞內鈉跟鈣的增加，因此增加心血管及高血壓的風險。也因此，鎂是一個可以幫助調控血壓及保護心臟健康的一個食療營養素。不過，可惜的是，一般而言，我們並不容易偵測到我們的身體是否有缺

乏「鎂」營養素的情況。主要是因為，如要確切的測量出體內「鎂」的儲量，通常要經過麻煩的手續。也因此，一般臨床上都會利用一般的抽血檢驗來看血清中鎂的含量了。但是，即使檢測出血清中鎂的檢驗值處於正常，然而事實上這可能意味著細胞內鎂的含量可能已經出現嚴重不足的情況了。這是因為血清中的鎂檢驗值無法真正的代表體內鎂的儲蓄量，必須透過類似收集24小時的尿液或是檢測血液中單核細胞中的鎂（通常此種方式也可以反映出心臟中鎂的含量）的方式，會比較正確反應出體內鎂的儲蓄量。

鎂的食物來源

　　鎂其實是一個廣泛存在動物及植物食品中的一個礦物質，舉凡綠色蔬菜、穀類、豆類及動物製品都含有豐富的鎂。但不幸的是，這些食物中若含有鈣、磷及蛋白質營養素的話，就會讓鎂的生物利用性下降許多。因此，肉類或其他動物類食品中，假使有豐富的鎂，也會因為當中的鈣、磷及蛋白質，而讓鎂被身體吸收利用的機會降低了。「鈣」跟「鎂」這兩個營養素就像是彼此愛作對的閨蜜，往往有「鈣質」的食物也會伴隨有「鎂」的存在。但是，「鈣」總是不讓「鎂」專美於前，總是喜歡跟「鎂」作對。舉凡體內可以活化鎂元素，讓鎂活起來以幫助鎂被身體吸收的酵素，都會被「鈣」大刀一揮，砍斷其作用。也因此，在有鎂及鈣並存的食物中，鎂被身體吸收及利用的機會就會被大打折扣，而導致身體缺鎂的風險提高。

第八節　螺絲釘8：維生素B群（Vitamin B Group）

　　所有的維生素 B群，在我們人體內都有其一定重要的角色與地

位，因爲這些維生素大多跟我們的生理功能與代謝有關。只要我們食物吃得越多或身體因壓力與勞動耗損得越多，就需要越多的維生素來幫助這些食物的代謝及生理作用。前面我們提到維生素A、維生素D、維生素E及維生素K爲脂溶性的。而所有的維生素B群剛好相反，皆是水溶性的（Water soluble）。也就是說，攝取過多的維生素B群的話，維生素B群可以隨著尿液排出，因此不會有因爲攝取過多而致中毒的現象。

那麼維生素B到底是如何被發現的呢？這歷史就得回顧到1915年時期，科學家發現了對身體有助益的維生素。當時科學家爲將其與脂溶性的維生素 A作區別，因此用B來做代表。同時間，許多科學家發現這些B類物質是身體所需的，並且普遍都存在相同食物當中，例如肝臟及酵母都有維生素B群的營養素。所以在後續的研究歷程中，科學家以它被發現的順序而以 B_1、B_2、B_3……等等來代表不同的維生素B群營養素。當時的研究學者只知道大部分的維生素都是自植物組織中被發現的，也因此，只有攝取植物類食物後，動物及人體內才會有維生素的存在。而現今大家所熟悉的維生素B群幾乎都是到了20世紀左右才被認定是維持生命所需的營養素，也因此才被納入人體必要的營養素行列中。直到現今，已有8種維生素B群是被認定爲身體不可或缺的營養素。這之中，除了維生素 B_1、B_6及 B_{12}外，其他的維生素B群大多不再使用維生素B來稱呼它，而是用他們的化學名稱來稱呼，例如，菸鹼酸及葉酸等名稱。在此一章節中，我們將針對與人體免疫防護比較相關的幾個維生素B群，如維生素 B_2、B_6、維生素 B_{12}及葉黃素做說明。

螺絲釘 8-1 愛穿橘黃色大衣的維生素 B_2（Vitamin B_2）

維生素 B_2是在1930年代被發現的一個黃色物質，我們稱它爲「核黃素」（Riboflavin）。後來科學家把它從另一個跟人體癩皮病

（Pellagra）（一種因維生素缺乏的疾病，而導致皮膚炎及皮膚嚴重損傷的疾病）或稱糙皮症有關的營養素——菸鹼酸（Niacin：也是維生素B群的一種）中區隔開來。之所以會把維生素B_2稱爲「核黃素」是因爲它看起來就像是一種黃綠黃橘色的螢光物質。維生素B_2是人體代謝食物、能量轉換過程的幫手（輔酵素/輔酶）及抗氧化酵素的重要原料。維生素B_2在這些功能的角色就像是水道中的卡榫一樣，沒了它，卡榫無法接合，水無法順利往下一水道順流，食物也就無法順利被代謝並轉換成能量。

人體內無法自行合成維生素B_2，因此所有身體所需的維生素B_2都必須從飲食中獲得。而當我們人體攝取了維生素B_2的食物後，它會在小腸中會被吸收掉。人體小腸中可以吸收的維生素B_2的量是有其限度的，一般可被小腸吸收的維生素B_2量約爲25毫克，若超過這個數值，就難以被吸收。人體中約可容納1公克（等於2500毫克）的核黃素，並且都主要存在我們的肌肉當中。而過多的核黃素就會從尿液被排出。如果飲食中有較高的核黃素，尿液中排出的量也就越多。所以啦，像這類水溶性的維生素吃多了，也真的沒有用處，只有隨著尿液被排出而已。

相信許多人或多或少都曾經歷過維生素B_2缺乏所造成的一些症狀，例如，當暴飲暴食或身體相當操勞疲累之後，有些人會出現口角炎、舌頭或嘴唇發炎的情形，這可能就是身體缺乏維生素B_2的警訊了。當人體缺乏維生素B_2時，輕度的缺乏症如發生嘴唇乾裂及口角炎的症狀，有些則會出現嘴唇發紅及發炎、舌頭萎縮或發炎及眼睛癢等的症狀。嚴重的話會出現似皮膚發炎的癩皮症（Pellagra）。而這些症狀其實只要在補充維生素B_2後，就會立即受到改善。一般而言，均衡飲食狀態下，是不太會引起維生素B_2的不足或缺乏現像。但是，身體若處於長期壓力、過度飲食或酗酒的情況下，就容易造成維生素B_2的

不足。另外，有些藥物，如抗組織胺藥物及抗憂鬱藥物類（三環抗憂鬱藥類），因為這些藥物的結構跟核黃素很相像，在體內會與核黃素競爭代謝，因此也容易造成維生素B_2缺乏情形。

維生素B_2食物來源

　　被稱為核黃素的維生素B_2，其實廣泛存在各類食物中。較佳的核黃素食物來源有奶類及奶類相關製品，如牛奶、羊奶、母奶、起司、優格及奶粉等。另外，雞蛋、肝臟（豬肝、魚肝、牛肝等）、腎臟、酵母及經維生素B_2強化過的早餐穀物片中都可以看到維生素B_2的蹤跡。除了動物製品外，其他食物，如蔬菜、水果、堅果、小麥胚芽中也都含有維生素B_2。值得探討的是，牛奶是西方國家獲取維生素B_2主要來源的食物。但因為近幾年歐美國家以植物奶取代動物奶的意識抬頭，越來越多好萊屋明星倡導不吃乳製品、雞蛋，甚至倡導在飲食中完全排除乳製品與雞蛋的飲食模式。我們姑且在這裡不去討論乳製品好不好的問題，倒是得注意完全以植物奶（例如杏仁奶、豆奶、豆漿）取代乳製品的飲食模式是否會造成維生素B_2攝取不足的問題。

維生素B_2與免疫防護系統

　　維生素B_2是所有維生素B群中第一個被認定為促進生長因子（Growth factor）的營養素。也就是說維生素B_2是細胞代謝所需的營養素，也是代謝我們日常所吃的食物，飯（碳水化合物）、肉（蛋白質）及油脂所需的調節器。維生素B_2也是一個具有神經活性及免疫調節性質的營養素。免疫大軍若是缺乏維生素B_2的調節，往往會造成一個促進發炎（Pro-inflammatory）的基因表現出來，而使得身體成為一個容易誘發發炎的環境。當維生素B_2缺乏時，會導致體內發炎訊號增加，同時這些訊號會釋放到發炎的組織中，提高發炎的機會及程

度。另一方面，維生素B$_2$可透過強化免疫軍中的化學武器，提高殺敵作用而對化學引起的肝臟損傷或傷害，起了保護效應，也因此維生素B$_2$對遭受化學物質導致的肝臟傷害具有降低肝損傷的作用。這也讓維生素B$_2$成為免疫大軍不可或缺的食癒營養素。雖說維生素B$_2$不是直接參與免疫大軍的調節與運作的主要角色，短暫性的缺乏或不足也不會引起太嚴重的生理症狀，但因為維生素B$_2$是人體內營養素代謝的一個重要的中間調節器，長期的缺乏維生素B$_2$，還是會導致促進發炎環境及身體能量運作上的問題。所幸，維生素B$_2$廣泛存在食物中，均衡及良好的飲食習慣下就可以獲得身體所需的維生素B$_2$。

螺絲釘 8-2 行俠仗義的三劍客──維生素B$_6$（Vitamin B$_6$）

1934年就科學家──聖喬治（Szent-Gyorgy）把一個自大自然中找到可以用來治療老鼠皮膚病的物質命名為維生素B$_6$，從此便開啟維生素B$_6$對人體生理作用的研究。天然存在的維生素B$_6$有三個不同的長相，我把這三個不同長相的維生素B$_6$視為維生素界的三劍客。這三劍客姓氏為「吡哆」，但其名分別是「醇」、「醛」及「胺」的吡哆醇（Pyridoxine）、吡哆醛（Pyridoxal）及吡哆胺（Pyridoxamin）。然而，這三劍客身上都帶有名為「磷酸」的傳家寶物，所以我們又喜歡以磷酸吡哆醇、磷酸吡哆醛（簡稱PLP）及磷酸吡哆胺來稱呼它們，以顯現它們真實身分的象徵。在天然界的食物中，最常出來行俠仗義的三劍客成員，莫過於磷酸吡哆醛這位俠客了。維生素B$_6$因為在人體內默默守護人體生理功能，並且在面對外敵時往往能處變不驚，加上它總愛路見不平，拔刀助人的特性，讓維生B$_6$成為體內行俠仗義的三劍客。此三劍客於人體內行俠仗義的事蹟主要有：

- **維生素B$_6$喜愛助人**，因此他在體內會協助一些胺基酸的合成、代謝與並幫助他們發揮各自的專長與功能

- **三劍客除暴安良並且樂於安定人心：維生素B₆是人體情緒的安定大臣**，因為它與身體內情緒有關的荷爾蒙，如血清素（Seretonin）（與調節心情、食慾、睡眠、記憶與學習有關）、多巴胺（Dopamin）（與情慾、感覺、興奮與開心有關）、腎上腺素（神經傳導物質）、正腎上腺素（與收縮血管及升高血壓有關）及GABA（Gaba-胺基丁酸）（可幫助安撫神經）在體內的反應過程有關，少了維生素B₆的協助，這些生理反應無法進行，人的神經傳導及健康就會受到影響。
- **幫助合成牛磺酸**（Taurine）（與消化脂肪的膽汁、眼部及大腦功能有關）
- **在人體內幫助把色胺酸（Tryptophan）轉化成菸鹼酸（Niacin）**。菸鹼酸是維生素的一種，身體若缺乏菸鹼酸的話會造成癩皮症，其缺乏症狀主要有腹瀉、癡呆及皮膚炎的現象。一般而言，60mg的色胺酸在維生素B₆及鐵協助下，約可轉換成1mg的菸鹼酸。
- **幫助紅血球生成**
- **幫助女性體內荷爾蒙的平衡**

所以，你看，我們不得不說，維生素B₆真是個愛行俠仗義的一個維生素了。

維生素B₆的食物來源

維生素B₆廣泛存在各種沒有被加工過或只有經輕度加工過的食物中。加工食品往往因為加工過程而導致維生素B₆被破壞而流失。全穀類食物（紫米、糙米、小麥、小麥胚芽）、肉類、蔬菜及堅果類中都含有維生素B₆。一般來說，精緻過的白吐司或白米飯，都會在加工過程中流失維生素B₆，使得維生素B₆含量變少。而造成白米及麵粉中維

生素B$_6$流失最主要的原因是，爲增加精白米或麵粉的保存、外觀及適口性，必須利用脫殼手續把稻米及小麥外層的米糠（或麩皮）及胚芽除去，以獲得保存性及適口性佳的白米與麵粉。而維生素B$_6$便是主要存在稻米及小麥的外層米糠、麩皮及胚芽中。食品加工製程裡的脫殼手續造成儲存在米糠與胚芽中的全穀物的營養精華，如維生素B、纖維質及其他礦物質等營養成分，都被除去並浪費了。建議大家可多利用少加工過的全穀物來取代精緻白米及麵粉的使用，以提升飲食的營養品質。

時常，我在家中準備小孩及家人的晚餐時，我常會以添加不同穀物及變換不同種類食物的方式，來強化家人營養。例如，我自己喜愛的變換方式是，周一吃混有胚芽米或紫米的白米飯；週二則在白米飯中加入超級穀物——藜麥；週三則利用其它根莖類食物，如南瓜或地瓜等澱粉質食物來取代白米飯；週四則可以變換成燕麥麵條或其他五穀飯，週五則隨性做變化。食癒生活的飲食就像調色盤一樣，有時跟著當令季節食材做變化，有時則隨著心情，隨興變換選用不同顏色的穀物，變換色彩，也變換營養素，讓飲食變成生活的調色盤。透過食癒飲食提升家人內生性的健康防護。上述澱粉類食物中，除白米及麵粉外，普遍皆有不錯含量的維生素B$_6$。而我們身體對維生素B$_6$的需求，會隨著蛋白質食物攝取的增加而增加。意思就是說，如果你肉吃越多，維生素B$_6$就會需要更多。肉食主義者或不吃任何澱粉食物的族群，就必須注意是否有維生素B$_6$缺乏情形。

目前市面上有許多維生素B$_6$保健食品。一般而言，依照政府法規規範所使用的維生素B$_6$都屬安全。過去歐美國家曾經流行使用維生素B$_6$（鹽酸吡哆辛或稱鹽酸吡哆醇（Pyridoxine Hydrochloride）型式）來幫助改善因暴露過量輻射的輻射症候群及經前症候群的風潮。但維生素B$_6$是否有這樣的功效目前尚未被證實。維生素B$_6$因爲是水溶性

的,所以相對安全,但如果大量攝取,例如,超過法規劑量25-75倍,還是可能引發過多症,甚至嚴重的話也會誘發毒性的。因此,攝取時,應遵從政府法規建議劑量。

維生素B_6與免疫防護作用

蛋白質(指的是可以從肉魚蛋類食物中獲得的主要營養素)可以幫助身體的生長與發育並維持細胞的新陳代謝。維生素B_6則是體內代謝蛋白質所需的一個維生素,同時也是代謝碳水化合物(澱粉、米飯及麵條等食物中的主要營養素)及脂肪所需。研究調查發現,懷孕婦女、老年人、酗酒者、腎臟疾病及唐氏症患者較常出現維生素B_6不足的情況,需注意這些族群的維生素B_6攝取量。維生素B_6缺乏的話會影響非特異性及特異性免疫反應,同時影響免疫細胞及免疫反應的功能。例如T淋巴細胞及發出免疫訊號等功能,皆可能因維生素B_6的缺乏而受到阻礙,因此導致慢性發炎的發生。研究指出維生素B_6對細胞調節性的免疫反應具有活化功能,因此是免疫大軍養護照護的一個重要食癒維生素。

螺絲釘8-3:帶著「鈷」寶石的紅衣上仙──維生素B_{12}

維生素B_{12}是唯一擁有礦物質的維生素,也是所有維生素中長的最大的一位。維生素B_{12}的專業名稱爲鈷胺素(Cobalamin),是一個具有紅色外觀並帶了一個「鈷」寶石的維生素。早在1920年代晚期,美國一位醫師發現正常人體的胃液中有一種內部的因子,若與動物性食物(例如動物肝臟)中的「外部因子」結合在一起的話,可以用來治療惡性貧血。也就是說人體食用動物肝臟後,體內胃中的內部因子與肝臟中的外部因子結合就會幫助惡性貧血症狀的改善。直到接近1950年代,才有美國化學家確定這個對抗惡性貧血的外部因子就是維生素

B_{12}。也因此，直至現今，我們也才了解維生素B_{12}主要在人體胃的上半部被吸收。如果是經過胃切除手術或胃部疾病患者，維生素B_{12}的吸收就會受到影響，而導致貧血的現象。

維生素B_{12}的食物來源

對草食性動物而言，牠們可以仰賴牠們體內的腸道細菌發酵產生維生素B_{12}。然而人體內沒有這類的腸道細菌可以幫助體內維生素B_{12}的形成，因此需靠飲食來獲取這個食癒營養素。一般而言，肉類、海鮮貝類及蛋中都含有維生素B_{12}。而需要經過細菌發酵過的食品上，例如奶製品（起司及優格），多少都會有維生素B_{12}的存在。在所有食物中，蛤蜊及食用肝臟中具有最為豐富的維生素B_{12}含量。而素食者則可從黃豆發酵物如味噌、納豆、天貝、海藻類（海帶、紫菜）、糙米或苜蓿芽等中獲取一些維生素B_{12}。全素食者飲食中缺乏魚、肉、蛋及奶製品，若無額外補充維生素B_{12}的話容易造成缺乏現象。

通常，胎兒自出生後，體內會有自媽媽母體身上獲得的維生素B_{12}的存量。這存量約可使用到3-6歲之間。如果小baby出生後是由全素食者的哺乳媽媽哺餵母乳並以母乳為主要營養來源而無額外補充的話，容易造成小Baby維生素B_{12}缺乏，而影響其神經發展，甚至出現貧血及是腦病變的後果。國外曾有案例指出，父母為了小孩的健康，要求小孩遵從禪食（長壽飲食法 Macrobiotic diet）（飲食中含有分別30%的蔬菜及動物食品、15%的水果、10%穀類、10%的湯及5%的甜點），結果造成維生素B_{12}缺乏的現象。不過，飲食並非是造成嚴重維生素B_{12}缺乏的主因，反而大都是因為胃黏膜萎縮、胃缺乏內部因子或某些藥物等，而導致出現嚴重維生素B_{12}缺乏症。

維生素B$_{12}$與免疫防護

　　缺乏維生素B$_{12}$會造成紅血球的新生受損與神經功能損傷，同時，缺乏維生素B$_{12}$有可能也會促使葉酸出現缺乏的現象，而導致巨球型貧血的出現，使得體內DNA（身體運作的材料配方）的合成受到阻礙，連帶的也影響免疫軍系統內的運作。維生素B$_{12}$缺乏也會讓體內發炎的訊號與表皮的生長因子受到影響，而造成容易觸發發炎的現象。因此，在免疫保護作用中，維生素B$_{12}$是一個不可缺少的免疫防護食癒營養素。

螺絲釘8-4：懷孕媽媽的綠仙子──葉酸（Folate）

　　相信只要懷孕過的女性，應該對葉酸不會感到陌生。幾乎每個懷孕婦女，在知道有了小寶貝的那一天，醫生就會開立葉酸補充劑或建議媽媽要補充葉酸。葉酸（Folate），其實是來自拉丁文的「folia」，意指「葉子」的意思。早在1941年，便有自菠菜的菜葉中提取得到葉酸的紀錄。英文中的「folate」或者是「folic acid」，指的都是葉酸。而這兩種型態的葉酸在人體是沒有功能的。真正對身體有用的葉酸型式是必需經過體內細胞將它轉換成另一個身分，也就是「5-甲基四氫葉酸」的型態，簡稱為「5-MTHF」，才是對身體具有活性的葉酸型態。葉酸對於人體有許多重要的功能，包含它是協助DNA的合成材料。而DNA的合成便是胎兒於母體內發展時期的重要關鍵。對懷孕女性而言，在整個孕期期間維持體內葉酸的正常水平是非常重要的。研究已經證實葉酸可以幫助胎兒正常發育及預防胎兒神經管缺陷的發生。但，胎兒神經管通常在受孕後24-48天內關閉，因此要達到預防神經管缺陷的食癒作用，必需在受孕後的1個半月內，儘快補充葉酸。

葉酸不僅是懷孕前期與中期胎兒發展所需的重要食癒營養素，對懷孕後期胎兒的發展也具有重要的角色。也因此，目前對於懷孕的媽媽，營養師或醫師都會建議適量的利用鐵及葉酸的補充品來預防巨球性貧血的發生。葉酸除了協助胎兒生長及神經管發展之外，近幾年來，有越來越多研究證實葉酸可以用來預防心血管疾病。而葉酸之所以能幫助預防心血管疾病的主要關鍵，便是因為葉酸參與體內同半胱胺酸（homocysteine）的代謝。同半胱胺酸被認為跟動脈血栓發生及形成有關。通常，醫院或診所為釐清病人是否為心血管疾病及易發生血栓的高危險者，會建議病人抽血檢查其血液中的同半胱胺酸的濃度，以評估血液的凝固機能。葉酸之所以跟同半胱胺酸有關，是因為葉酸在體內轉變成活性的葉酸（5-MTHF）過程中，會把半胱胺酸用掉而使得體內半胱胺酸的濃度下降，因而減少發生動脈血栓的機會。同理可證，體內如果有越多的葉酸，就會消耗掉體內更多的半胱胺酸，而使得其在體內的濃度降低。也因此許多國家都會利用補充葉酸的方式來預防心血管疾病的發生。值得一提的是，這樣的食癒預防保護作用如能在維生素B_6、維生素B_{12}及葉酸三者皆存在的情況下，效果會更好，也因此可將這三類營養素同時使用，以達到食癒預防及保健的效果。

葉酸的食物來源

如前面提到的，葉酸folia指的是葉子，因此葉酸大多存在葉菜類中，例如，菠菜、各式各樣當地葉菜類、綠花椰菜、高麗菜等蔬菜中都含有葉酸。而動物肝及腎臟中也含有少量葉酸。另外，堅果類、酵母、豆類、香蕉、酪梨等，水果中亦含有葉酸。值得注意的是葉酸是屬於水溶性的維生素，長時間的水煮會讓葉酸容易流失。而維生素C則可以幫助穩定葉酸，減少葉酸於烹調時流失。為了補充葉酸，我自

己常用的食癒補充方式是將少量葉菜蔬菜（葉酸及維生素B_6）、優格（維生素B_{12}）及水果打成綠色蔬果拿鐵的方式，來補充葉酸並攝取多元不同的食癒營養素。通常我會把葉菜類蔬菜快速川燙一下（約30秒），再滴幾滴的黃檸檬（不怕酸的人可以用綠檸檬）做成綠拿鐵當作食癒的快速補充。葉酸是一個廣泛存在各類蔬果中的食癒維生素。身處在台灣四季如春的我們，容易取得各類季節性葉菜及蔬果，自然不必太擔心葉酸嚴重缺乏的現象。但是，有幾個族群的人，因對葉酸的需求提升或因營養狀態不佳下，容易造成葉酸不足，導致出現葉酸缺乏症的現象。這幾類族群包含有懷孕者，尤其懷孕後期，酗酒、有溶血性貧血者、尿毒症者及長期或重症營養不佳患者。

葉酸與免疫防護

　　葉酸與身體內的DNA合成有關。什麼是DNA呢？如看過史蒂芬導演的電影《侏儸紀公園》，必定會記得電影中曾提及科學家從化石內找到絕跡恐龍的DNA，並利用這DNA複製出真的恐龍來。而電影中經典的台詞：Life finds the way「生命自會找尋方向」，就是因為這個DNA的關係。所謂DNA指的是去氧核糖核酸，是身體的遺傳密碼。這密碼是提供身體遺傳的指令，可以說是生物的生命藍圖，代代相傳的證據。葉酸因為可以提供體內DNA合成前的材料，所以也等於間接參與了生命的遺傳藍圖指令一樣。葉酸在免疫系統上也支持了攻敵訊號的發送，調節了輔助型T細胞，同時也扮演生產抗體及代謝的重要幫手。除此之外，葉酸也協助維持免疫軍中殺手細胞（NK細胞）的毒性維持，保持好殺敵化學武器的毒性，以利攻敵。

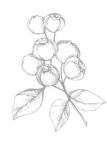

第五章
食癒基礎建設番外篇

第一節　我們需要補充維生素及礦物質嗎？

　　當我在澳洲Westermed醫院開啟我的營養師實習生涯的第一天，門診病人問的第一個問題便是：「營養師，到底，我們需不需要額外補充綜合維生素或礦物質呢？」直至現今，進入職場也好幾個年頭了，我依然常常被問這個問題。到底，我們需不需要額外補充維生素及礦物質呢？為何沒有一個專家或學者可以給我們正確且統一的答案呢？又或者，市面上那麼多種類的維生素及礦物質保健品，吃了有用嗎？相信，許多人往往因為生病了、常感到疲倦、擔心營養攝取不足或體力不佳時，就想要尋求這些綜合維生素或礦物質的保健品來強化健康及體力。但往往買了之後，不禁又想問，真的有需要嗎？我想，在這裡，我們就用國際上許多營養學及生物醫學的研究來看看，到底我們有沒有需要補充，並且補充了又有那些優缺點呢？

　　儘管現今營養與飲食資訊發達，國際上對營養與健康的研究也絡繹不絕，但是，到底需不需要補充營養補充或是保健補充劑，仍是現在非常熱蒐的話題。針對需不需要額外補充維生素或礦物質，我唯一的回答是：「因人而異」。原因為，現今我們已經可以確定身體的營養狀況與身體容不容易被感染之間（免疫防護力）有很大密切的關係。通常，營養不足的人，容易發生被細菌、病毒或微生物感染，也就是說免疫防護能力低。相反的，已經被病原菌或微生物感染者，也容易發生營養不良的狀況（例如蠕蟲會導致人體對營養素吸收不

良），兩者之間，互相影響。也因此，食癒營養在人類的演變及進展中，一直是人類用於改善身體狀況及維持健康的重要歷史一環。專家們的飲食與營養研究，也讓我們深刻理解到，在媽媽肚子形成胎兒而有了新生命的那一刻起，營養就已經介入人類生理變化中並擔任重要的角色。從新生乃至不同的生命週期的進展，都與飲食營養有關。身體的免疫力與營養是相互影響的。營養不良或是長期飲食習慣不佳，會導致免疫力下降。相反的，過度的攝取食物、飲食缺少變化，甚至是過量的攝取某種被認為很營養的營養素，也會造成營養過度及失調的現象。

維生素及礦物質是身體必需要有的微量營養素。它們不僅僅參與身體的生理發展，也參與身體的代謝與免疫防護能力。也因此，維生素及礦物質一直是市場中歷久不衰的膳食補充品。然而，到底需不需要補充維生素及礦物質呢？我想，這不是一道「是非題」，而是一道選擇題。解題方式就是「因人而異」並有先後次序的選擇。接下來，我們就來看看在使用維生素及礦物質補充劑之前的考量有哪些。

維生素及礦物質膳食補充品有幫助，但新鮮食物優先

在要購買綜合維生素或礦物質之前，我想鼓勵大家，應該先以新鮮食物，多穀物、不同顏色蔬果及豆、魚、蛋肉類的食物中獲取身體所需的維生素及礦物質開始。不同的食物可以提供不同的營養素，不同顏色的蔬果穀物也有不同種類的微量元素，因此，以新鮮食物為優先。但是，如果你已經盡你可能的攝取新鮮食物，卻因為生活壓力、作息、環境（汙染物）、疾病或特殊時期等因素而導致無法從食物中獲取足夠的微量營養素，或者是食物選擇有限的情況下，便可以利用維生素及礦物質的膳食補充品來作補充。

當我們身體處於壓力或因疾病、不良生活習慣等因素，會使得體

內對維生素及礦物質的需求提升。此時，如果我們爲了滿足身體所需的維生素及礦物質需求，勢必得吃進更多的食物，同時提高熱量的攝取。在此情況下，適當的利用維生素及礦物質來作爲補充保健使用，便是一種可行及簡便的方式了。這些所謂的綜合維生素及礦物質膠囊或錠劑，並非是新鮮食物來源的維生素或礦物質替代品，而是補充品，補足缺乏的及身體流失營養素的一個便利途徑。幸運的是，目前許多國家都已經訂定各國國人營養素，包含維生素及礦物質所需的每日建議攝取量。膠囊錠劑狀的維生素及礦物質補充劑也有一定使用劑量與範圍。建議大家在利用這類膳食補充品時，一定要選擇安全及合法，並有清楚告知攝取量的膳食補充劑。同時，選擇自天然植物萃取來源的維生素與礦物質，會比化學合成的更接近食物的原型營養素，例如天然蔬果、植物或穀物萃取來源的維生素及礦物質種類。孕婦及哺乳婦因爲因應新生命到來的需求，身體對維生素及礦物質的需求也應符合不同懷孕階段、身體狀況及生活飲食型態所需。同樣的，當要獲取身體所需的微量營養素時，應以食物爲優先，飲食達不到的，才來做補充。

當利用維生素及礦物質膳食補充劑來補足缺乏的微量營養素時，應先思考下列選項：

- 盡可能先從天然新鮮食物中獲取身體所需的維生素及礦物質。
- 因疾病、胃口不佳、壓力或飲食上有困難時，才利用維生素及礦物質補充品。
- 不要攝取過度劑量。過度且長期的利用維生素及礦物質膳食補充劑可能會造成身體負擔。尤其是脂溶性的維生素A、D、E及維生素K比較會造成攝取過多的症狀出來。
- 應以食物爲優先，不要過度依賴維生素及礦物質膳食補充劑。
- 如果因爲環境、生活及壓力及生理狀況等種種因素而導致無法

從飲食中獲得身體所需足夠的維生素及礦物質，又或飲食及作息長期不正常，可以適當及適量的補充維生素及礦物質的膳食補充錠。並請選擇有良好來源、符合法規及有清楚標示建議劑量的膳食補充劑。

第二節　孕期食癒，媽媽與寶寶一人吃，兩人補？

對於剛出生的嬰兒及小寶寶而言，母奶便是寶寶得到營養的最佳食物。母奶中的營養成分像是天使所造的禮物一樣，擁有寶寶所需的完美食癒成分及比例，以滿足寶寶剛出生時的需求。母奶中有許多與免疫相關的成分，如抗體（IgA等）、抗發炎的激素、抗微生物的因子及其他大部分的維生素與礦物質等微量營養素，以供應嬰兒的成長發展所需。母奶中部分的營養素，例如鈣、鎂及銅等，會依媽媽體內調節平衡狀態來供應，因此不管媽媽在哺乳期間的飲食營養好或壞，這些營養素會透過拿取媽媽體內的庫存量或其他機制來維持母奶中這些營養素的平衡，以確保寶寶的營養需求。同時也可幫助避免母奶中這些營養素過多或缺乏的現象。簡單來說，過多的營養素，會存在媽媽體內，而過少的則拿取媽媽身體的庫存量來使用。

另一方面，母乳並非是鐵及鋅這類礦物質的良好來源，同時，因爲母奶中的鋅含量無法達到寶寶的需求，尤其是無法達到六個月大之後寶寶的需求，因此必須透過其他方式來讓寶寶得到足夠的鐵及鋅，例如副食品的加入。而母奶中的脂溶性及水溶性的維生素（例如維生素A、維生素B_1、B_2、B_6、B_{12}及維生素C）則必需仰賴媽媽的營養狀況了。每個媽媽所產出的母奶中脂溶性及水溶性的維生素含量皆不同，端看媽媽的飲食與營養狀況來決定。除此之外，母奶中的維生素D往往

含量不足，若是完全仰賴母奶及又缺乏陽光照射的小寶寶，可能會造成維生素D不足的情況。寶寶的營養素狀態影響身體的免疫防護功能。良好營養狀態的寶寶對於傳染性疾病（例如細菌、黴菌或病毒傳染等等）有較好的免疫防護力，因此應避免新生兒及幼兒出現營養不足的情況。

綜合上面我們所說的，對於出生第一年的寶寶及斷奶時期的寶寶而言，各類食療營養素擔負起寶寶生理成長及健康的重要關鍵，必須多方管道來獲取營養素。提供母乳的媽媽必須均衡飲食，注意自身的營養狀況才能提供給寶寶足夠的營養素。而寶寶副食品的加入（出生四~六個月），更是補充母奶無法充足提供營養素的重要時刻。因此，把握寶寶副食品的提供與營養內容，對免疫防護力是很重要的喔。

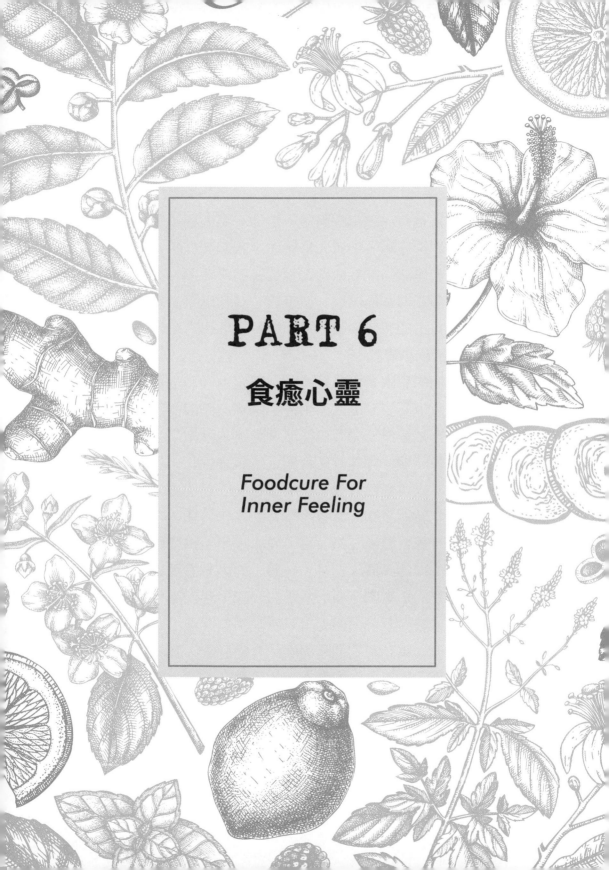

PART 6
食癒心靈

Foodcure For
Inner Feeling

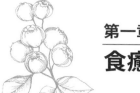

第一章
食癒心靈 Foodcure for Inner Feeling

　　你是否曾經也有過這樣的經驗。當你一個人獨處時，即使是你自己一個人處在四周寂靜，沒有人打擾你，寂靜到似乎空氣也凝滯了下來的環境中，而思緒彷彿就像是鬆脫螺絲的水龍頭，不停滴滴嗒嗒個滴地不停。寧靜及清幽的環境，似乎無法緩和腦中的思緒。是否，你也嘗試過控制自己的思緒，讓腦袋中的想法或思考給停止下來，但卻越急於控制它卻就越混亂。

　　到底，我們的思緒是由身體控制，還是由我們生命歷程的種種經歷所造就的潛意識所控制呢？人生在不同階段面臨的不同課題，造就了人生的酸甜苦辣經歷。當我們從活潑亂跳，為了下課十分鐘遊戲時間而雀躍的兒童時期、佯裝成熟地為賦新辭強說愁，但卻仍舊稚嫩的青少年時期、出社會面臨社會、職場及社交問題的成年時期、為人父與為人母的壯年時期及到為健康而努力的老年時期。在我們不同的生命階段中，充斥著各種喜、怒、哀、樂與經歷。這些經歷造就人們在想法與感受上的卓然不同。但是，一個人的內心感受與思想只有受到人生歷練及經歷的影響嗎？對於這樣的問題，我們不禁想問，難道，我們的飲食與營養跟我們的感受與思緒全然無關嗎？吃的不健康，難道會不影響腦部思緒乃至智力發展嗎？食癒心靈，食物是否會影響一個人的心靈？而食物又怎麼會影響我的思想及心情呢？我想，面對上面的問題，根據食癒研究的答案是：一個人的**飲食型態確實會影響人的感受與思想**。為什麼呢？我想，在我們還沒開始探討飲食與思緒的關係之前，我們先來跟各位正在讀這本書的您做一個小小遊戲，一

個非常簡單的遊戲。想像一下，你剛發現「**你昨晚買的大樂透中頭獎了，你一個人獨得2億元的獎金**」；或者你的伴侶今日甜蜜蜜的抱著你說「**親愛的，我愛你**」。這時候，請各位先暫停一下並觀察看看你的嘴角是否不知不覺中微微上揚，並且開心的笑了起來。也或者聽到這樣開心的消息後，你立刻開心雀躍地大叫了起來。就在這個過程當中，我們的身體起了變化，一些你無法看到及感受到的化學變化。

其中最主要的化學變化便是你的大腦分泌了一些化學物質，我們將這些化學物質稱為「神經傳導物」（Neurotransmitters）。而這些神經傳導物質正是體內左右一個人的情緒與思想的關鍵物質。各位試想看看，我們的大腦總是「開著」，並且不斷左右著你的感受、你的思緒、你的身體動作、你的呼吸與心跳。大腦一天工作24小時，每周7天，一年365天，全年無休。即使是在你睡覺時，它依然牽動你的睡眠深淺與長短。也因此，大腦這樣不眠不休的工作著，也意謂著它需要一個穩定且好的燃料讓它可以一天24小時，一年365天，天天運轉著。而這燃料，就是從你每天吃進去的食物中獲得。你吃什麼樣的食物，大腦就獲得什麼樣的燃料，而這燃料品質的好壞，就會影響大腦的功能及構造，最終牽動你的心情、思緒及睡眠。

腦部及身體所需的營養燃料，就如同汽車需要靠汽油作為燃料，才得以行駛作用一樣。一輛昂貴的轎車以高級九五或九八無鉛汽油做燃料，而貨車則使用柴油作為燃料，若使用錯誤燃料，久而久之就會造成零件損壞。同樣的，你給予腦部及身體什麼樣的燃料，自然就會造就零件不同的靈敏度及作用功能。

具有高品質營養的食癒食物充斥著像抗氧化物、維生素及礦物質等營養物質。而這些食癒營養素不但能滋養你的細胞及組織，還能保護器官及系統免受汙染物（自由基）的破壞。人的腦部及身體就像汽車一樣，若長期使用品質不佳的燃料就會導致引擎損壞。同樣的，如

果我們吃進去的食物大部分是低營養品質的食物（例如加工或高油高糖的精緻食品），這些食物除了營養價值不高外，更會製造並產生廢物及汙染物，損害我們的細胞、組織及器官，尤其是腦部。當我們的腦部及身體排除這些廢物及汙染物的能力不及低營養食物所製造的汙染物時，就會造成慢性發炎、身體的氧化壓力升高及讓胰島素工作過度而誘發疾病。特別的是，食癒科學家已經發現，低營養品質的飲食模式會慢慢的影響腦部的功能。最大的原因在於，不良飲食所帶來的汙染物會不斷的在我們的腦部循環，無法排除，因此造成腦部組織的損害及發炎，而影響情緒及神經並發生情緒失調或憂鬱的現象。

第一節　食癒心靈傳導物

人體內沒有所謂「喜怒哀樂」或「愛恨情仇」這類感受的化學物質。我們之所以感到悲傷與快樂或是被愛與被討厭，並不是因為身體釋放了「被愛」或「被討厭」的化學物質而讓我們有了感受的回應。相反的，我們之所以感受情緒，是因為大腦釋放了一些化學物質，而這些化學物質便是所謂的「神經傳導物」。我們的情緒受到大腦中神經傳導物的控制及傳播，同時藉由這些神經傳導物質所發出信號的疊加，而讓大腦產生對事物的情緒及反應。

在我們體內，主要的神經傳導物質包含有血清素（Serotonin或稱5-HT）、多巴胺（Dopamine；DA）、正腎上腺素（Norepinephrine；NE）等。大家對多巴胺應該不陌生吧！記得以前CD唱片行中的自然音樂區中常有斗大的標題，「提升多巴胺，讓你達到放鬆及感受快樂的音樂」並搭配大自然瀑布場景。許多CD唱片外盒也總是有「多巴胺音樂，幫助放鬆及睡眠」及「結合鳥聲、瀑布聲及

鋼琴音樂的多巴胺音樂」行銷術語。儼然，多巴胺是一種可以讓人放鬆的化學物質，並且已經進入我們的生活中。而我們也正在學習透過不同方式及媒介來調節體內這些神經傳導物質的含量，以幫助我們身心達到平衡。也因此，在「食癒生活」本書中，我們特別闢出了一個章節，來探討對於健康極為重要的部分，也是最不為人們所討論的話題——食癒心靈。我們日常飲食的營養品質已無聲無息地影響我們的大腦功能及情緒感受。再好的車都需要汽油或電力作為燃料才得以啟動。而人類的大腦也一樣，需要好的燃料及食癒營養來滋養、生成並調節這些神經傳導物質。

食癒心靈，為的就是你──神經傳導物

什麼是神經傳導物？神經傳導物質是一種體內傳達神經衝動的化學調節物質。它可以將身體感應到的事物而引發的神經衝動，從一神經元傳給其他神經元，並且神經傳導物在體內會透過突觸來傳遞，以作為神經細胞間交流的方式。也因為這樣的交流，我們身體得以產生各種動作及生理反應。而為因應不同的心理感受，神經傳導物質又可以簡單的分為刺激型及抑制型的神經傳導物。

1. 興奮型神經傳導物

正腎上腺素（Noradrenaline）：是興奮型的神經傳導物質，它跟許多心理功能及行為有很大關係。其中最為大家注意的就是腎上腺素跟注意力及喚醒（意識覺醒）能力有關。同時它也跟調節情緒中的焦慮及負面情緒的記憶與獎勵感知有關。當我們身體受到外界環境可能的威脅刺激時，正腎上腺素會提醒並喚醒腦部傳達訊息，促使身體做出反應。一般而言，當正腎上腺在傳導人體生心理活動時，分泌過多或不足的正腎上腺素都會造成情緒上的偏差。例如，當神經元釋放

正腎上腺素的反應不足時，通常會伴隨有憂鬱的症狀出現。而當體內產生過高的正腎上腺素時，就會出現焦慮或恐懼的心理現象，這種焦慮或恐懼感覺就好似人處於不安的環境中，不斷感到被威脅的恐懼或焦慮。也就是說，分泌不足或過量的正腎上腺素跟負面情緒的感受有關。

乙醯膽鹼（Acetylcholin；ACH）

乙醯膽鹼，簡稱ACH。乙醯膽鹼像極了愛運動的男生。乙醯膽鹼在人體腦部中負責刺激身體大部分的肌肉動作，包括身體肌肉及腸胃道肌肉的收縮等。同時，它也跟人體的記憶與認知功能有關。根據醫學上的研究發現，阿茲海默症患者身上有乙醯膽鹼分泌不足的現象。除此之外，如果是嚴重的肌無力症患者，他們的身上也可以觀察到乙醯膽鹼的功能缺失的狀況。除了腦部之外，乙醯膽鹼也參與體內副交感神經系統的功能，可說是副交感神經中的主要神經傳導物質。也因此，乙醯膽鹼也協助控制心跳、食物消化、口水的分泌及膀胱排尿的功能。在情緒上的調控上，乙醯膽鹼跟引發情緒、獎勵知覺（例如，被激勵、想要、對事物慾望及欣喜的感受等）及長期的憂鬱感受都有關。

食物來源

對於人體而言，乙醯膽鹼等於是連結神經與肌肉的神經傳導物質，是個愛運動，神經發達的運動高手。而人體製造乙醯膽鹼時，需要一些來自食物中的原料，才得以讓身體有原料可以製造足夠身體所需的神經傳導物質。可以幫助製造乙醯膽鹼的食物原料普遍存在豆科及茄科植物中，尤其是南瓜、菠菜及茄子中有豐富製造乙醯膽鹼所需的物質。另外，像是碗豆、苦橙、綠色蔬菜、小麥胚芽及蘿蔔等也含有製造乙醯膽鹼所需的食物原料。

麩胺酸（Glutamate）

從食癒的角度來看，麩胺酸是一種非必需胺基酸，並且存在許多食品中，例如肉類、味精、豆類製品、醬油、菇類及番茄中都含有高含量的麩胺酸。但在人體內，麩胺酸是一個興奮型的神經傳導物質，過度的麩胺酸會導致過度興奮。麩胺酸因為與大腦中記憶的保存及興奮性有關，因此人體中如有過量的麩胺酸釋出，便會造成大腦過度被刺激及引發細胞死亡，最後造成癲癇發作或中風的危險。

麩胺酸食物來源

麩胺酸雖是人體非必需的胺基酸，但卻是體內重要的興奮型神經傳導物質。在我們的食物中普遍含有麩胺酸鹽（glutamic acid）及麩胺酸（Glutamate）此二種胺基酸。當食物的pH（酸鹼值）為7時，也就是中性時，食物中的麩胺酸就會轉變成麩胺酸鹽的型式。大部分的肉類及海鮮食物中都含有麩胺酸。而加工製品像香腸、即溶咖啡、味精、鱈魚乾、香菇、海藻、番茄醬、薯條、鹹性零食及即食加工食品等中的麩胺酸含量都滿高的，因此建議不要太常或過量攝取這類食品喔！

組織胺（Histamin）

談到組織胺，不免令人想到不新鮮的魚肉中有高含量的組織胺。如不小心攝取到這類食物，尤其是不新鮮的鮪魚或鯖魚等鯖科魚類等，便容易誘發食物中毒的現象。人體中的組織胺主要存在肥大細胞、肝、肺及胃黏膜組織內。而體內的組織胺與過敏及發炎的發生有關。在人體內，組織胺也是一種作為神經傳導的物質，它參與了睡眠、食慾、荷爾蒙的分泌、體溫的調節及記憶的形成，也參與注意力及反應性的協調。在情緒調控上，組胺酸與恐懼、疼痛感受、上癮、極度憂鬱及血壓調控有關，故應避免體內過多組織胺的生成。

可能造成組織胺之食物來源

　　最明顯的組織胺來源莫過於是自不新鮮的魚、遭汙染或保存不佳的魚身上了。而這類的魚通常也會導致食物中毒的現象。一般俗稱紅肉魚類中的組胺酸（Histidine）含量較偏高，例如沙丁魚、金槍魚、鮪魚、鯖魚及比目魚等，也因此這類的魚也是較常發生組織胺中毒的魚類。之所以容易誘發食物中毒，主要原因是這類含有高含量組胺酸的魚類只要保存不良或受到微生物汙染，這些魚體內的組胺酸會轉變成組織胺。通常大家會認為即使是不新鮮的魚，只要經過烹煮加熱後，應該就會沒事。但不幸的是，組織胺是一個不怕熱的傢伙，不易除去。因此，不新鮮的或保存不良的海鮮，最好還是不要冒險食用。其他一些食物中也含有較多的組胺酸或組織胺，例如起司、醃製品、酸奶（Sour cream）、牛奶及部分啤酒等。人體內若有較高的組織胺便會誘發水腫、胃酸分泌過多及蕁麻疹的現象，因此飲食上應注意並避免食用不新鮮或存放不良的海鮮食物。

2. 抑制型神經傳導物

　　抑制型的神經傳導物質與前面我們提到刺激型（或興奮型）的神經傳導物質剛好相反。抑制型的神經傳導物質會把衝動性的生理反應給予抑制緩和下來。抑制型的神經傳導物質與激動型的神經傳導物質缺一不可，因兩者是相輔相成的在體內進行各種生理活動。接下來，我們就來了解看看，抑制型神經傳導物質有哪些吧！

感受媽媽的懷抱──血清素（Serotonin 或稱5-HT：5-羥色胺）

　　我們可以把血清素比喻成一個懷抱小嬰兒的媽媽，總是忙於安撫小嬰兒，讓小嬰兒免於哭鬧或過度興奮的情緒調節角色。事實上，血清素是一個可以幫助調節睡眠、食慾、情緒與抑制痛覺的一個神經傳導物質。在腸胃道中，血清素也參與腸胃蠕動並與腸胃排空速度有

關。人體內有足夠的血清素含量是非常重要的，因爲血清素可以幫助穩定情緒，同時平衡大腦中興奮型神經傳導物所帶來興奮放電。除了調控情緒外，血清素也與許多生理功能有關，包括調節睡眠、疼痛感知、體溫、血壓及與荷爾蒙相關的生理活動。一般而言，吃東西時或像處於休息的狀態時，大腦中通常有較高的血清素。

　　有時，血清素也被用來傳遞清醒或做決策時的一個訊息傳遞的神經傳導物質。體內的血清素或血清素的代謝物如果太低的話，可能會提高罹患憂鬱症的發生機率，尤其是有自殺傾向的憂鬱症。研究指出，即便是處於兒童期或青春期的孩童，體內血清素的含量如太低的話，便會對行爲發展產生影響，也就是說，過低的血清素含量會影響人類行爲發展。更有研究指出，具有破壞性行爲障礙的兒童或青少年，他們體內的血清素及血清素代謝物通常有過低的現象。人體內血清素含量不足的話，也會造成其功能上的失調，導致提高行爲偏差發生的機率，例如強迫症、或是有比較攻擊性的個性、出現飲食障礙症、精神分裂症或常有偏頭痛的症狀。體內血清素減少也會導致失眠及免疫功能下降。總歸一句，人體內的神經傳導物質就是要平衡，包含血清素也一樣。一但這些神經傳導物質失去平衡了，人體就會有情緒、行爲及生理上不良的反應出現。

食癒保養來源：

　　我們體內的血清素部分是自我們的腸道中所產生出來的。腸道與身體間有著數以千計的神經細胞與神經元相互連接。這些神經細胞或神經元不只掌管我們的消化系統，也導引著我們的情緒。因此，食癒研究上證實，地中海型飲食（多蔬果、好肉及好油）或像傳統日本飲食（適度纖維、好油與抗氧化物）比高油脂低纖的西方飲食更能減少憂鬱症的發生。事實上，在我們的飲食中，也充斥著許多有助於身體生成血清素（5-羥色胺）的食癒食物。不知道各位有沒有聽過老一輩

的厘語，對於失戀的人，老人家總會奉勸「失戀了就要吃香蕉皮」。雖是句玩笑厘語，但經過科學驗證，「失戀要吃香蕉皮」確實可以成爲失戀者的失戀食癒祕方。原因就在於香蕉皮中有豐富的血清素。血清素大多存在綠色食物中，其中又以綠香蕉皮含量最多。不過，一但香蕉熟了，香蕉皮由綠轉黃，它的血清素含量就會大量下降。而未熟的香蕉皮（綠色香蕉皮）中的血清素又多於香蕉果肉。所以說，「不聽老人言，吃虧在眼前」，失戀就吃香蕉皮，果然言之有理。除了香蕉外，尚有許多含有血清素（5-羥色胺）的天然食癒食物，例如李子類水果（桃子、李子及梅子）、芭蕉、百香果、奇異果、木瓜、鳳梨、草莓、石榴及杏仁等。蔬菜類則有菠菜、番茄、白菜、萵苣、辣椒及蔥中都含有製造血清素的營養成分原料。 其他如黑野米（一種似黑米的穀物）核桃及加納籽也是天然血清素的食癒來源。

享樂+快樂的激素──多巴胺（Dopamine；DA）

多巴胺是體內與動作的協調性、對感受的動機及生理需求反應等具有協調作用的神經傳導物。另一方面，多巴胺也是人體的「享樂主義」者，專門對身體發出享樂訊號，如對食物及對事物的享樂需求的一個訊號。多巴胺也跟一些精神疾病，例如精神分裂症及運動控制障礙有關。前面我們的提到血清素太低可能會導致像憂鬱症的現象，但事實上，如果體內多巴胺太低也可能會造成憂鬱傾向。就人體的中樞神經系統而言，高濃度的多巴胺與「愛」、「注意」、「動機」及爲達到目標而做出的行爲有關。這樣講可能很模糊，我們就用下面這句話來比喻好了：假如有人「一心一意只愛你一人」，那麼這個人可能體內有較高的多巴胺表現。通常。腦中如有高濃度的多巴胺也可能跟輕鬆愉悅、食慾不佳、過度興奮、思緒活耀、感覺不到疲累及不想睡覺有關。如要解釋多巴胺對人體的表現，我覺得最恰當的解釋方式莫過於以小孩與大人來做比喻。一個人體內如有較高的多巴胺，他們的

活動表現往往像個4到10歲的小孩一樣，每天活動力充足、對玩總是充滿活力，不感到累也不浪費時間在睡覺上，也好像總是吃不多就有滿滿活力似的。而當體內多巴胺過低時，就像一個忙到團團轉的成年上班族，總是感到精疲力盡，疲憊不堪且腦力也總是慢半拍，並且可以把睡覺當休閒娛樂。而研究上也觀察到老年人體內多巴胺濃度及神經元的活動下降，因此影響對老年人的情緒反應及認知能力造成影響。

食癒保養來源

飲食中有一些食癒食物可以幫助體內多巴胺形成的。當然，並不是單純靠飲食，就可以維持人體各部位運作協調性及達成神經傳導物質的平衡了。運動、飲食營養及生活習慣都是體內神經傳導物質平衡的重要推手角色。天底下沒有常保快樂，不傷心的仙丹，唯有提供身體足夠的食癒營養物及動起來（運動及生活習慣），才是最佳的解決藥方。目前，世界上尚無永保快樂生活的快樂丸，也沒有長生不老藥。也許，未來的人工智慧或者是異種細胞治療開發成功之時，人們真的可以透過人工智慧及細胞治療來達到永生快活不老，到那時，我們再來談談「細胞治療」吧。然而在此之前，我們依然可透過食癒營養素來輔助體內多巴胺的形成。能幫助體內多巴胺的最佳的食癒食物，莫過於香蕉了。阿公時代的那句「失戀要吃香蕉皮」來幫助失戀心情的諺語，所言不假。而可以幫助多巴胺形成快樂因子的香蕉果實中，香蕉皮會比香蕉肉來的厲害些，原因在於香蕉皮中有更多幫助形成多巴胺的食癒因子。台灣也有盛產香蕉的好地方，那便是高雄市的旗山鎮了。有到過旗山的人一定要去逛逛滿街皆是香蕉名產的旗山老街。不管是香蕉蛋糕、香蕉蛋捲，還是香蕉冰，都是利用當地所盛產的香蕉製作而成。一口吃著以熟香蕉做成的蛋糕，一口接著濃濃的熟香蕉香氣的香蕉蛋捲，多巴胺及血清素瀟灑暴衝，直達快樂不憂鬱的境界（此句話未經過科學驗證，純屬個人感受）。另外，酪梨、虎抓

豆（黎豆）（Velvet bean）、茄子、菠菜、番茄、豆類、柳橙及蘋果中也有助體內多巴胺的生成的食癒成分原料。

漫步雲端的GABA（嘎巴）

一個令人可以悠閒地漫步，不只漫步，還在雲端漫步，身體肌肉處於放鬆無重力狀態，便是對GABA最佳的形容了。GABA指的是 γ-Aminobutyric acid胺基丁酸，簡稱GABA。GABA也是一種抑制型的神經傳導物質，在人體內主要參與跟鎮靜、焦慮及肌肉放鬆的相關調節。另外GABA也幫助減少疼痛感、抗焦慮及調降血壓有關。目前GABA被認爲它跟一些疾病有直接關聯，例如痙攣型麻痺（spastic diplegia）患者身上因運動神經元病變導致神經中GABA吸收能力受損而造成肌肉亢進（肌肉無法放鬆）有關。

食癒保養來源

食癒來源的GABA 大多存在發芽或發酵穀物、穀物及植物中。例如發芽的黎豆、赤小豆及其他豆類（黃豆、碗豆等）都有GABA的存在。不過，人體內的GABA 可以透過麩胺酸（Glytamic acid）來合成。因此含有麩胺酸的食物也可以間接幫助體內GABA放鬆因子的形成。因此像是豆類、穀物（米、大麥、小麥、蕎麥）及馬鈴薯中都有幫助GABA形成因子。其他植物萃取物，例如西番蓮萃取物、聖約翰草萃取、纈草及綠毛山柳菊提取物中都有GABA生成因子，可謂是食品科技的新興食癒成分。

第二節　食癒心靈營養素

心情好不好，也要看我們腸道的臉色？

　　上面我們提到了人體內影響我們情緒及行為等的神經傳導物，包含有興奮型的神經傳導物質（乙醯膽鹼、組織胺、麩胺酸）及抑制型的神經傳導物質（GABA、血清素、多巴胺），同時我們也說明了那些食物可能會促進體內這些神經傳導物質的形成。但是，事實上，食物中的這些促進神經傳導物質形成的因子會受到許多因素干擾而影響其有效性，例如食物的保存方法、烹調方法、微生物的滋長及熟成時間（例如起司）等因素。在我們的腸道中住著許多腸道微生物。我們透過食物來建立腸道的菌相的好壞與平衡，而腸道這些微生物也透過某種形式幫助神經傳導物質的生成並消化機能。例如，腸道中某些益生菌群可以幫助GABA、血清素及乙醯膽鹼的生成，同時也透過腦腸軸線（Gut-brain axis）來影響我們的內分泌及體內化學物質的變化。腸道中的好菌影響腸道的消化與吸收，也影響著身體的免疫防護機制。由此可知，食物所扮演的角色不光光只是提供營養素，也影響腸道微生物菌相及平衡，進而影響我們的內分泌、神經傳導物質、情緒及身體能量平衡。也因此，這也是食癒內在所要倡導的觀念，我們每天所吃的食物正慢慢影響我們的神經與情緒。請各位讀者試著感覺看看，感覺你現在所吃的食物帶給你什麼樣的身體反應與感受，感受一下今天、明天，乃至這一周你所吃的食物帶給你什麼樣的身體反應與感受。請各位感受一下，將生活中的加工食品（可能帶來較多的麩胺酸及組胺酸）、不新鮮的食物與精緻糖（砂糖、果糖等）等糖類通通暫時拋下，感受「食癒食物及蔬果」所帶來的影響，並細細感受你的身體感覺。你會發現，當你的生活中充滿食癒食物時，你的身體疼痛（慢性發炎）的現象漸漸變少了，蠟黃的皮膚漸漸轉變成明亮的膚

色，同時，你的身體與情緒會漸漸緩和下來。你會發現，透過飲食改變，食癒飲食會帶給你「生活變美好」的愉悅感受。

Happy不憂鬱的「高酚」食物

　　在現今高壓及高汙染的社會與環境中，罹患憂鬱症的人越來越多。2020年8月，一項英國貝爾法斯特女王大學發表於營養素期刊的研究中指出，「高酚食物」可以幫助降低憂鬱症狀，同時提升血中維生素C、兒茶素、葉黃素、玉米黃素、類胡蘿蔔素、茄紅素的含量。對於會造成體內細胞損傷的自由基，具有清除作用，同時又有幫助對抗體內慢性發炎現象。因此對於提升體力、美容及降低憂鬱症狀具有食癒效果。在我們的飲食中，常見的高酚食物有，水果類中的莓類（藍莓、草莓、覆盆子、黑醋栗等）、葡萄、蘋果及李子類；蔬菜則有十字花科蔬菜（高麗菜、花椰菜等）、茄類、青、黃、紅椒等；飲品類（植物來源）的則包含茶（茶葉泡出的）、咖啡及紅酒等，其他如堅果類及黑巧克力都是屬於高酚食物。在食癒飲食法中，我們鼓勵多攝取高酚食物，除了讓健康及美麗加分外，也讓心情Happy不憂鬱。

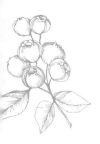

第二章
有愛食癒，情緒不罷工

　　總覺得人生就好像一場詮釋不同心情的心情故事。人們對於正向感情的需求（例如愛、快樂及輕鬆）就如同餓了時想找食物來吃的需求一樣，我們都渴望及需要愛與快樂的感受。當人類的情感上有了需求，就會希望去尋找滿足情感需求的媒介。不管到了何種年紀與歲數，人的情緒與感受都跟小嬰兒一樣，希望能得到安全感及被陪伴。而當這些情感上的需求被滿足時，我們得以身心健康，老年人得以平衡的生存，而年輕者則順利繁延下一代，進而讓生命延續，生生不息。

　　事實上，人類對於情感的感受與需求是透過不同的化學物質在我們腦中及身體中運作而產生的。我們體內並沒有所謂的「愛」或「恨」的化學物質，而是透過一些神經傳導物質來作為情感與需求的脈絡聯繫。如果你感受安全與放心，或是處在沒有壓力的愉悅環境，身體便會釋放一些跟愉悅相關的化學物質。相反的，如果你感受到有立即危險，身體就會釋放跟壓力相關的賀爾蒙，讓你可以立即做出反應（或反應更快），並會在身體某些區域大量釋出神經傳導物質——腎上腺素以便身體作出生理反應。也因為如此，神經傳導物質是體內傳達感受、反應及認知等生心理功能上重要的化學物質。這些化學物質不會從天而降或天外飛來，而是透過你的身體所製造，所合成。當然了，任何工廠製造任何東西，都需要原料或材料，才得以製作而成。我們的食物，就是身體製造這些化學物質及傳導物質的重要材料。食癒心靈，食物中這些美妙的營養素可以提供身體製造神經傳導

物質所需的材料，讓身體透過這些食癒成分來製造你的感受及滋養你的心靈。食癒心靈，就是當你心情與感受罷工時，最好的糧食。食物不是藥物，因爲過多及長期地使用藥物便會引起身體的副作用。就如同我常聽到身邊的長輩說的：活到老了，吃了一堆藥，「焦慮時吃抗焦慮藥，失眠時吃安眠藥，胃痛時吃胃藥」。但，這些藥物吃久了，不知不覺腦袋變鈍了，感情變鈍了，只有焦慮沒變鈍，只能天天靠藥物來麻痺感覺。就如同許多人因爲長期失眠而服用安眠藥，但卻總是昏昏沉沉，整日處在精神無法集中的狀態，因而失去健康生活的動力。不可否認的是，藥物的副作用確實造成許多生活及生理上的困擾。過多的藥物可能會侵害腦部及神經健康。然而，透過飲食來調整體內神經傳導物質的方式卻是較爲輕鬆自在的方式。 我相信，食癒心靈是可以透過食物中的營養素來讓身體自我滋養及修癒的。您不妨也嘗試看看，食癒內在心靈。

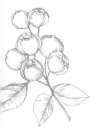

尾語

　　「老祖宗的智慧」所言不假。在化學藥物未發達之前，不管是哪一國家的先人，都有著從食物中找到解藥的歷史記載。從希臘醫學之父——希波克拉底用食物中的營養素來治療疾病、中國的本草綱目、古印度醫學中的阿育吠陀科學，在到西方食物療養與營養學，再再告訴我們，食物中的食癒營養素，正是讓身體自我修癒的最佳良藥。在我們生活中，不管是從維生素C缺乏的牙齦出血及皮膚瘀青，到從米糠發酵物中找到可以幫助睡眠的GABA，這些都是食癒營養所帶來的食癒保健見證。食物，本來就是生理跟心理的滋養物，也是身體自我修癒所需的原料。也因此，食癒生活，是一種透過食物營養素以自我修癒的生活精神，也是一種自我修癒的生活態度。

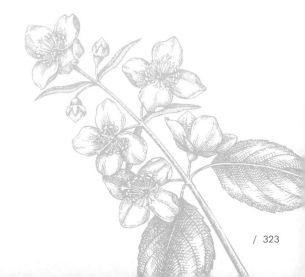

參考出處

1. 林孟雪、林貞信（2009）穀類食品新健康指標——昇糖指數。烘焙工業。148期。

2. Adrian F. Gombart et al.（2020）：A review of micronutrients and the immune system–working in harmony to reduce the risk of infection. Nutrients, Nutrients 2020, 12, 236, p1-41

3. Barrett, B.（2003）：Medicinal properties of Echinacea: A critical review. Phytomedicine, 10, 66–86.

4. Catherine J Andersen et al.（2016）：Impact of obesity and metabolic syndrome on immunity. American Society for Nutrition. Adv Nutr 2016; 7:66–75.

5. Carolina Maldonado Galdeano et al.（2018）：Beneficial effects of probiotic

6. Consumption on the Immune System. Ann Nutr Metab. 74:115–124

7. Christina L. Nance et al.（2020）：The role of the microbiome in food allergy: A review, children 2020, 7, 50；p1-18

8. Dvorakova M, Landa P.（2017）：Anti-inflammatory Activity of Natural Stilbenoids: A review. Pharmacol Res.; 124:126–45.

9. Eri Shiratsuchi et al.（2015）：Elastin Hydrolysate Derived From Fish Enhances Proliferation of Human Skin Fibroblasts and Elastin Synthesis in Human Skin Fibroblasts and Improves the

Skin Conditions. J Sci Food Agric. 96: 1672–1677.

10. Farinazzi-Machado et al.（2012）: Use of Cereal Bars with Quinoa（Chenopodium quinoa W.）to Reduce Risk Factors Related to Cardiovascular Diseases. Cienc. Technol. Aliment. Campinas 32.（3）, 239e244.

11. Gabriel Aguirre-Cruz et al.（2020）: Collagen hydrolysates for skin 335 protection: oral administration and topical formulation. Antioxidants.

12. Padbidri Bhaskaram（2002）: Micronutrient malnutrition, infection, and immunity: an overview, Nutrition Reviews, Vol. 60, No. 5, S40-S45

13. Meng Hsueh Amanda Lin et al.（2012）: bread containing type 3 resistant starch reduced glycemic index and glycemic response in healthy young adults. Current Topics in Nutraceuticals Research；Coppell Vol. 10, Iss.3/4: 143-149.

14. Meng Hsueh Amanda Lin et al.,（2010）: Glycemic index, glycemic load and insulinemic index of Chinese starchy foods, World J Gastroenterol .（39）:4973-9

15. Meng Hsueh Amanda Lin et al.（2010）: Variable classifications of glycemic index determined by glucose meters. J Clin Biochem Nutr 47（1）:p45-52.

16. Michele Catanzaro et al.（2018）: Immunomodulators inspired by nature: a review on curcumin and echinacea. Molecules 2018, 23, 2778.

17. Mohamad Hesam Shahrajabian et al.（2019）: A Review of Three Ancient Chinese Herbs, Goji Berry, Ginger and Ginseng

in Pharmacological and Modern Science. J. BIOL. ENVIRON. 13
（39）, p161-171

18. Monica C. Serra et al.（2020）: Dietary and Serum Omega-6/
Omega-3 Fatty Acids Are Associated with Physical and
Metabolic Function in Stroke Survivors. Nutrients, 12, 701.

19. Murakami I et al.（2014）: Metabolism of skin-absorbed
resveratrol into its glucuronized form in mouse skin. PLoS
ONE.9:e115359.

20. Munoz LA et al.（2012b）Chia seeds: microstructure, mucilage
extraction and hydration. J Food Eng 108:216–224.

21. Nelson HS: Allergen immunotherapy now and in the future.
Allergy Asthma Proc. 37: 268–272.

22. Raghavendhar R. et al.（2019）: Curcumin: biological,
pharmaceutical, nutraceutical, and analytical aspects.
Molecules 24, 2930.

23. Rahman Ullah et al.（2016）: Nutritional and therapeutic
perspectives of Chia（Salvia hispanica L.）: a review. J Food
Sci Technol 53（4）:1750–1758.

24. Wimalawansa, S.J.（2012）: Vitamin D in the new millennium.
Curr. Osteoporos. Rep. 10, 4–15. .

25. Sarah J. Spencer et al.（2017）: Food for thought: how nutrition
impacts cognition and Emotion. NPJ Science of Food1:7.
doi:10.1038/s41538-017-0008-y

26. Sheppard, K.W. and Cheatham, C.（2018）: Omega-6/omega-3
fatty acid intake of children and older adults in the U.S.: Dietary
intake in comparison to current dietary recommendations and

the healthy eating index. Lipids Heal.Dis 17, 43.

27. Semra Navruz-Varli and Nevin Sanlier.（2016）: Nutritional and health benefits of quinoa（Chenopodium quinoa Willd. Journal of Cereal Science 69. 371-376.

28. Steinbrenner H et al.（2015）: Dietary selenium in adjuvant therapy of viral and bacterial infections. Adv. Nutr.6, 73–82.

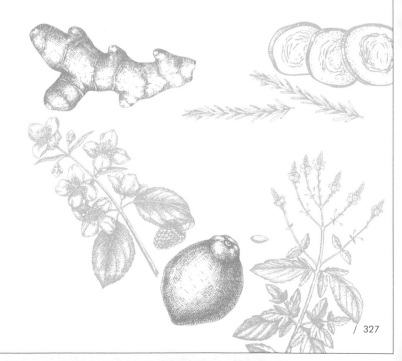

國家圖書館出版品預行編目資料

食癒生活／林孟雪、石志榮著. --初版.--臺中
市：白象文化事業有限公司，2021.10
面；　公分.──（Healthy；29）
ISBN 978-986-5488-84-0（平裝）
1.健康飲食 2.保健常識
411.3　　　　　　　　　　110009506

Healthy（29）
食癒生活

作　　　者　林孟雪、石志榮
校　　　對　林孟雪
發 行 人　張輝潭
出版發行　白象文化事業有限公司
　　　　　　412台中市大里區科技路1號8樓之2（台中軟體園區）
　　　　　　出版專線：（04）2496-5995　　傳眞：（04）2496-9901
　　　　　　401台中市東區和平街228巷44號（經銷部）
　　　　　　購書專線：（04）2220-8589　　傳眞：（04）2220-8505
專案主編　林榮威
出版編印　林榮威、陳逸儒、黃麗穎、水邊、陳婉婷、李婕
設計創意　張禮南、何佳諠
經銷推廣　李莉吟、莊博亞、劉育姍、李如玉
經紀企劃　張輝潭、徐錦淳、廖書湘、黃姿虹
營運管理　林金郎、曾千熏
印　　　刷　基盛印刷工場
初版一刷　2021年10月
定　　　價　380元